● 中华传统医学养生丛书

葱姜蒜·酒茶醋 速效小偏方

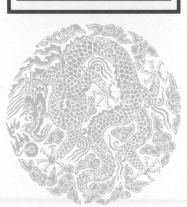

上海科学技术文献出版社
Shanghai Scientific and Technological Literature Press

>>前 言

葱、姜、蒜是日常必备的调味品，又是具有神奇功效的良药。如春秋战国时期，人们已深知吃姜对人的好处。2000多年前的《礼记》中已有"楂、梨、姜、桂"的记载。汉墓出土文物中就有生姜。孔子也主张"每食不撤姜"，他还养成了饭后嚼食姜片的习惯，把姜列为食谱中不可缺少之物。

中医理论中，葱、姜、蒜属于发物，各自具有不同的性味归经和功效。现代科学研究也证实了葱、姜、蒜的营养成分与其治病功效。

葱，味辛，辣，性温，归肺、胃经，葱全身可入药，具有解表散寒、通阳抑菌之功效。葱营养丰富，除含有胡萝卜素、维生素A、B族维生素、维生素C及铁、钙、磷、镁等矿物质外，还含有挥发油，油中的主要成分为葱辣素，具有较强的杀菌及抑制细菌、病毒的功效。呼吸道传染病流行时，多吃些葱有预防作用。另外，葱还能有效地治疗伤风感冒。

姜，根茎味辛，性微温，气香特异，归肺、脾、胃经，有发汗解表、温中止呕的功效。现代研究更加证实，姜是极好的保健食品，它含有人体必需的氨基酸、维生素 B_1、维生素 B_3，及钙、磷、铁等多种营养成分，其挥发油、辛酸素等对人体各系统都有一定的功效。近年来国内外学者还发现姜能预防癌症，防治胆结石。

蒜，味辛、平，性温，归脾、胃、肺经，具有杀虫、解毒、祛寒健胃的功效。大蒜具有超强的杀菌能力，这是因为其含有一种叫蒜氨酸的独有物质，当它进入血液后就会转换为大蒜素，而这种大蒜素即使被稀释仍能在瞬间杀死大肠埃希菌、痢疾杆菌、葡萄球菌等多种病菌。季节交替之际，每天吃几瓣大蒜可预防肠道传染病。

古人讲究食有五味——酸、苦、甘、辛、咸，而醋就占了这个"酸"字，可见它的重要性。同时，醋不仅可以让菜品更美味，而它的一些药用价值也在人们长时间的食用中被发现。单讲苦味，人们自是觉得不似甜味让人有愉快的感觉，但却对茶的苦情有独钟，其实茶的苦是余味为甘。茶已是世界级的饮品，茶叶作为一种著名的保健饮品，它是古代中国南方人民对中国饮食文化的贡献，也是中国人民对世界饮食文化的贡献。而酒这一独特的饮品在中国更是有久远的历史，在中国数千年的文明发展史中，酒与文化的发展基本上是同步进行的。同时，人们发现了酒对药的效用有一定的激发作用，认为酒为"百药之长"，于是酒除了佐餐助兴之外有了更大的用处。

通过食材配伍以达到一种平和的状态，这与中国的传统文化中所讲的中庸之道及阴阳调和的理念是一致的。而文明的发达会体现在各个方面，对于深持"民以食为天"理念的中国人来说，更是将"吃、喝"的事推到了一种文化的境界。

编者
2016 年 8 月

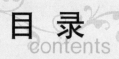

目 录
contents

第一部分　葱·姜·蒜速效小偏方

第二部分　酒·茶·醋速效小偏方

第四篇　传染性疾病良方 ………………………………………… 235

第五篇　皮肤科疾病良方 ………………………………………… 245

葱姜蒜·酒茶醋速效小偏方

第一部分 葱·姜·蒜速效小偏方

第一篇 神奇的药性和治病原理

葱姜蒜是人们生活常备的调味品,同时它们又有杀菌去霉的作用。我国古代医学对葱姜蒜的性味、功效都有记载,适当的配伍和加工,可使它们成为良药,为人们的健康保驾护航。

葱

我国栽培葱的历史已有3000多年。2000多年前的《礼记·曲礼》对葱便有记载,1800多年前的汉朝对葱的栽培已有相当的研究。北魏农书《齐民要术》中,对葱也有专门的论述。

古代(中世纪),军队将士把葱放在胸口当做护身符。古希腊罗马人把葱作为军粮中必发的食物之一,认为常食葱可增加士兵的体力和勇气,从而打败敌人。古斯拉夫的士兵上战场时,靴子里都放三根葱,认为可以使士兵变得更英勇。

葱,百合科植物,别名大葱、葱白、生葱、青葱、四季葱和事草。其味辛辣性温,归肺、胃经。葱全身可入药,具有解表散寒、通阳抑菌之功效。梁·陶弘景《名医别录》记载:"葱可除肝中邪气,安中利五脏,杀百药毒。"明朝李时珍说:"葱乃释家五荤之一,生辛散,熟悉甘温,外实中空,肺之菜也,肺病宜食之。"带须葱白外用能散寒发汗,内服可通阳止痛,而葱叶利尿、葱籽强壮、葱汁解毒。

新鲜葱茎含大蒜素、蛋白质、脂肪、糖、钙、磷、铁、胡萝卜素及维生素 B_1、维生素 B_2、维生素 C。

葱在我国各地均有栽植,山东章丘的"葱中之王"一根重量可达1.5千克。

药用功效

1. 葱白中的大蒜素等成分对白喉杆菌、结核杆菌、痢疾杆菌、葡萄球菌及链球菌等有抑制作用,水浸剂(1:1)对多种皮肤真菌有抑制作用。

2. 葱叶中所含的黏液质对皮肤和黏膜有保护作用。

3. 葱叶所含的硫化合物有轻度局部刺激、抑菌、缓下及驱虫作用。

4. 大葱具有健胃、营养、发汗、祛痰和通乳、利尿、通便等作用。

5. 大葱可增加纤维蛋白的溶解活性,消散淤血、降低血脂、防治动脉硬化、抗衰老、预防呼吸道和消化道传染病。

6. 葱的辛辣气味能刺激肾上腺素的分泌,促进脂肪分解,消耗更多的热量,减肥作用明显。

姜

姜又名生姜、子姜、母姜、干姜、地辛、百辣云等,原产于东南亚东南部热带森林地区,我国也是原产地之一。我国周代已开始人工栽培姜,春秋战国时期,人们已深知吃姜对人的好处。2000多年前的《礼记》中已有"楂、梨、姜、桂"的记载。汉墓出土文物中就有生姜。孔子也主张"每食不撤姜",把姜列为食谱中不可缺少之物。

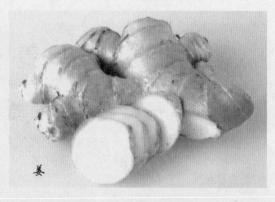

姜

姜为姜科植物,根茎味辛,性微温,气香特异,入肺、脾、胃经,有发汗解表、温中止呕的功效。药用可分鲜姜、干姜和炮姜。按中医理论,姜是助阳之品,姜含挥发性姜油酮和姜油酚,有活血、祛寒、除湿、发汗之功,特别是具有利胆、健胃止呕、辟腥臭、消水肿的作用,与蜂蜜合用有益于治疗肝病。"家备小姜,小病不慌""夏季常吃姜,益寿保安康""冬吃萝卜夏吃姜,不劳医生开药方""四季吃生姜,百病一扫光""家有生姜,不怕风霜""早吃三片姜,胜过人参汤",诸多民谚都反映了生姜的保健功效。《中国医药报》也介绍说:"天天含姜,不用开方。"

化学成分

生姜含姜辣素及人体必需的氨基酸、蛋白质、脂肪、淀粉、粗纤维、胡萝卜素、维生素C、磷、钙、铁和姜烯、姜醇、樟烯、水芹烯、龙脑枸橼醛及桉油醚等多种挥发油。

现今家家都用姜作为菜肴的调味佳品,其辛辣芳香之味可使菜肴变得更加鲜美可口,使人食欲倍增。

现代研究更加证实,姜是极好的保健食品,含有人体必需的氨基酸、维生素 B_2、维生素 B_3 及钙、磷、铁等多种营养成分,其挥发油、辛酸素等对人体各系统都有一定的功效。近年来国内外学者还发现姜能预防癌症,防治胆结石。

此外生姜还具有抗衰老的作用。美、日学者研究发现,生姜不仅能防止含脂肪食品的氧化变质,而且当生姜的辛辣成分被人体吸收后,还能抑制体内过氧化脂质的产生,从而起到抗衰老的作用,比维生素E抗氧化更有效。

药用功效

1. 姜所含姜辣素、姜烯酮等多种挥发油,对心脏和血管有刺激作用,能引起血管扩张和中枢神经兴奋,使全身有温热感,出汗增多,有助于细菌毒素的排出。

2. 抗真菌。

3. 增强和加速血液循环。

4. 刺激胃液分泌,促进消化活动,调节胃肠功能。

5. 灭滴虫。

6. 祛风散寒,发汗解毒。

7. 生姜的辛辣成分能抑制人体氧化物的产生,其抗衰老作用比维生素E更有效。

蒜

大蒜又名蒜头、独头蒜、独蒜、葫蒜或葫等,为百合科植物的根茎。其性温,味辛辣,所含大蒜辣素具有很强的杀菌作用,对于细菌性、真菌性与原虫性感染性疾病有明显的预防与治疗作用。并且对伤风、哮喘、麻疹、惊厥等疾病也有极佳的疗效。

化学成分

大蒜的新鲜鳞茎含水 70％、碳水化合物 23％、蛋白质 4.4％、粗纤维 0.7％、脂肪 0.2％,每 100 克鳞茎含磷 44 毫克、钙 5 毫克、铁 0.4 毫克、维生素 B_1 0.24 毫克、维生素 B_2 0.03 毫克、维生素 B_3 0.9 毫克、维生素 C 3 毫克。明朝李时珍在《本草纲目》中称:"大蒜其气熏烈,能通五脏,达诸窍,去寒湿,辟邪恶,消疼痛肿,化症积肉食此其功也。"国内外还报道蒜能降脂降糖及防癌抗癌。

药用功效

1. 对各种细菌性、真菌性及原虫性感染性疾病均有明显的预防与治疗作用。

2. 大蒜汁、大蒜浸出液及蒜素在试管内对葡萄球菌、脑膜炎双球菌、肺炎双球菌、链球菌、白喉杆菌、大肠埃希菌、痢疾杆菌、伤寒杆菌、副伤寒杆菌、炭疽杆菌和霍乱弧菌等多种病菌都有明显的抑菌或杀菌作用,甚至青霉素、链霉素、氯霉素及金霉素等已经耐药的细菌仍可被大蒜制剂所杀灭,尤其紫皮蒜比白皮蒜的杀菌作用更强。

3. 大蒜中的植物杀菌素,对家兔、大鼠感染性及无菌性创伤均有治疗作用,它可使创面由灰色变成玫瑰红色,化脓现象消除,气味消失,死皮广泛增生。

4. 大蒜制剂能减缓心率、增强心肌收缩力、扩张末梢血管、利尿,对治疗高血压及实验性动脉粥样硬化有明显疗效。

5. 右下腹局部涂敷大蒜糊剂可治疗阑尾炎。

6. 口服大蒜可使胃蠕动加强、胃酸量增加。

7. 大蒜汁在试管内能很快杀死滴虫。

8. 大蒜对高血脂和血液凝固性变化有非常显著的保护作用。

9. 口服大蒜提取物能提高血液中的胰岛素含量,降低血糖。

10. 大蒜素对白血病细胞集落生长有明显的抑制作用。

11. 大蒜粗提物具有抗有丝分裂的作用。

12. 大蒜可完全抑制乳腺瘤的发生。

13. 大蒜制剂口服可以改善慢性铅中毒的症状。

14. 大蒜乙醇提取物能兴奋子宫,加强雌二醇对子宫的兴奋作用。

15. 大蒜的抗凝血成分有降低血钙的作用。

16. 吃生大蒜能有效预防胃癌、食管癌、肝癌、鼻咽癌的发生。

17. 大蒜可治愈高血压、低血压、肠道寄生虫病、咳嗽、气喘、感冒、肠内腐败、直肠疾病、肺结核、糖尿病等。

18. 大蒜具有强力解毒的作用,能中和经由空气、食物和水等媒介进入体内的一切毒素,避免身体受到损害。

19. 大蒜还可解汞、铅、镉等重金属的毒害。

20. 大蒜能增加肠道对营养素的吸收,可增进健康,延年益寿。

第二篇　内科病良方

内科疾病范围广泛，呼吸系统疾病、消化系统疾病、心血管疾病及血液类疾病都属于内科疾病。对于一些常见的内科疾病，葱姜蒜方可起到十分有效的预防和治疗作用。

🌿 感冒

感冒通称上感或伤风、冒风、冒寒。感冒是风邪侵袭人体所引起的以头痛、鼻塞、流涕、喷嚏、恶寒、发热、周身酸痛为主要特征的常见的外感性疾病。

方一：

【组成】　葱白、淡豆豉各适量。

【制配】　将葱白洗净、切碎，和淡豆豉一起入锅煎汤，每日温服3次。

【主治】　感冒。

方二：

【组成】　葱白60克。

【制配】　将葱白洗净切碎，加3杯水，煎为2杯，趁热服1杯，30分钟后，再服一杯。

【主治】　感冒。

方三：

【组成】　连须葱白30克，生姜30克。

【制配】　将连须葱白、生姜洗净切碎，加30毫升醋，300毫升水，煎汤，每日温服2～3次。

【主治】　感冒。

方四：

【组成】　大蒜3头，葱白10根。

【制配】　将大蒜、葱洗净切碎放入热粥中煮沸，趁热服下。

【主治】　感冒（初起头痛鼻塞）。

方五：

【组成】　大蒜、葱白、生姜各适量。

【制配】　将大蒜、葱白、生姜洗净切细丝，加水煮汤，喝汤前可加适量胡椒粉，盖被发汗。

【主治】　感冒（初起头痛鼻塞）。

方六：

【组成】　葱白适量。

【制配】　将葱白洗净捣烂取汁，滴入鼻孔。

【主治】　感冒。

方七：

【组成】　大葱3根，生姜5片，红糖10克。

【制配】 将大葱、生姜洗净切碎,加水、糖一起煮汤热服。

【主治】 感冒。

方八:

【组成】 大蒜适量。

【制配】 将大蒜剥皮削成圆条,塞入鼻孔内,20分钟后取出,每天3次或上下午各1次。

【主治】 感冒(初起鼻塞)。

方九:

【组成】 葱白1根,淡豆豉5克,生姜3片。

【制配】 将葱白洗净切碎,同淡豆豉、生姜水煎,10分钟后热服,汗出即愈。

【主治】 感冒。

急、慢性支气管炎

急、慢性支气管炎是由病毒或细菌感染、理化刺激、过敏等因素所引起的常见呼吸系统疾病,以先有鼻塞、流涕、咽痛、发热,继之以咳嗽、咯痰为主要症状。

方一:

【组成】 生姜5片,秋梨1个。

【制配】 将生姜、秋梨切片入锅煎汤,温服。

【主治】 重伤风咳嗽。

方二:

【组成】 去核的大枣3~5枚,生姜适量。

【制配】 将大枣和切碎的生姜,焙至发黄,水煎服下。

【主治】 风寒咳嗽。

方三:

【组成】 挖空的白萝卜1块。

【制配】 将白萝卜切块,生姜切片及冰糖放入锅内隔水蒸熟后服用。

【主治】 劳伤咳嗽。

方四:

【组成】 萝卜汁、姜汁各适量。

【制配】 将萝卜汁和姜汁调匀代茶饮。

【主治】 风寒咳嗽。

方五:

【组成】 生姜、梨各适量。

【制配】 将生姜、梨捣烂取汁,加适量蜂蜜,每天2次服用。

【主治】 肺热咳嗽。

方六:

【组成】 生姜10克,鸡蛋1个。

【制配】 将生姜切丝和鸡蛋一起炒熟吃,每日2次。

【主治】 风寒咳嗽、急慢性支气管炎。

方七：

【组成】 大蒜 15 克，橘饼 30 克。

【制配】 将大蒜、橘饼切碎，加适量水煮汤去渣，每日 1 剂，分 2 次服。

【主治】 慢性支气管炎、咳嗽有痰。

方八：

【组成】 大蒜 15～30 克。

【制配】 将大蒜去皮捣烂，开水浸泡 4～5 小时或水煎 1～2 沸，取汁加糖，分 2～3 次服。

【主治】 干咳、急慢性支气管炎、感冒、咳嗽。

方九：

【组成】 葱须 7 个，梨 1 个，白糖 15 克。

【制配】 将洗净的葱须和梨放入锅内同煮 10 分钟，然后放些糖煮好后吃梨、喝汤。

【主治】 慢性支气管炎、咳嗽。

肺部疾病

肺部疾病是肺脏本身的疾病或全身性疾病的肺部表现。肺脏是呼吸系统的主要器官，肺部疾病属于呼吸系统疾病。肺部常见的疾病有：气胸、肺大泡、肺气肿、肺癌、肺心病、呼吸衰竭、肺栓塞、肺脓肿、肺炎、新生儿肺炎、小儿肺炎、气管炎、哮喘、肺结核、尘肺、间质性肺疾病、呼吸系统疾病等。

方一：

【组成】 大蒜 100 克。

【制配】 将大蒜去皮捣烂加温开水 200 毫升，浸渍 4 小时，过滤去渣，每次服 10 毫升，4 小时服 1 次，连服 2～3 天。

【主治】 大叶肺炎。

方二：

【组成】 大蒜适量。

【制配】 将大蒜捣烂取汁配成 10%～100% 的大蒜糖浆，每次 15～20 毫升口服，4 小时 1 次。

【主治】 大叶肺炎。

方三：

【组成】 大蒜 100 克，芒硝 50 克，大黄粉 200 克。

【制配】 将大蒜去皮与芒硝、大黄粉合捣如泥，敷肺俞穴及胸背湿啰音区，2 小时后洗去，再以醋调大黄粉敷 8 小时。

【主治】 肺脓肿。

方四：

【组成】 紫皮大蒜 60 克，米醋适量。

【制配】 蒜去皮捣烂加米醋适量,用砂锅煎熬,饭后1次服完。

【主治】 肺脓肿初起,症见发热、咳嗽。

方五:

【组成】 大蒜5头,醋250毫升,薏苡仁120克。

【制配】 将大蒜去皮与醋和薏苡文火炖成浓汁,分多次服用。

【主治】 咳吐脓血痰之肺脓肿。

方六:

【组成】 陈醋250毫升,薏苡仁120克。

【制配】 将陈醋与薏苡仁放入锅中,用慢火炖浓汁趁热服。

【主治】 肺脓肿。

方七:

【组成】 大蒜500克,白及30克,白蔹30克。

【制配】 将大蒜去皮与白及、白蔹入1壶内,加水3000毫升,用大火煮开,再用小火煮。取约1米长的硬橡胶管,一头接在壶嘴上,另1头放在患者的嘴里吮吸蒸汽,每次1～2小时,每日或隔日1次,吮吸后去渣吃蒜,一般3～4次可见显效。

【主治】 肺脓肿。

方八:

【组成】 生姜、麻油、菠萝心各150克,杉木片225克,米酒1碗,白公鸡1只。

【制配】 将公鸡去毛,去内脏洗净同生姜、麻油、菠萝心、杉木片入锅加5碗水炖煮,煮熟后,食鸡喝汤。

【主治】 肺癌。

方九:

【组成】 大蒜适量,硫黄末6克,肉桂末3克,冰片3克。

【制配】 将大蒜去皮捣成泥状,加入硫黄末、肉桂末、冰片搅拌均匀,分摊在2块纱布上,用少许石蜡或油类抹足底。为防起疱可先敷双足涌泉穴,隔日换药。

【主治】 肺癌咯血。

哮喘 ▶▶▶

哮喘是支气管在高反应状态下由变应原等因素所引起的广泛气道狭窄性疾病,症状是喉中哮鸣、呼吸气促、呼吸困难,甚则喘不得卧、张口抬肩、鼻翼扇动、摇身撷肚、不能平卧。

方一:

【组成】 生姜50克,大蒜60克。

【制配】 将生姜、大蒜捣烂,布包擦背,以热为度。

【主治】 哮喘。

方二:

【组成】 生姜1.5克,人参2克,胡桃肉5个。

【制配】 将生姜、人参、胡椒肉入锅水煎,睡前温服。

【主治】 哮喘。可有效预防发作。

方三：

【组成】 生姜末 15 克，鸡蛋 1 个。

【制配】 用生姜末将鸡蛋炒焦熟食。

【主治】 哮喘。

方四：

【组成】 大蒜 2 头，鲜姜 9 克，大枣 2 个，糯米 120 克。

【制配】 将大蒜去皮，生姜洗净切片，同糯米、大枣同煮为粥食用。

【主治】 寒喘，症见喘促气短、喉中痰鸣、痰液稀白、恶寒无汗、头身疼痛等。

方五：

【组成】 大蒜 2 头。

【制配】 将大蒜去皮加白糖适量捣泥，用开水冲，趁热服。每日 1 次，连服 3 日。

【主治】 哮喘。

方六：

【组成】 生姜 15 克，天南星 9 克。

【制配】 将生姜、天南星水煎温服。

【主治】 寒喘。

方七：

【组成】 独头蒜 1 头，甜瓜 1 个。

【制配】 将甜瓜洗净挖一个小孔，将蒜瓣 7 瓣放入甜瓜内，蒸熟食，每日 1 剂，7 日 1 疗程。

【主治】 咳喘及哮喘。

方八：

【组成】 干姜 30 克，人参 1 克。

【制配】 将生姜和人参共研成细末，以饴糖制成如弹子大的丸，每次 1 丸，含化咽下。

【主治】 虚喘。

方九：

【组成】 葱、姜、蒜各适量，麻黄 6～9 克。

【制配】 将葱、姜、蒜去皮切片与麻黄入锅煎熟，趁热饮服。

【主治】 支气管炎寒喘。

咯血

咯血是血从气管而来，经咳嗽咯出，痰血相兼，痰中带血丝或纯血鲜红间杂泡沫样痰的病症，常见于现代医学的肺结核、肺炎、肺癌、支气管扩张等病。

方一：

【组成】 独头蒜 2 头。

【制配】 将大蒜去皮捣烂，分成 2 份，1 份用 8 层麻纸包裹，置于百会穴，另 1 份用

7 层麻纸包裹,置于涌泉穴,然后在包裹之药上用热烙铁加温。

【主治】 咯血,呕血,鼻血,尿血。

方二:

【组成】 凡士林。

【制配】 将凡士林均匀涂在双足心后,用蒜泥敷涌泉穴,纱布、胶布包扎固定,敷10～15分钟。

【主治】 咯血。

方三:

【组成】 新鲜大蒜泥9克,硫黄末6克,肉桂末3克。

【制配】 将大蒜泥、硫黄末、肉桂末一起研匀后,分涂在两块双层纱布上,贴双侧涌泉穴,每2日换1次。

【主治】 咯血。

方四:

【组成】 新鲜大蒜1头。

【制配】 将大蒜去皮捣成泥状贴双足涌泉穴,2天换1次药。贴前先在穴位上擦少许石蜡油或其他油类,以防起疱。

【主治】 咯血。

方五:

【组成】 大蒜、花生米各适量。

【制配】 将大蒜去皮与花生米置砂锅内煲熟顿服,每日1～2次,连服10日。

【主治】 咯血。

眩晕

眼花或眼前发黑、视物模糊为目眩。感觉自身或外界景物旋转、站立不稳为头晕。目眩与头晕总称为眩晕。

方一:

【组成】 生姜汁、蜂蜜、食盐各适量。

【制配】 用开水将生姜汁、蜂蜜、食盐冲服。

【主治】 眩晕。

方二:

【组成】 生姜适量,盐、糖各少许。

【制配】 将生姜捣烂取汁加少许糖和盐用开水冲服。

【主治】 眩晕。

方三:

【组成】 大蒜2头,大米50克,紫苏叶15克,红糖适量。

【制配】 将大蒜去皮与大米、紫苏叶入锅煮粥,然后加红糖调匀,趁热饮服。

【主治】 受凉感冒后的眩晕。

方四:

【组成】 老生姜31克,制胆南星9克。

【制配】 将老姜切片同制南星置锅水煎分服。

【主治】 痰浊上泛型眩晕。

方五：

【组成】 大蒜1头，海藻30克，昆布30克，黄豆150～200克，白糖少许。

【制配】 将大蒜去皮与海藻、昆布、黄豆用文火煲汤，加白糖调味，每日服2次。

【主治】 高血压性眩晕。

方六：

【组成】 熟猪肉200克，西红柿200克，大蒜4头，精盐、味精、麻油、肉汤各适量。

【制配】 将猪肉切成小薄片，西红柿切成橘瓣块，肉汤、肉片、精盐入锅稍煮片刻，放入西红柿、大蒜，烧沸后撇去浮沫，撒点味精，淋些麻油，装碗即成。

【主治】 身体虚弱型眩晕。

方七：

【组成】 大蒜30克，糯米30～60克，大枣5～10克，莲子15～30克，桂圆肉15～30克。

【制配】 先将大枣洗净，拍扁去核，莲子去心剥皮，淘净糯米，再与桂圆肉、莲子、大枣、大蒜一同入锅，加适量清水同煮为粥，加适量白糖调味服食。

【主治】 头晕、心慌、体弱。

方八：

【组成】 大蒜20克，山药30克，大米120克，鸡蛋黄2个。

【制配】 将大蒜、山药洗净，蒸熟切碎，与大米下锅同煮，待煮熟起锅前，将去蛋清后的蛋黄打散，倒入粥中搅匀即可，供早晚餐食用。

【主治】 体虚、面黄、眩晕。

方九：

【组成】 生姜10克。

【制配】 将生姜洗净放入口中，嚼后咽下。

【主治】 眩晕。

动脉硬化

动脉硬化是动脉的一种非炎症性、退行性和增生性的病变，导致动脉管壁增厚变硬，失去弹性，使得动脉管腔缩小，血流量减少，导致组织器官供血不足。

方一：

【组成】 大蒜粉或大蒜油适量。

【制配】 坚持长期服用大蒜粉或大蒜油，有明显疗效。

【主治】 血脂高、动脉粥样硬化。

方二：

【组成】 葱白60克，蜂蜜60克。

【制配】 将葱白洗净切段与蜂蜜一起熬热拌匀装入瓶中备用，每次服汁半匙（不吃葱），每日2次。

【主治】 动脉硬化。

高血压

高血压病是指不明原因引起的收缩压超过 19 千帕(140 毫米汞柱)或舒张压超过 12 千帕(90 毫米汞柱),常有头晕、头痛、乏力等症状。

方一:

【组成】 大蒜、白酒各适量。

【制配】 用白酒浸泡去皮大蒜,15 日后食用。

【主治】 高血压。

方二:

【组成】 生姜 150 克,蓖麻仁 50 克,吴茱萸 20 克,附子 20 克,冰片 10 克。

【制配】 将蓖麻仁、吴茱萸、附子共研成细末,生姜捣烂如泥加入药末中,再加冰片调成膏,每晚贴双足涌泉穴,次晨取下,7 天为 1 疗程。

【主治】 高血压。

方三:

【组成】 大蒜 30 克,粳米 100 克。

【制配】 将大蒜去皮在沸水中煮片刻后捞出,再将 100 克粳米下锅煮粥,米熟后再将捞出的大蒜放入煮 3～5 分钟,调味趁热服。

【主治】 高血压。

方四:

【组成】 绿豆 100 克,大蒜 5 头,水 500 毫升,冰糖适量。

【制配】 将大蒜去皮,和淘净的绿豆入锅加盖炖熟,饮汤吃蒜豆,1 天数次用完,疗程不限。

【主治】 原发性高血压。

方五:

【组成】 芹菜连根 120 克,粳米 250 克,食盐、味精各少许。

【制配】 将芹菜洗净切段、粳米淘净放入锅内,加适量水,用大火烧沸,再用文火熬至米烂成粥。再加入适量盐、味精调味。每天早晚餐食用,连服 7～8 日为 1 疗程。

【主治】 高血压,也可治冠心病。

方六:

【组成】 菠菜 300 克,生姜 30 克,食盐 3 克,酱油、麻油、醋、味精、花椒油各适量。

【制配】 菠菜削去须根,保留红头,淘洗干净切成 6 厘米左右的长段沥水待用。生姜洗净捣烂待用。将菠菜放入沸水中略焯一下,沥水晾凉,然后加入姜汁、盐、酱油、味精、麻油、花椒油调味食用。

【主治】 高血压。

高脂血症

高脂血症又称高血脂,是指血脂代谢发生紊乱,脂肪代谢或转运异常,血浆中一种或几种脂质浓度过低,各种脂蛋白含量高于同龄正常值者的一种全身性疾病。

方一：

【组成】 洋葱头 60 克，素油适量。

【制配】 用素油炒葱头，每日食 1 次，连食 30 日。

【主治】 高脂血。

方二：

【组成】 大蒜精油丸。

【制配】 每天服 9 粒（含大蒜精油 0.2 毫升），每日分 3 次饭后服，连服 30 日。

【主治】 高脂血症。

方三：

【组成】 新鲜大蒜汁。

【制配】 食中加入大量新鲜大蒜汁，既降低胆固醇又降低血压，并能预防心脏病和动脉粥样硬化症。

【主治】 高胆固醇血症。

方四：

【组成】 大蒜 1 头。

【制配】 每日生吃，长期坚持。

【主治】 可降血脂并防治动脉粥样硬化症。

方五：

【组成】 大蒜粉。

【制配】 每日服大蒜粉 0.8 克，连服 4 个月。

【主治】 高脂血症。

方六：

【组成】 去皮蒜瓣 15 克，山楂 30 克，决明子 10 克。

【制配】 将蒜瓣、山楂、决明子一同入锅水煎取汁饮服，每日 1 剂，连煎 2 次，分 2 次饮服。

【主治】 高脂血症，肥胖病，冠心病，动脉硬化症。

冠心病

冠心病是心脏的冠状动脉粥样硬化，管腔狭窄或阻塞，导致心肌缺血缺氧所引起的以心前区疼痛为主要症状的心脏缺血性疾病。激动、劳累时心前区易生压榨性疼痛，休息或用硝酸酯类后可以缓解。

方一：

【组成】 大蒜、花生米、桂花各适量。

【制配】 将大蒜、花生米、桂花放入醋中浸泡 24 小时，每天起床后吃 10～15 粒；或每天晚上醋浸花生米 10～15 粒，次晨连醋一起服完。

【主治】 冠心病阴阳两虚者。

方二：

【组成】 去皮大蒜 6 瓣。

【制配】 将大蒜加入糖醋中 24 小时,汁加玉米 50 克煮成粥,再将醋渍蒜瓣放入,再煮片刻,加入少许调料,趁热服用,连续服用 15 日。现煮现服,不宜久放。

【主治】 冠心病。

方三:

【组成】 大蒜油 10 毫升。

【制配】 每日 3 次,一般 5 日即可将冠心患者的心绞痛镇定下来。

【主治】 冠心病。

方四:

【组成】 薤白 10～15 克(鲜者 30～60 克),葱白 2 根。

【制配】 将葱白、薤白洗净切碎,水煎服,每日 1 剂。发热者忌。

【主治】 冠心病心绞痛。

方五:

【组成】 生大蒜适量。

【制配】 将大蒜去皮切细,用冷开水冲蒜末吞服,在两餐间服用,每日服 2～3 次。

【主治】 冠心病。

方六:

【组成】 隔年老葱白 3～5 根,麻油 120 毫升。

【制配】 将隔年老葱去皮须叶,捣为膏。将患者口撬开,用银铜匙将葱膏送入咽喉中,用麻油灌送膏,油不可少用,使葱膏下喉中。

【主治】 冠心病引起的晕厥。

方七:

【组成】 龙眼核 500 克,去核大乌枣 500 克。

【制配】 将龙眼核、大乌枣去黑皮,煮极烂,捣烂如泥,做成丸。每晨淡盐汤送下 9 克,几次即可见效果。

【主治】 冠心病。

方八:

【组成】 野小蒜、醋各适量。

【制配】 以醋煮软野小蒜,顿食。

【主治】 冠心病。

方九:

【组成】 当归、生姜各 75 克,瘦羊肉 1000 克,大料、桂皮各少许。

【制配】 将当归、生姜、瘦羊肉、大料、桂皮一同放入锅内加水用文火焖至肉烂熟,去药渣,食肉服汤,每次适量。

【主治】 传导阻滞冠心病。

胃脘痛

　　胃脘痛是指胸骨以下、脐以上部位近心窝处的疼痛,并伴脘腹胀满、嗳腐吞酸、恶心呕吐、不思饮食等症状。

方一：

【组成】 干姜丝 3 克，绿茶 1 克。

【制配】 将干姜丝、绿茶用开水冲泡 15 分钟后喝下，每日 3 次。

【主治】 急性胃肠炎、胃脘痛。

方二：

【组成】 葱白适量。

【制配】 将葱白洗净切成段，捣烂炒热，熨脐上。

【主治】 急性胃肠炎、胃脘痛。

方三：

【组成】 葱白、面粉各适量。

【制配】 将葱白洗净捣成泥状与面粉制丸如梧桐子大，每天服 7 粒，温酒送。

【主治】 突然心口痛，急性胃痛。

方四：

【组成】 麻油、葱白各适量。

【制配】 将葱白洗净捣成泥状和麻油搅匀用勺送入口中，麻油灌服。

【主治】 急性胃痛、口紧闭。

方五：

【组成】 大蒜、醋各适量。

【制配】 将大蒜去皮放进醋内浸泡，每餐吃 6 瓣，每日 3 次。

【主治】 急性胃肠炎。

方六：

【组成】 干姜末 3～5 克。

【制配】 每次用温酒送服，每日 1 次。

【主治】 胃脘疼痛。

方七：

【组成】 生姜 60～70 克，红糖 120 克，大枣 7 个。

【制配】 将生姜、红糖、大枣入锅同煮汤，吃枣喝汤，每日 1 剂，连服 3 日。

【主治】 胃痛。

方八：

【组成】 生姜 10 克，鸡蛋 1 个，麻油 30 毫升。

【制配】 生姜切碎，打入鸡蛋，用麻油煎，1 日 3 次分食，连食 3～5 日。

【主治】 胃痛。

方九：

【组成】 大蒜 30～50 克，瘦肉 150～200 克。

【制配】 将大蒜洗净切末与瘦肉入锅，加少许水，蒸 30 分钟即可食用。

【主治】 胃酸过多、泛酸胃痛。

反胃

反胃是指食下良久复吐出，或隔宿吐出的病症，见于现代医学的幽门梗阻等病。

方一：

【组成】 生姜、红糖各 250 克。

【制配】 将生姜洗净捣烂，加入红糖拌匀，装瓶封口备用，埋地下 7 天，每次开水冲服 9 克。

【主治】 反胃。

方二：

【组成】 煨姜 30 克，胡椒 21 克。

【制配】 将煨姜、胡椒入锅添水煎煮，热服。

【主治】 反胃。

方三：

【组成】 老生姜 1 大块，大枣 1 个，砂仁 1 粒。

【制配】 将大枣去核，纳入砂仁，生姜挖空纳入大枣，以泥包，煨透，取砂仁嚼服。

【主治】 反胃。

方四：

【组成】 紫皮大蒜 2 头，生姜 300 克，红糖 300 克。

【制配】 首先将大蒜煨熟去皮，和生姜、红糖捣烂，装瓶封固，埋于阴凉处 7 天，1 日 3 次，每次空腹服 30 克。若有发热，属正常现象。

【主治】 反胃。

方五：

【组成】 生姜 1 千克。

【制配】 将生姜洗净捣烂取汁，做成粥服之。

【主治】 反胃。

胁痛

一侧或两侧胁肋痛，多见于西医肝、胆病或肋间神经痛。

方一：

【组成】 干姜 1 份，香附 2 份。

【制配】 将干姜和香附共研成细末，每次 9 克，用米汤送服。

【主治】 肝郁胁痛。

方二：

【组成】 葱白 120 克，生姜 60 克，白萝卜 500 克。

【制配】 将葱白、生姜、白萝卜洗净共捣烂炒热，分作两包，趁热敷于胸胁疼痛处。两包轮流交换敷之，冷即换，久之汗出，痛即可止。

【主治】 胁痛，胸痛。

腹胀腹痛

从胃下到脐周，再到耻骨毛际的部位为腹部，腹胀、腹痛在内科主要由胃肠病变引起，是肠痉挛、肠功能紊乱、急慢性胃肠炎、胃肠本身病变、受寒、情绪不佳、手术等引发的疾病。

方一：

【组成】 大蒜、黄酒各适量。

【制配】 将大蒜、黄酒混在同一瓶子中煨熟，食不拘量。

【主治】 气滞腹胀。

方二：

【组成】 大蒜 10 克。

【制配】 将大蒜去皮捣烂，用油纱布 2～4 层包裹，敷在中脘穴上，待局部皮肤发红起疱，有灼热感时去掉（一般要保持 2 小时），洗净皮肤，每日 1 次。

【主治】 胃肠功能紊乱所致的肠胀气。

方三：

【组成】 独头大蒜 1 头。

【制配】 将大蒜煨热去皮，绵裹塞肛门，凉即换。

【主治】 腹胀。

方四：

【组成】 生姜适量。

【制配】 将生姜洗净捣烂炒热，装袋熨腹部。

【主治】 腹胀。

方五：

【组成】 葱白 10 根，精盐 500 克。

【制配】 将葱白洗净切丝，放精盐炒热，用干净的布包起来，反复熨脐部。

【主治】 受寒腹痛腹胀。

方六：

【组成】 大蒜数十头。

【制配】 将大蒜洗净捣烂摊于薄绢上，贴在胀痛处，少顷即止。

【主治】 腹胀腹痛。

方七：

【组成】 大蒜头、酒、醋各适量。

【制配】 用酒醋浸泡去皮大蒜 2～3 年，每次可服 1～2 头(15～30 克)，如来不及浸泡，可用酒醋将大蒜煮熟食之。

【主治】 脘腹胀满或痛，攻窜不定，痛至小腹，得嗳气或矢气则痛减，遇恼怒则加剧，苔薄脉弦之气滞型腹痛。

方八：

【组成】 连须葱白 20 根，生姜 3 片。

【制配】 将连须葱白、生姜洗净切片入锅，添水煎煮，趁热服，每日 1 次或 2 次。

【主治】 受寒腹痛腹胀。

方九：

【组成】 葱、麻油各适量。

【制配】 将葱洗净切碎,以麻油调拌嚼咽。

【主治】 呕吐,腹痛。

呕吐

呕吐是食物、痰涎自胃中上涌从口而出的病症,主要由平滑肌痉挛造成胃肠道反射性逆蠕动而引起,可见于西医学的急性胃炎、贲门痉挛、幽门梗阻、胆囊炎及药物反应等。

方一:

【组成】 大蒜1～2头。

【制配】 将大蒜去皮烧熟用蜂蜜水送服。对胃炎呕吐者尤为适宜。

【主治】 呕吐。

方二:

【组成】 姜汁适量,葡萄酒20毫升。

【制配】 将葡萄酒与姜汁调匀服。

【主治】 呕吐。

方三:

【组成】 大蒜2头。

【制配】 将大蒜去皮捣烂如泥,与适量食盐拌匀,加开水500毫升,装瓶备用,每次5～8毫升,每日服4次。

【主治】 呕吐。

方四:

【组成】 大蒜适量。

【制配】 将大蒜去皮捣烂,用白酒冲服。

【主治】 呕吐。

方五:

【组成】 茶叶、绿豆粉各等份,白糖少许。

【制配】 用开水将茶叶、绿豆粉、白糖冲泡,顿服。

【主治】 急性吐泻。

方六:

【组成】 生姜适量。

【制配】 将生姜洗净捣烂取汁同水冲服。

【主治】 呕吐,吐血。

方七:

【组成】 大蒜2头,明矾3～4克。

【制配】 将大蒜去皮捣烂,同研成细末的白矾冲入开水中溶化,澄清后服用,随吐随服,至不吐为止。

【主治】 急性胃肠炎呕吐、肠鸣、腹痛、泄泻清稀甚至水样便或头痛恶寒发热。

方八:

【组成】 生姜3～5克,连须葱白5～7根,糯米50～100克,醋10～15毫升。

【制配】 把糯米淘净后与生姜放入砂锅内煮 1～2 沸后加葱白,待粥快熟时,加醋稍煮,趁热食用。

【主治】 脾胃虚寒或外感风寒所致的呕吐。

方九:

【组成】 生姜 6 克。

【制配】 将生姜烘干研细过筛,以水调为糊状,敷于内关穴或脐部,用胶布固定。

【主治】 反胃受寒呕吐和各种妊娠呕吐。

呃逆

呃逆即打嗝,指气逆上冲,喉间呃呃连声,声短而频,令人不能自制的病症,见于西医学的胃肠神经官能症、膈肌痉挛等。

方一:

【组成】 生姜、甜面酱各适量。

【制配】 姜蘸酱吃。

【主治】 呃逆。

方二:

【组成】 生姜汁 5 毫升,白萝卜汁 30 毫升。

【制配】 将生姜汁和白萝卜汁混合,1 次服完,每日服 1～2 次。

【主治】 胃气上逆,呃逆频作。

方三:

【组成】 蒜瓣 1～2 个。

【制配】 将大蒜去皮放口中嚼烂。轻者不咽蒜汁呃逆即止,重者咽下蒜汁呃逆亦止。

【主治】 呃逆。

方四:

【组成】 鲜姜 30 克,蜂蜜适量。

【制配】 将鲜姜洗净捣烂取汁,与蜂蜜调匀,开水冲服。

【主治】 呃逆。

吐血

吐血是指血从胃、食管而来,经口吐出,多夹食物残渣,或伴有黑便的病症,多见于西医学的上消化道出血。

方一:

【组成】 独头蒜 2 个。

【制配】 将独头蒜去皮捣成泥状,分成 2 份,1 份用 8 层麻纸包裹,置于百会穴上,另 1 份用 7 层麻纸包裹置于两足涌泉穴上,并用烙铁或热水袋在两处药上加温。

【主治】 吐血。

方二:

【组成】 干姜适量。

【制配】 将干姜焙干研成细末,每次 3 克,每日 1～2 次用童尿送下。

【主治】 吐血。

方三:

【组成】 大蒜 30 克。

【制配】 将大蒜捣烂成泥,敷于双足涌泉穴,布包好,每次 3～4 小时,每日或隔日 1 次。

【主治】 胃热吐血。

方四:

【组成】 大蒜 70 克,玄明粉 20 克。

【制配】 将大蒜去皮和玄明粉共捣如泥,用 4 层纱布包好,贴敷两足心涌泉穴(先在足心涂上凡士林),贴后保持 3～4 小时去掉,每天 1 次,连续用至吐血停止。酌情配用其他止血药。

【主治】 上消化道出血,中小量吐血。

方五:

【组成】 大蒜 2 头。

【制配】 将大蒜去皮捣成泥,敷于两足足心,4 小时贴 1 次,连贴 2 次。

【主治】 上消化道出血,吐血。忌饮酒。

方六:

【组成】 大蒜 1 头,百草霜 15 克,鲜旱莲草、小蓟各 5～7 棵。

【制配】 将大蒜去皮捣烂如泥,加百草霜,拌均匀,再加入鲜旱莲草、鲜小蓟,共捣烂绞汁 1 杯,调制成膏,贴脐孔窝及两足心,用纱布胶布固定,每天换药 2～3 次,病愈方可停药。

【主治】 吐血。

方七:

【组成】 大蒜适量。

【制配】 将大蒜去皮捣烂贴脚心。

【主治】 吐血。

腹泻

腹泻是指大便次数增多,大便呈稀溏或排出物是未消化的食物,甚至排泄物像水样,属于中医的泄泻范畴。

方一:

【组成】 团蒜(又名小蒜)、鸡蛋各适量。

【制配】 将蒜切碎与鸡蛋煎食。

【主治】 腹泻。

方二:

【组成】 大蒜 1 头。

【制配】 将大蒜去皮烧炭存性,水煎服,每日 2 次。

【主治】 腹泻。

方三：

【组成】 茶叶 15 克,炮姜 3 克,盐 3 克,粳米 30 克。

【制配】 将茶叶、炮姜、盐、粳米入锅同炒,水煎服。

【主治】 腹泻。

方四：

【组成】 艾叶、生姜各适量。

【制配】 将生姜洗净切片与艾叶入锅煎汤,温服。

【主治】 腹泻。

方五：

【组成】 车前草叶 50 克,葱白 1 根,粳米适量。

【制配】 将车前草叶和洗净切段的葱白同煮取汁,入米煮粥,早晚服。

【主治】 腹泻。

方六：

【组成】 姜末适量。

【制配】 姜末用开水冲服,代茶饮,每次 6 克,每日 3 次。

【主治】 中寒水泻。

方七：

【组成】 鸡蛋 4 个,红糖水 1 碗,鲜姜适量。

【制配】 将鲜姜洗净切成碎片,同鸡蛋入锅炒熟后吃掉,然后喝红糖水 1 碗。

【主治】 腹泻。

方八：

【组成】 艾叶 1 把,葱白 2 根。

【制配】 将艾叶、葱白共捣碎敷脐并用热水袋加温。

【主治】 腹泻伴有腹痛。

方九：

【组成】 大蒜 1 头。

【制配】 将大蒜去皮捣烂,贴足心或脐中。

【主治】 久泻、寒泻。

便秘

便秘是指大便秘结不通,排便间隔时间长,或间隔虽不长但排便困难等原因的病症。

方一：

【组成】 独头蒜 1 头。

【制配】 煨熟去皮,薄布包好,送入肛门,大便自通。

【主治】 便秘。

方二：

【组成】 葱白、蜂蜜各适量。

【制配】 葱白蘸蜂蜜少许,轻轻送入肛门内,来回拉几下拔出,约 20 分钟即欲大便,不便可再抽拉几次。

【主治】 便秘。

方三:

【组成】 葱白 16 克,生姜 6 克,萝卜汁 12 克,食盐 20 克。

【制配】 将葱白、生姜、萝卜汁、食盐入锅共炒热,贴脐中。

【主治】 便秘。

方四:

【组成】 老姜、麻油各适量。

【制配】 将生姜用湿布裹好,火上煨热,蘸麻油塞肛门中,快则半日见效,迟则一日见效。此方对老年人更合适。

【主治】 气滞便秘。

方五:

【组成】 生大蒜不拘量。

【制配】 经常食用生大蒜,养成定时排便习惯,坚持数日后,即可排出软便。

【主治】 便秘。

方六:

【组成】 切丝大葱 2 千克,2 头捣成泥的大蒜,米醋适量。

【制配】 将大葱、大蒜、醋炒至很热,分 2 包趁热敷脐上,凉则换热,不可间断,6 小时后其结自开。

方七:

【组成】 红薯 400 克,生姜 10 克,大蒜 20 克,红糖适量。

【制配】 水煮红薯块,煮熟后,放入姜、蒜、糖再煮片刻,即可食之。

【主治】 阳虚便秘。

方八:

【组成】 鲜姜 30 克,豆豉 9 克,盐 6 克,连须大葱 500 克。

【制配】 将鲜姜、连须大葱洗净同豆豉、盐共捣烂烘热,敷脐上。

【主治】 二便不通。

方九:

【组成】 大蒜 20 克,葱汁 10 毫升,牛奶 250 克,蜜糖 60 克。

【制配】 将大蒜洗净切片同葱汁、牛奶、蜜糖一起放入碗中直至蒸熟,每日清晨空腹食用。

【主治】 气血两虚便秘。

便血

便血是指血从大便而下,或在大小便前后,也或单纯下血的病症,常见于胃及十二指肠溃疡、胃肠道炎症、息肉及肿瘤等病。

方一:

【组成】 生姜、艾叶各等份。

【制配】 将生姜洗净切片同艾叶煎汤,每次服150毫升,每日1次。

【主治】 虚寒便血。

方二:

【组成】 大蒜3份,芒硝1份。

【制配】 将大蒜、芒硝捣烂,用布包好,敷于已涂凡士林的整个足心,厚1厘米,每次敷3小时左右,每日1次,可连用4～5日。

【主治】 便血。

方三:

【组成】 独头蒜、黄连末各等份。

【制配】 将独头蒜煨熟与黄连末同研,制成如梧桐子大的药丸,每次服40丸,空腹以米汤送服。

【主治】 下消化道出血便血,便脓血。

方四:

【组成】 草乌、葱各1根。

【制配】 将草乌研成细末,用去根洗净的大葱蘸草乌末,纳肛门内即通。

【主治】 便秘。

方五:

【组成】 蒜杆适量。

【制配】 将蒜杆置火盆中微火上,再将火盆移至木桶中,患者坐桶口用衣被塞严四周,勿使泄烟,充分熏之。

【主治】 痔疮疼痛,便后下血。

方六:

【组成】 生姜、黑豆、附子各10克。

【制配】 将生姜、黑豆、附子入锅添水煎汤,趁热服。

【主治】 便血。

方七:

【组成】 生姜、血见愁各适量。

【制配】 将生姜洗净同血见愁共捣烂,米汤送服。

【主治】 便血。

方八:

【组成】 干姜30克。

【制配】 将干姜入锅炒黑,研细末,每次6克,每日2次。米汤送服。

【主治】 便血。

方九:

【组成】 大蒜5～7瓣。

【制配】 将大蒜去皮,入豆豉适量,研膏,如梧桐子大,米汤送服50丸,无不愈者。

【主治】 暴下血。

🌼 黄疸

黄疸是以目黄、身黄、小便黄为主要症状的疾病,目(巩膜)黄是确诊为本病的主要依据。此症常见于急性传染性肝炎、溶血性黄疸及钩端螺旋体病。

方一:

【组成】 金钱草60克,粳米50克,冰糖、大蒜各适量。

【制配】 将大蒜去皮洗净,和洗净切细的金钱草(干品30克)同煎取汁,再加入粳米、冰糖,共煮为粥,每日2次服用。

【主治】 黄疸胁痛、沙淋、胆结石和急性黄疸性肝炎。

方二:

【组成】 大蒜3头,车前草叶30~60克,葱白1~2根,粳米50~100克,清水适量。

【制配】 将葱白、大蒜去皮切片,与车前草叶、粳米一起入锅煮粥服用,每日1次或2次。

【主治】 黄疸。

方三:

【组成】 大蒜1头,赤小豆50克,薏苡米100克,白茯苓粉20克,白糖适量。

【制配】 将大蒜去皮,加已浸泡半天的赤小豆与薏苡米同煮。豆煮熟后,再加入白茯苓粉,同煮成粥,然后再加少许白糖,每日数次,随意服用。

【主治】 湿热黄疸。

方四:

【组成】 生姜适量。

【制配】 将生姜煨熟去皮,捣烂取汁放少许麻油,点两眼的大小眼角。

【主治】 伤寒5~6日周身发黄。

方五:

【组成】 葱白30克,车前草45克,粳米适量。

【制配】 将葱白、车前草洗净切碎,水煎去渣,放入粳米煮为稀粥,早晚各服1次。

【主治】 主治阳黄,症见身黄如橘,目睛亦黄,发热口渴。

方六:

【组成】 大蒜1头,粳米30~60克,茵陈蒿30~60克,白糖适量。

【制配】 先将茵陈蒿洗净用水煎取汁同粳米、大蒜煮粥,快煮熟时加白糖适量,再煮1~2沸,即可食用,每日2~3次。

【主治】 湿热黄疸。

方七:

【组成】 干姜、白芥子各适量。

【制配】 将干姜和白芥子共研成细末,贮瓶备用,每次取药末适量,加温开水调如膏状敷脐孔,上盖纱布,胶布固定,口中觉有辣味时除去,每日1次,10日1疗程。

【主治】 阴黄,身目俱黄,黄色晦暗如烟熏,纳少脘闷,腹胀便溏。

葱姜蒜·酒茶醋速效小偏方

方八：

【组成】 生姜、鲜茵陈各适量。

【制配】 将生姜、鲜茵陈共捣烂取汁服，每日 2～3 次。

【主治】 阳黄。

方九：

【组成】 茵陈 15 克，干姜 6 克，红糖适量。

【制配】 先煎茵陈、干姜去渣取汁，然后将红糖放进去代茶饮。

【主治】 阴黄。

鼓胀

鼓胀是以腹部胀大，皮色苍黄，甚至腹皮表筋暴露为特征的病症，见于现代医学的肝硬化腹水、腹腔内肿瘤等。

方一：

【组成】 白童子鸡(1 只)，大蒜适量。

【制配】 用竹刀杀鸡，不用水洗，取出肠杂，将去皮切好的大蒜填满鸡肚缝好，不放盐，置于碗内，隔水蒸熟，每日食之。

【主治】 鼓胀。

方二：

【组成】 独头蒜 200 克，甲鱼适量。

【制配】 将独头蒜去皮切片，同清洗干净的甲鱼在砂锅内炖熟，不放盐淡食。

【主治】 鼓胀。

方三：

【组成】 米酒 7 份，黄酒 3 份，大蒜适量。

【制配】 用米酒和黄酒浸泡大蒜并蒸熟，可夏季露 1 夜，再温服，冬季则趁热服用。

【主治】 鼓胀。

方四：

【组成】 大蒜、花生油各适量。

【制配】 用花生油炒大蒜，当菜吃，连服 2～3 个月。

【主治】 肝硬化鼓胀。

方五：

【组成】 独头蒜、冬瓜各适量。

【制配】 冬瓜去瓤，装入大蒜，以炭火焙干研细末，每次温开水送服 9 克，早晚各服 1 次。

【主治】 鼓胀。

方六：

【组成】 大蒜头 120 克，雄猪肚 1 具。

【制配】 猪肚装蒜，煮烂淡食，每次食蒜头 5～6 个(60～80 克)，猪肚适量，每日

1～2次,连服 10 日,并忌盐酱百日。

【主治】 鼓胀。

方七:

【组成】 大蒜 10 头,蛤粉适量。

【制配】 将大蒜去皮捣烂加入蛤粉做成如梧桐子大的药丸,每天饭前温开水送服 20 丸,小便增多为见效。

【主治】 水臌和气虚肿胀。

方八:

【组成】 砂糖 120 克,大蒜若干头。

【制配】 水煎服大蒜数头,每日数次,砂糖可放可不放。

【主治】 水臌(腹水)。

方九:

【组成】 大蒜 24 克,车前草 30 克。

【制配】 将大蒜去皮同车前草共捣烂成膏状,敷脐部盖以纱布,胶布固定,每日换药 1 次,7 日为 1 疗程。

【主治】 气臌或水臌。

积聚

腹内结块或胀或痛为积聚。积证有形,固定不移,痛有定处,多属血分而聚证无形,时聚时散,痛有休止,而无定处,多属气分。西医的腹部肿块、肝脾肿大、肠功能紊乱、肠结核、肠梗阻等均可出现此症状。

方一:

【组成】 干姜、熟附子各 9 克,菱角、粳米各 60 克,砂仁 6 克。

【制配】 将干姜、熟附子、菱角、砂仁入锅煎煮取汁,然后同粳米共煮为粥,每日 1 剂,常服。

【主治】 胃癌。

方二:

【组成】 黑鱼 1 条,冬瓜 100 克,大蒜 1 头,葱白 2 根。

【制配】 将黑鱼留鳞去肠,加冬瓜 100 克,大蒜 1 头,葱白 2 根,食盐适量煮熟,吃鱼喝汤,每日 1 剂,连服 3～7 日。

【主治】 肝硬化、肝癌。

方三:

【组成】 鲫鱼 1 条,大枣、党参、陈皮各 3 克,大蒜适量。

【制配】 将大蒜去皮切细,填入洗净的鱼腹内,纸包泥封,烧存性,研成细末。每次 3 克,用大枣、党参、陈皮煎水冲服,每日 1 剂,常服。

【主治】 胃癌、食管癌,症见脾胃气虚,不思饮食。

方四:

【组成】 独头蒜 31 克,朴硝 31 克,大黄 3 克。

【制配】 将大蒜去皮切碎同朴硝、大黄共捣烂如膏状,敷患处,包扎固定,每日换 1 次。

【主治】 积聚。

方五:

【组成】 大蒜 1 头。

【制配】 将大蒜去皮捣烂,涂在现剥的 2 只蟾蜍皮上,外敷痛处。

【主治】 肝癌剧痛,昼夜难寐。

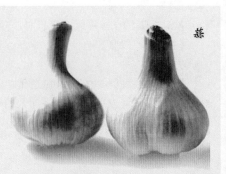

蒜

方六:

【组成】 生姜、大黄、蜂蜜各适量。

【制配】 将大黄研成细末,加入蜂蜜制成如梧桐子大的药丸,每次 30 粒,用生姜汤送下。

【主治】 积聚。

方七:

【组成】 独头蒜、穿山甲、玉簪花各适量。

【制配】 将穿山甲研成细末,与独头蒜和玉簪花共捣烂和米醋制成药饼,贴于患处,纱布、胶布固定,每日换药 1 次。

【主治】 积聚,症见腹部积块明显,痛胀较甚,固定不移。

方八:

【组成】 生姜适量。

【制配】 将生姜洗净捣烂,分开汁渣,渣炒热熨心胸肋下,冷则加姜汁炒热再熨。

【主治】 积聚。

方九:

【组成】 生姜 36 克,吴茱萸 11 克,芒硝 40 克,黄酒 100 毫升。

【制配】 将生姜、吴茱萸、芒硝捣碎浸泡在酒中 6 天,取上清即得,先服 15 毫升,不止痛再服。

【主治】 积聚。

结胸

邪气结于胸,而出现心下痛,按之硬满者为结胸。

方一:

【组成】 葱白、生姜、萝卜各适量。

【制配】 将葱白、生姜、萝卜洗净共捣烂炒热,布包熨胸前痛处。

【主治】 结胸。

方二:

【组成】 生姜 20 克,杏仁 10 克。

【制配】 将生姜洗净切片同杏仁入锅添水煎汤,温服。

【主治】 结胸。

噎膈

饮食吞咽受阻或食入即吐为噎膈。多见于西医的食管神经官能症、食管炎、食管癌、贲门癌、贲门痉挛等。

方一：

【组成】　大蒜、醋各适量。

【制配】　用醋浸泡大蒜，饮汁并多吃大蒜。

【主治】　噎膈。

方二：

【组成】　生姜 120 克，糖糟 300 克。

【制配】　将生姜洗净同糖糟共捣烂做成小饼，晒干放进瓷罐，置灶烟柜上，每晨取 1 块，泡沸水内少停饮汤。

【主治】　噎膈。

方三：

【组成】　姜汁、韭菜汁、藕汁、梨汁、牛奶各适量。

【制配】　搅匀代茶饮。

【主治】　噎膈。

方四：

【组成】　红皮大蒜 3 头，生姜、红糖各 500 克。

【制配】　首先将大蒜用炭煨熟去皮，同姜、糖共捣烂，装罐封固，埋于背阴处 7 天，早晚各空腹服 30～50 克，连续服用。服后发热属正常现象。

【主治】　噎膈，食不下或食入即吐。

方五：

【组成】　白砂蜜、生姜、威灵仙各 120 克，麻油 60 克。

【制配】　选 4、5 月开花的威灵仙捣烂取汁，生姜捣烂取汁，白砂蜜煎熬沸腾，掠去上面白沫，将威灵仙汁、生姜汁、白砂蜜、麻油一起搅匀，慢火熬至饴状，不停地用筷子挑食，如吃 1 剂未愈，可再服 1 剂。

【主治】　噎膈，症见大便秘结，饮食后又出，或朝食暮吐、暮食朝吐。

方六：

【组成】　生姜 100 克，白胡椒 30 克，鸭 1 只。

【制配】　将鸭洗净去内杂，与生姜、白胡椒一同入锅，加水蒸 2 小时，喝汤吃肉。若皮肤发红勿虑。

【主治】　噎膈。

方七：

【组成】　大蒜、陈皮各适量。

【制配】　将大蒜去皮同陈皮共捣为膏，做成樱桃大小丸，每次 1～2 粒嚼服，白开水送服，不定时服。

【主治】　食管癌饮食不下。

方八：

【组成】　韭菜汁 60 克，牛奶 1 小杯，姜汁 15 克。

【制配】　将韭菜汁、牛奶和姜汁入锅温热后服。

【主治】　噎膈或食管癌饮食不下。

方九：

【组成】　大蒜 100～400 克，醋 250 毫升。

【制配】　用醋煮大蒜，煮熟服食，服后呕出大量黏液可再用半小碗服下韭菜汁。

【主治】　食管癌。

胃下垂

胃下垂是由于膈肌悬力不足，支撑内脏器官韧带松弛，或腹内压降低，腹肌松弛，导致站立时胃大弯抵达盆腔。此病体瘦肌弱者多见，并多有消化不良症状。

方一：

【组成】　牛肚 1 个，黄芪 30 克，大蒜 10 克。

【制配】　将牛肚洗净切成小块，同用纱布包好的黄芪和去皮大蒜加水以武火煮，至肚熟，改用文火炖至熟透，食肉喝汤，每日 1 次。

【主治】　胃下垂，症见食后腹胀气短。

方二：

【组成】　大蒜适量。

【制配】　将大蒜去皮煮或炸熟(不要炸焦)吃，每日数头，长期食用。

【主治】　身体瘦弱，下腹突出，胃下垂。

方三：

【组成】　干姜、丁香、砂仁各 3 克，小鸡 1 只。

【制配】　将鸡洗净炖熟烂，干姜、丁香、砂仁调味分 2 次服，3 日 1 只。

【主治】　胃下垂。

方四：

【组成】　生姜、陈皮、大枣各 20 克，人参 100 克，白酒 1 升。

【制配】　将生姜洗净切片同陈皮、大枣、人参放入白酒中浸泡 3～6 个月，每次服 5 毫升。

【主治】　胃下垂。

方五：

【组成】　黄鳝鱼 2 条，大蒜 2 头。

【制配】　将黄鳝鱼加水炖至将熟，加 1 杯酒，稍炖即成，吃鱼喝汤。

【主治】　胃下垂，症见脘腹胀满，消化不良，食欲不振，倦怠、消瘦等。

方六：

【组成】　蜂蜜 15 克，生姜 2 片，红糖适量。

【制配】　将上药共水煎服，每日 1 剂。

【主治】　胃下垂。

方七:

【组成】 生黄芪、党参、山茱萸各 90 克,升麻、柴胡各 20 克,干姜、吴茱萸各 3 克。

【制配】 将上药均分为 2 份,炒热或蒸热,装布袋外敷脐部,每日 2 次。

【主治】 胃下垂。

直肠脱垂

直肠、肛管和乙状结肠下段的黏膜层或余层脱出于肛门之外,即为直肠脱垂,属于中医的脱肛。

方一:

【组成】 大蒜 1 瓣,鸡蛋 1 个,明矾 7 粒。

【制配】 将蒜切碎,鸡蛋打 1 小孔,纳入蒜、明矾,以湿纸封口,上锅蒸熟。每日空腹吃 1 个,连服 7 日,不愈再服 7 日。

【主治】 脱肛。

方二:

【组成】 葱白 3 根,茴香 9 克,烧酒 1 杯。

【制配】 首先将葱白、茴香一起煮,煮开后与酒合服。

【主治】 脱肛。

方三:

【组成】 大蒜 20 克,苦叶苗 60～80 克。

【制配】 将大蒜去皮和新鲜洗净的苦叶苗同置锅内加水 500 毫升,文火煎至 200 毫升左右。去渣,再熬成膏,摊于白布上,贴于患儿囟门,视患儿大小,布片可剪成直径 5～7 厘米的圆形,贴药前先剪去患儿囟门处的长发,洗净污垢,3 日换药 1 次,7 日为 1 疗程。

【主治】 小儿脱肛。

方四:

【组成】 血余炭 3 克、鸡蛋 1 个、香油 10 毫升,大蒜 10 克。

【制配】 将大蒜去皮捣烂如泥,血余炭研成细末。与鸡蛋调匀,放香油炒熟,1 次服下,每日 2 次,早晚空腹服食,以愈为度。

【主治】 脱肛。

方五:

【组成】 七叶一枝花的根茎适量。

【制配】 将七叶一枝花的根茎用醋捣汁,外涂患部后,用纱布压送复位。每日可涂 2～3 次。

【制配】 直肠脱垂(脱肛)。

血尿

血尿是指尿中混有血液甚至血块。西医学称为尿路感染、肾结核、肾炎、泌尿系结石、肿瘤等常见血尿。

方一：

【组成】 葱白7根，郁金6克。

【制配】 将葱白洗净切段同郁金入锅煎汤、温服。每日2次。

【主治】 血尿。

方二：

【组成】 独头蒜1～2个。

【制配】 将独头蒜去皮捣成泥状，分成2份，1份用8层麻纸包裹，置于百会穴，另1份用7层麻纸包裹，置于涌泉穴，并用热水袋在蒜包上加温。

【主治】 主治血尿，亦治鼻血、呕血、咯血。

方三：

【组成】 葱白30克，新鲜车前草叶60克，粳米适量。

【制配】 将葱白、车前草洗净切碎，加粳米煮稀粥，每日早晚各服1次。

【主治】 血尿。

方四：

【组成】 蜂蜜10毫升，白茅根、干姜各适量。

【制配】 将白茅根、干姜先煎去渣，纳入蜂蜜顿服。

【主治】 劳伤血尿。

方五：

【组成】 淡豆豉60克，葱白7根，生姜3片，鲜鲫鱼1条。

【制配】 将鲫鱼去鳞、内脏洗干净，同淡豆豉、葱白、生姜一起入锅，加水蒸熟，连鱼带汤服2～3次。

【主治】 血尿。

方六：

【组成】 艾炷7壮，连须葱白适量。

【制配】 将连须葱白捣如膏状敷脐孔，艾炷置葱上点燃，连灸7壮。

【主治】 血尿。

淋症

小便频数短涩，滴沥刺痛，欲出未尽，小腹拘急，或痛引腰腹即为淋症。此症见于西医的泌尿系感染、结石、肿瘤和前列腺肥大及乳糜尿等病。

方一：

【组成】 葱白（带须不洗，擦去泥）300克。

【制配】 将带泥葱白煨热，敷脐孔中央，用纱布、胶布固定，每天换1～2次，病愈为止。

【主治】 气淋，症见小便涩滞，淋沥不宣，小腹满痛或小腹坠胀，尿有余沥。

方二：

【组成】 葱白3～4根，大蒜2头。

【制配】 将葱白、大蒜洗净同盐共捣匀如膏状，取膏如枣大1块，置胶布上，贴脐孔及小肠俞、膀胱俞,每穴 1 张,每日换药 1 次。

【主治】 各种石淋。

方三:

【组成】 葱白 30 克,新鲜车前草叶 60 克,粳米适量。

【制配】 将葱白、车前草洗净切碎,水煎去渣,放入粳米煮为稀粥,每日早晚各服 1 次。

【主治】 热淋,症见小便短数,灼热刺痛,尿色黄赤,小腹拘急胀痛或有寒热、口苦、呕恶、腰痛。

方四:

【组成】 鲜萹蓄 60 克,生姜 10 克,鸡蛋 2 个。

【制配】 将生姜、鲜萹蓄、鸡蛋同煮至蛋熟,每日 1 剂,分 2 次服。

【主治】 气淋。

方五:

【组成】 葱白 4 根,茴香 5 克。

【制配】 将葱白、茴香洗净共捣烂,水煎去渣,代茶饮。

【主治】 尿频不畅、点滴不下,面色黄暗、手脚凉。

方六:

【组成】 葱白 5 根,食盐适量。

【制配】 将葱白和盐捣烂如膏备用。用时取蚕豆大 1 小块,摊于蜡纸或敷料中间,贴肚脐上固定,每天换药 1 次,10 天为 1 疗程。

【主治】 石淋,症见小便艰涩,排尿突然中断,尿道窘迫疼痛,小腹胀急或腰腹绞痛难忍,尿中带血。

方七:

【组成】 大蒜、淡豆豉、蒸面饼各等份。

【制配】 将大蒜洗净切段同淡豆豉共捣烂蒸饼状,做像梧桐子大丸,每日服 3 次,每次 30~40 丸。

【主治】 各种淋症。

方八:

【组成】 葱白适量。

【制配】 将葱白洗净切细,用淡浆水熬汤,趁热,不定时喝汤。

【主治】 小便涩痛不畅。

方九:

【组成】 大蒜、新鲜车前草叶、粳米各适量。

【制配】 先用粳米煮粥,粥熟时再放大蒜和车前草叶煮片刻,早晚各服 1 次。

【主治】 热淋。

泌尿系结石

泌尿系结石包括肾结石、输尿管结石和尿道结石等。因结石对尿道的刺激,可见终末性血尿、疼痛等症状,且常伴有尿频、尿急、尿痛、排尿困难、尿流中断或尿出小结石等,中医称石淋。

方一:

【组成】 大蒜5头,白酒500毫升。

【制配】 将蒜捣碎,浸泡在白酒中,浸泡8～10日,每次半茶匙,每日服3次。

【主治】 肾结石、尿路结石。

方二:

【组成】 地龙1条,大蒜2头,蜗牛1只。

【制配】 将地龙、大蒜、蜗牛共捣烂外敷脐部,每日1换。

【主治】 泌尿系结石。

方三:

【组成】 葱250克,猪蹄1只。

【制配】 将葱连根洗净,与猪蹄加水共熬汤喝,连服3日,多能从小便中排出石块。应坚持服用,直至痊愈。汤中葱和猪蹄可吃可不吃。

【主治】 肾结石。

方四:

【组成】 葱白3～5根,盐适量。

【制配】 将葱白洗净切段同盐共捣成膏,用时取药膏如枣大,放胶布中间贴于神阙穴、小肠俞、膀胱俞,每穴贴1张,每天换1次。

【主治】 肾和输尿管结石。

肾炎

肾炎分为急性肾炎和慢性肾炎。急性肾炎发病前多有链球菌性上呼吸道感染史,症见水肿、血尿、少尿、血压升高,并伴有恶心呕吐及头痛发热等。慢性肾炎病程长,发病慢,可无症状,亦可见低热乏力,厌食贫血,尿频腹痛,肾脏损害后可见多尿、夜尿,甚至发生尿毒症。

方一:

【组成】 大蒜100克,蚕豆200克,白糖50克。

【制配】 把蚕豆煮熟,再放入大蒜,继续煎煮,至蒜熟后加白糖拌匀,吃大蒜和蚕豆,每日1次,5日为1疗程,一般1～2个疗程见效。

【主治】 急性肾炎。

方二:

【组成】 生姜皮12～15克,冬瓜皮、车前草各15克。

【制配】 将生姜洗净切片同冬瓜皮、车前草入锅煎煮,温服。

【主治】 急性肾炎,水肿,尿少。

方三:

【组成】 紫皮大蒜1头,去皮蓖麻子60～70粒。

【制配】 将大蒜去皮同去皮蓖麻子合捣烂敷足心(捣后不可放置过久,敷后包扎固定),每 12 小时换药 1 次,连用 7～14 日,严禁口服。

【主治】 急性肾炎。

方四:

【组成】 鲫鱼 1 条,大蒜适量。

【制配】 将鱼去内脏洗净,纳入大蒜,外裹白纸,用水湿透,放入谷糠内烧熟,蒜肉同食。

【主治】 急慢性肾炎水肿。有发热外感症状者不宜用。

方五:

【组成】 大蒜头 60～90 克,西瓜 1 个。

【制配】 将西瓜洗净,挖一小洞,装入去皮蒜瓣,再用挖下的瓜皮将洞盖好,放入盆中,隔水蒸熟,取汁分数次温服。

【主治】 急慢性肾炎水肿。

方六:

【组成】 生姜、青葱、大蒜各适量。

【制配】 将生姜、青葱、大蒜洗净共捣如泥,烘热敷脐上,纱布覆盖,胶布固定,每日换药 3～4 次,10 日为 1 疗程。

【主治】 急慢性肾炎水肿。

方七:

【组成】 生姜 9～12 克,桂枝 6 克,大枣 5 枚,粳米 60 克。

【制配】 生姜切碎与桂枝、大枣、粳米共煮粥,早晚饭服用。

【主治】 慢性肾炎,纳呆、脘痞、神疲乏力。

方八:

【组成】 鳖肉 500 克,大蒜 60 克,白糖、白酒各适量。

【制配】 将洗净的鳖肉同大蒜、白糖和白酒入锅加水炖熟食之。

【主治】 慢性肾炎。

方九:

【组成】 鲜黑鱼 1 条,独头蒜 7～9 头。

【制配】 将鱼去内脏洗净同大蒜用砂锅炖熟(不加作料,忌盐),鱼蒜汤随时食用。

【主治】 慢性肾炎水肿。

水肿

水肿是由于肺、脾、肾功能障碍,导致体内水液潴留,泛滥肌肤,引起头面、眼睑、四肢、腹背甚至全身水肿的一种病症,重时常伴有胸水、腹水等。此症多见于西医的急慢性肾炎、肾病综合征、充血性心力衰竭、肝硬化及营养障碍等疾病。

方一:

【组成】 大蒜 7 头,西瓜 1 个。

【制配】 将西瓜顶部切开,将捣成泥状的蒜装入瓜内,搅匀后用姜片盖好,以麻捆之,用水煮,瓜瓤尽服下。

【主治】 水肿。

方二：

【组成】 葱白适量。

【制配】 将葱白捣烂取汁,煎沸顿服,并坐在药渣上。

【主治】 水肿。

方三：

【组成】 葱白5根,鲤鱼1条,赤小豆30克,桑白皮15克。

【制配】 将鲤鱼去鳞及内脏,同葱白、赤小豆、桑白皮水煮1小时,先吃鱼后喝汤。

【主治】 水肿。

方四：

【组成】 赤小豆30克,生姜5克,桑白皮15克,紫苏10克,水适量。

【制配】 将赤小豆和洗净的生姜、桑白皮、紫苏入锅加水煮至豆烂,空腹喝汤吃豆。

【主治】 水肿。

方五：

【组成】 大蒜5头,去壳田螺4个,车前子6克。

【制配】 将去皮大蒜、田螺、车前子共捣如泥,做成圆饼备用。用时将药饼填脐孔内,用纱布胶布固定,每日换药1次,脐痒去药,不痒再敷,直至消肿为止,一般3次见效。病愈后须永戒食田螺。

【主治】 水肿。

方六：

【组成】 大蒜250克,蜂蜜120克。

【制配】 将大蒜去皮、切片同蜂蜜一起放入碗内蒸熟食之,忌盐100日。

【主治】 水肿。

方七：

【组成】 大蒜、鲜土牛膝各24克。

【制配】 将去皮大蒜切片同鲜土牛膝共捣如泥,敷脐孔,以敷料固定,每日换药1次。

【主治】 水肿实证。

方八：

【组成】 商陆25克,麝香少许,葱白适量。

【制配】 将商陆和麝香共研成细末,与葱白共捣成膏,敷脐孔,盖纱布,胶布固定,每天换药1次。

【主治】 水肿实证。

方九：

【组成】 乌鱼1条,大蒜适量。

【制配】 将乌鱼去鳞及肠杂,然后把大蒜放入鱼腹内,湿纸包裹,黄泥封好,煨熟取出食之。

【主治】 水肿实证。

癃闭

小便量少,点滴而出,甚至闭塞不通,中医称之为癃闭,西医则称尿潴留或无尿症。

方一:

【组成】 葱白 2 根,大蒜 1 头,明矾 25 克,食盐适量。

【制配】 将葱白、大蒜洗净后同明矾和食盐共捣烂敷脐上或加艾卷灸之,片刻即见效。

【主治】 小便不通或排尿费力。

方二:

【组成】 独头蒜 1 头,鲜车前草 1 棵,连须大葱 1 根,食盐适量。

【制配】 将独头蒜、鲜车前草、连须大葱、食盐共捣如泥,烘热敷脐下三横指处。

【主治】 小便不通。

方三:

【组成】 葱白、食盐各 500 克。

【制配】 将葱洗净切碎用盐炒热,布包熨脐及膀胱部,冷后再炒再熨,每日数次,每次 2~4 小时,若无效可连熨 2~3 日。

【主治】 小便不通。

方四:

【组成】 连叶葱适量。

【制配】 将连叶葱洗净捣烂,与蜂蜜调和,敷下腹部。

【主治】 小便不通。

方五:

【组成】 大蒜 5 头,大麻子 50 粒。

【制配】 将大蒜同大麻子共捣烂,每晚敷足心,次晨除掉,晚上再敷,尿通为止。

【主治】 小便不通。

方六:

【组成】 葱白、田螺肉各等份。

【制配】 将葱白洗净同田螺共捣烂,加热贴脐下关元穴。

【主治】 小便不通,小腹胀急。

方七:

【组成】 葱 1 根,麝香少许,盐适量。

【制配】 葱管装麝香,揉烂填脐窝,再填盐,艾灸至尿出。

【主治】 小便不通。

方八:

【组成】 蒜辫子半挂,老白菜帮子 8 个,葱须 8 个,花椒 50 克,盐 15 克。

【制配】 将蒜辫子、白菜帮子、葱须、花椒、盐入锅水煮,趁热熏洗睾丸,使之汗出,小便自通而愈。

【主治】 小便淋涩不通,小腹胀痛。

方九:

【组成】 葱白(带叶)1500 克。

【制配】 将葱白切细炒热,布包趁热熨脐下,气透即通。

【主治】 尿闭胀痛或小便困难。

遗尿

遗尿是指小便失控或夜睡中小便未经支配而自出的一种病症。

方一:

【组成】 大葱 12 克,硫黄 6 克。

【制配】 将大葱和硫黄研为细末,然后白酒调拌后加热,外敷肚脐及小腹。

【主治】 遗尿。

方二:

【组成】 葱白 7 个,硫黄 9 克,鸡蛋 1 个。

【制配】 将葱白、硫黄、鸡蛋共捣如泥,每晚睡前敷脐部,次日取下。

【主治】 遗尿。

方三:

【组成】 干姜、甘草各 2 克。

【制配】 将干姜和甘草入锅加水 200 毫升,煎至 100 毫升,分 2 次服。

【主治】 遗尿。

方四:

【组成】 宽 3 厘米、厚 0.3 厘米左右的姜片数片。

【制配】 将这些切好的姜片敷在一定穴位上,艾炷置于姜片上灸,每次灸 3～7 壮。艾炷如黄豆大,每次选穴 2～4 个,每日或隔日灸 1 次,5～7 次为 1 疗程。所选主穴为:关元、中极、肾俞、膀胱俞、神阙、三阴。交配穴为:气海、足三里、阴陵泉、复溜、大敦、百会、至阴。

【主治】 遗尿。

方五:

【组成】 硫黄 30 克,大葱 120 克。

【制配】 将硫黄研成细末,和大葱共捣烂如泥,烘热,装入纱布袋中敷脐,再用绷带或胶布固定,每晚 1 次,连敷 7～10 日。

【主治】 虚寒性遗尿。

方六:

【组成】 大蒜秆 500 克。

【制配】 将大蒜秆烧成灰,用 100 毫升开水冲泡后,澄清过滤,每日 1 剂,每次服用 30 毫升,每日服 3 次。

【主治】 老年人小便失控或尿频。

方七：

【组成】 硫黄 6 克，葱头 21 克。

【制配】 将硫黄和葱头同捣烂，用布包置脐上。

【主治】 遗尿。

头痛

头痛是临床上常见的自觉症状，是指外感或内伤杂病以头痛为主症者。剧烈头痛经久不愈者又称头风。可见于现代医学内、外、神经、精神、五官等科多种疾病中，在内科则多见于感染性、发热性疾病，颅内疾病，高血压、神经官能症等疾病。

方一：

【组成】 生姜 6 克，细茶 6 克，葱白 5 根，核桃肉 5 个。

【制配】 将生姜、细茶、葱白、核桃肉入锅煎汤趁热服，汗出即愈。

【主治】 头痛。

方二：

【组成】 葱头数个。

【制配】 将葱头洗净捣烂，以布包擦前额。

【主治】 头痛。

方三：

【组成】 大蒜 12 克，生姜 6 克。

【制配】 将大蒜去皮和生姜共捣烂如膏状，敷于太阳穴。

【主治】 头痛。

方四：

【组成】 大蒜 1 头。

【制配】 将大蒜去皮捣烂如泥用布包好擦前额。

【主治】 感冒初起的头痛。

方五：

【组成】 生葱 5 根，生姜皮少许。

【制配】 将生葱洗净切段同生姜皮捣烂混匀，趁热敷痛处。

【主治】 头痛。

方六：

【组成】 大蒜、葱白、生姜各等量。

【制配】 将大蒜去皮同葱白、生姜切片入锅煎汤温服出汗即愈。

【主治】 感冒头痛，鼻塞恶寒发热。

方七：

【组成】 生姜 30 克。

【制配】 将生姜洗净切细加红糖以温开水冲泡，趁热温服，出汗即愈。

【主治】 感冒风寒头痛发热。

方八：

【组成】 连须葱白 60 克，糯米适量。

葱姜蒜·酒茶醋速效小偏方

【制配】 将糯米熬成稀粥,加入连须葱白 60 克再煮片刻,趁热服食。

【主治】 风热头痛。

方九:

【组成】 生姜 3 片,茶叶 2 克,红糖适量。

【制配】 将生姜洗净切片同茶叶、红糖入锅煎汤温服。

【主治】 风寒头痛。

失眠

入睡难、眠易醒或眠而不甜,时眠时醒甚至彻夜不能入眠,皆属失眠,多见于西医的神经官能症。

方一:

【组成】 夜交藤 60 克,粳米 50 克,大蒜 15 克,大枣 3 个。

【制配】 将夜交藤的残枝去掉用温水浸泡片刻,加清水煎,取汁,加入粳米、大枣煮粥,待米烂粥稠再加大蒜,继续煮 4 分钟即可。作为晚饭加白糖调服,每日 1 次,连服 1 周为 1 疗程。

【主治】 虚烦不寐,顽固性失眠,多梦以及风痹症。

方二:

【组成】 党参 50 克,当归 10 克,猪心 1 个,大蒜、味精、食盐各适量。

【制配】 将猪心去油脂洗净,大蒜去皮与党参、当归同放入砂锅内,加适量水,用文火炖至猪心熟烂即成。食用时加入味精、食盐少许,每日 1 剂,连服 2~3 周。

【主治】 失眠。

方三:

【组成】 葱白适量。

【制配】 将葱白洗净切碎放小盘中,临睡时摆在枕边,可安然入睡。

【主治】 神经衰弱失眠症。

方四:

【组成】 葱白 10 根,大枣 20 个。

【制配】 将葱白和大枣入锅加水共煎,1 次服下。

【主治】 神经衰弱失眠症。

方五:

【组成】 洋葱 2 个。

【制配】 将洋葱洗净用刀横竖十字切开,睡前放在枕边闻辣而睡。

【主治】 失眠。

方六:

【组成】 葱白 8 根,大枣 15 个,白糖 5 克。

【制配】 将葱白洗净切段同大枣、白糖一起入锅添两碗水熬成 1 碗,临睡前喝完。

【主治】 神经衰弱失眠症。

方七:

【组成】 干姜 30 克。

【制配】 将干姜研成细末用米汤送下。每晚服 3 克,盖被取汗,加强疗效。

【主治】 失眠。

方八:

【组成】 大枣 20 枚,葱白 10 克。

【制配】 把大枣洗净,劈开,与葱白一起入锅,加水煎煮,煮开 15～20 分钟后取下,滤取汤液每晚 1 次,温热饮服。

【主治】 心脾两虚失眠。

方九:

【组成】 瘦猪肉 250 克,莲子、百合各 30 克、葱、姜各 20 克,盐 10 克。

【制配】 将瘦猪肉、葱、姜洗净切片同莲子、百合、盐共放砂锅内加水煮汤,调味服食,每日 1 次,连服数日。

【主治】 心脾亏虚失眠。可健脾养心,宁志安神。

脑血管意外、卒中

脑血管意外包括脑梗死、脑栓塞、脑出血和蛛网膜下腔出血,起病急剧,病势多凶猛,病情多危重。病发时常见突然昏倒、不省人事、口眼㖞斜、半身不遂、语言不清,急性期过后,常遗留程度不同的偏瘫、失语等症状,它属中医之卒中、偏瘫范围。

方一:

【组成】 苎麻蔸、大蒜各适量。

【制配】 将苎麻蔸、大蒜共捣烂,敷于后颈部,纱布包扎固定。

【主治】 卒中闭症。

方二:

【组成】 明矾 2 克,生姜汁 10 毫升。

【制配】 将明矾研成细末,以生姜汁调和灌之。

【主治】 阴闭。

方三:

【组成】 生姜 30 克,附子 13 克,沉香 3 克。

【制配】 将生姜、附子、沉香入锅煎煮去渣,冷服。

【主治】 阴闭,症见突然昏倒,不省人事,牙关紧闭,两手握固,大小便失禁,肢体强痉,面白唇暗,静卧不烦,四肢不温,痰涎壅盛。

方四:

【组成】 生姜汁。

【制配】 将取来的生姜汁灌于患者口中。

【主治】 卒中不语。

方五:

【组成】 大蒜 2 瓣。

【制配】 将大蒜去皮捣烂如泥,敷于患者牙根上。

【主治】 卒中不语。

方六：

【组成】 姜汁1份,麻油2份。

【制配】 将姜汁和麻油混合调匀灌于患者口中。

【主治】 卒中不语。

方七：

【组成】 鲜橘叶180克,生姜、大葱各120克。

【制配】 将鲜橘叶、生姜、大葱共捣烂如泥蒸熟,贴头顶部。

【主治】 卒中不语。

方八：

【组成】 大蒜100克,白酒适量。

【制配】 用白酒泡蒜,2周后服用。

【主治】 卒中。

方九：

【组成】 生姜。

【制配】 将生姜嚼碎,频擦面上天庭等处,再将生姜捣烂取汁,滴入眼角内(男左女右)。

【主治】 卒中不省人事。

神经痛

在某些神经分布的区域内反复发作的阵发性短暂性疼痛,即称神经痛,如三叉神经痛、肋间神经痛和坐骨神经痛等都比较常见。三叉神经痛属祖国医学偏头风,肋间神经痛则属中医学肋痛范畴,而坐骨神经痛表现在腰、臀、大腿后、小腿后外侧和足外侧疼痛,属中医痹症、腰膝痛。

方一：

【组成】 飞罗面60克,牛膝120克,葱、姜、蒜汁各一碗。

【制配】 将葱、姜、蒜汁混合熬浓后,加飞罗面60克,粉碎的牛膝120克,共熬成膏,摊膏布贴患处。

【主治】 手足关节及肩关节疼痛。

方二：

【组成】 带须葱白20克,生姜2块,白萝卜2个。

【制配】 将葱白、生姜、白萝卜捣烂炒熟用布包起来,趁热敷患处。

【主治】 胸胁疼痛。

方三：

【组成】 葱白若干。

【制配】 将葱白切细捣烂,炒热熨患处,冷则换。

【主治】 坐骨神经痛或肢体疼痛。

方四：

【组成】 生姜45克,鸡蛋3个,山椒子1把。

【制配】 将生姜、山椒子先煮沸去渣,再将鸡蛋打入成荷包蛋,煮熟,每日 1 次,连服 3~4 日。

【主治】 坐骨神经痛。

方五:

【组成】 大蒜适量,艾草若干,香烛数根。

【制配】 将蒜去皮切成 2 毫米厚片,放在痛处,放上姜片后再放上艾草,然后用香火烧,艾草着火不久,即有微热渐增,把蒜片烧到银狐色,再换蒜片。开始时,每次烧 3 片,逐渐增加片数,分上下午 2 次进行。

【主治】 风湿引起的神经、肌肉疼痛。

方六:

【组成】 大蒜、醋各适量。

【制配】 醋浸大蒜 50 天每天吃 3 瓣,并饮醋汁(用水稀释 3 倍),其效甚佳。

【主治】 神经痛。

痹症

痹症是因感受风寒湿热之邪而引起的以肢体、关节疼痛、酸楚、麻木、活动障碍等为主要症状的病症,临床上具有渐进性或反复发作的特点。它相当于西医的风湿性、类风湿性关节炎等。

方一:

【组成】 生姜 250 克,棉花适量。

【制配】 将棉花放入锅内冷水中(漫过棉花即可),加热煮沸直到水干为止。捞出棉花不要拧,使姜汁全部吸附在棉花上,然后晾晒在阳光下,晒干为止。从入伏的第一天开始到伏天结束为止,每晚把姜棉花包在关节上,第二天早晨将棉花拿下,放在阳光下晾晒,晒干待用。

【主治】 风湿性关节炎。

方二:

【组成】 土豆、老姜。

【制配】 将土豆和老姜洗净捣烂如泥(比例土豆占 2/3),用量以能盖住患处为准。

【主治】 痹症。

方三:

【组成】 红糖 150 克,鲜姜 250 克,老黄酒 500 克(质量好的)。

【制配】 将鲜姜切成小块,然后捣碎,取汁与红糖、老黄酒搅拌一起,放锅内烧开,约两大碗,分两次在晚上睡觉前喝下。喝完第一碗后,躺床上盖上被子发汗,出汗越多越好。约 2 小时,汗止,再喝第二碗,接着出汗,待出汗渐停,再慢慢掀开被子,不要着凉感冒,换干衣服。炎症较轻的,一次即愈,炎症较重的,需两次。

【主治】 痹症导致的关节炎。

方四:

【组成】 生姜 30 克,葱 3 根,花椒 50 克。

葱姜蒜·酒茶醋速效小偏方

【制配】 将生姜、葱、洗净切片同胡椒入锅加水煎汤,熏洗痛处。

【主治】 寒湿引起的足踝疼痛。

方五:

【组成】 葱白1根,生姜45克,艾叶60克。

【制配】 将葱白、生姜、艾叶一起捣烂如泥,用干净纱布包住,蘸极热烧酒擦患处,以止痛为度。

【主治】 寒湿腿痛。

方六:

【组成】 大蒜30克,猪肉250克。

【制配】 将去皮大蒜和250克切成小块的猪肉同放炖盅内,加适量清水和少许油盐调味,隔水炖熟服食,每日1次。

【主治】 风湿痹痛,还可用于血小板减少和虚劳症。

方七:

【组成】 生姜适量。

【制配】 将生姜切片,姜片蘸香油擦患处,然后把捣烂的姜泥敷在痛处即愈。

【主治】 足痛。

方八:

【组成】 大葱、生姜、辣椒各9克。

【制配】 将大葱、生姜、辣椒洗净切成片后,与面条同煮食,趁热吃下,以出汗为度,每日2次,连服10日。

【主治】 类风湿性关节炎。

方九:

【组成】 独头蒜、大椒、生姜、葱各120克,全蛇蜕1条,麻油500毫升。

【制配】 将上述配料共同放入麻油内熬出汁,滤渣后放入黄丹180克,熬皮膏摊贴之。

【主治】 风湿偏寒症状明显之风湿骨痛。

腰痛 ▶▶▶

腰痛是指腰部单侧或双侧疼痛。虚症发病缓慢,病程长,常见腰部痛,腿膝无力,劳则加剧。实证多因居处潮湿或涉水、汗出受风等致风寒湿之邪侵袭经络,常见腰痛身重,转侧不利,卧后起床更甚。

方一:

【组成】 羊脊骨1具,白酒少许,大蒜、薤白各适量。

【制配】 先将羊骨槌碎煮,和蒜、下薤共食,并饮白酒少许。

【主治】 肾虚腰痛。

方二:

【组成】 大蒜汁、葱汁、生姜汁、米醋、米粉各适量。

【制配】 将大蒜、葱、生姜各汁同米醋和米粉混合,煎熬成膏,摊涂于布上,贴于痛处。

【主治】 腰痛、腿痛、肩周炎。

方三：

【组成】 大蒜、杜仲、补骨脂各等份。

【制配】 将杜仲、补骨脂研细末，再以大蒜捣烂如泥加水调药末为丸，每丸 5 克，每服 1 丸，每日 3 次，温开水送服。

【主治】 老年人肾虚腰痛，头晕耳鸣，尿有余沥。

方四：

【组成】 精羊肉 250 克，大蒜 50 克。

【制配】 羊肉洗净切片，大蒜去皮洗净备用。锅内加入菜油适量，烧至七分热时，倒入羊肉片，煸炒至半熟，加水适量，放入大蒜再煮片刻，加黄酒、精盐、生姜、味精等调味，当菜吃。

【主治】 中老年肾阳虚衰、精血不足、腰痛。

方五：

【组成】 狗肉 500 克，大蒜头 50 克。

【制配】 先将狗肉洗净，上笼蒸熟，取出冷却切片，将大蒜拍砸成泥，与狗肉片拌和，并加入酱油、醋、麻油等，常食。

【主治】 中老年人脾肾阳虚所致之腰膝酸软，四肢欠温，畏寒怯冷，夜尿频多等症。

方六：

【组成】 连根车前草 30 克，连根葱白 60 克，大枣 7 个。

【制配】 将车前草、葱白、大枣共捣烂，酒煮 500 毫升，每日服 20～50 毫升。

【主治】 风湿腰痛。

方七：

【组成】 生姜适量。

【制配】 将生姜切片蘸香油反复擦痛处，再将姜在炭火中烧熟捣如泥状敷痛处，包扎固定。

【主治】 腰痛。

方八：

【组成】 干姜 50 克，苍术 10 克，当归 15 克，白酒适量。

【制配】 将干姜、苍术、当归共研细末，再以酒调成糊，敷患处，用装有 2 只 60～100 瓦白炽灯的烤箱烤约 30 分钟，每日 1 次，2 周 1 疗程。

【主治】 寒湿性腰腿痛。

中暑

夏日酷暑，暴日劳作，暑热内袭，或暑湿伤人，汗出伤阴，骤然高热出汗，神昏嗜睡，甚至躁扰抽搐者中暑。

方一：

【组成】 大蒜 1 头。

【制配】 将大蒜去皮捣烂,用冷开水适量调匀,服下。

【主治】 中暑。

方二:

【组成】 大蒜汁滴鼻。

【制配】 取适量大蒜汁滴入中暑者鼻内以促使昏迷患者苏醒。

【主治】 中暑。

方三:

【组成】 生姜汁适量。

【制配】 用生姜汁灌服昏厥者。

【主治】 中暑。

方四:

【组成】 大蒜。

【制配】 将大蒜去皮捣烂取汁滴入鼻内,再以凉水调蒜汁服。

【主治】 中暑。

方五:

【组成】 鲜姜、大蒜、韭菜各适量。

【制配】 同洗干净,姜、蒜去皮,共捣烂取汁灌服。

【主治】 中暑昏厥,不省人事。

方六:

【组成】 生姜1块。

【制配】 急嚼生姜,冷水送下。

【主治】 中暑轻症。

方七:

【组成】 大蒜6瓣,明矾9克。

【制配】 将大蒜去皮同明矾共捣烂,凉开水送服。

【主治】 中暑昏厥。

方八:

【组成】 食盐15克,生姜18克。

【制配】 用盐炒生姜,用1碗水煎服。

【主治】 中暑。

方九:

【组成】 姜汁3克,红糖12克,绿豆20克,薄荷叶30克。

【制配】 将姜汁、红糖、绿豆、薄荷叶混合以水煎,喝汤,每日数次,每次1剂。

【主治】 中暑。

中毒

中毒是指某一物质进入人体后,侵害人体的组织器官,引起功能性和器质性病变,包括食物中毒、药物中毒、煤气中毒及其他各种中毒。

❖ **食物中毒**

方一：

【组成】 绿豆60克，车前草10克，鱼腥草、大蒜各30克。

【制配】 共煎服，每日数次。

【主治】 各种食物中毒，包括鱼蟹、粮食、肉类中毒。

方二：

【组成】 独头蒜1头，雄黄1克。

【制配】 将独头蒜去皮与雄黄混合捣烂，温开水冲服。

【主治】 食鱼中毒、细菌性食物中毒。

方三：

【组成】 生姜30克，丁香2克。

【制配】 将丁香研细末，生姜汤送服。

【主治】 食蟹中毒。

方四：

【组成】 干蒜适量。

【制配】 将干蒜煮汁饮之，或干蒜冲水饮之。

【主治】 食蟹中毒。

方五：

【组成】 蒜汁、藕汁、冬瓜汁、紫苏叶汁各适量。

【制配】 将藕汁、冬瓜汁、紫苏叶同煮，加入蒜汁共服。

【主治】 食蟹中毒。

方六：

【组成】 生姜3片，丁香5克。

【制配】 将生姜切片、丁香研末入锅加100毫升水煎至20毫升，1次温服。

【主治】 食蟹中毒。

方七：

【组成】 干姜、生藕汁、蒜汁、紫苏各适量。

【制配】 将干姜、生藕汁、蒜汁、紫苏入锅用水煎，常服。

【主治】 食蟹中毒。

方八：

【组成】 紫苏叶100克，生姜15克。

【制配】 将生姜洗净和紫苏叶共捣烂，温开水调匀，取汁服。

【主治】 鱼、蟹中毒，症见恶心呕吐、心胸烦闷、面肿、腹痛腹泻、心烦意乱，甚至休克。

方九：

【组成】 大蒜1头，食盐适量。

【制配】 将大蒜去皮同盐共捣烂，温开水冲服。

【主治】 霉米面中毒,症见恶心呕吐、腹痛腹泻、头昏无力、面目潮红、狂躁不安、昏迷抽搐、嗜睡或休克。

❖ 药物中毒

方一:

【组成】 姜汁适量。

【制配】 姜汁口服 5 毫升,以后每 4 小时服 5 毫升,重者鼻饲 25％干姜汤 60 毫升,以后每 4 小时服姜汁 5 毫升。

【主治】 半夏、闹洋花、木薯、百部、天南星等中毒者。

方二:

【组成】 绿茶 3 克,绿豆粉 50 克,甘草 15 克。

【制配】 将绿豆粉、甘草加水 500 毫升,煮沸 35 分钟,加入绿茶即可,分 3 次温服。

【主治】 药物、食物和铅中毒。

方三:

【组成】 生姜 10 克。

【制配】 将生姜洗净切片入锅水煎,待凉后喝下。

【主治】 半夏中毒。

方四:

【组成】 大豆、生姜各适量。

【制配】 大豆煮熟后加等量生姜,同煎片刻。

【主治】 附子、川乌、草乌、半夏中毒。

方五:

【组成】 食醋 50～100 毫升,或生姜汁 10 毫升。

【制配】 含漱并饮服。

【主治】 天南星中毒。

方六:

【组成】 防风、绿豆各 15 克,甘草 3 克,生姜 9 克。

【制配】 将防风、绿豆、甘草、生姜入锅共水煎服。

【主治】 天南星中毒。

方七:

【组成】 生姜、甘草各 30 克,金银花 50 克。

【制配】 将生姜、金银花、甘草入锅共水煎服。

【主治】 石蒜、大一枝箭中毒。

方八:

【组成】 生姜 50 克,蜂蜜适量。

【制配】 将生姜切片捣烂绞汁,调少许蜂蜜含服。

【主治】 半夏中毒。

方九:

【组成】 生姜汁 25 克,食醋 250 毫升。

【制配】 将生姜和醋共调匀服,口麻可含漱后服下,皮肤中毒者加食醋外涂。

【主治】 尖尾芋中毒。

中恶

中恶是指触冒不正之气,或骤见异物惊恐,突然面色发青,手足逆冷,头目昏晕或错言乱语甚至口噤昏厥等症,见于现代医学之休克、晕厥、虚脱等病症。

方一:

【组成】 大蒜适量。

【制配】 将大蒜去皮捣烂如泥,调以适量冷水,灌入患者鼻孔。

【主治】 中恶。

方二:

【组成】 大葱1根。

【制配】 急取葱心刺入鼻孔中,以出血为度。

【主治】 中恶。

方三:

【组成】 生姜汁、黄酒各适量。

【制配】 将生姜汁和黄酒煎沸后待温服下,点燃艾条悬灸丹田、百会、气海穴。

【主治】 中恶。

方四:

【组成】 生姜适量。

【制配】 将生姜洗净捣烂取汁,与童尿混匀灌服。

【主治】 中恶。

方五:

【组成】 葱白1把,黄酒适量。

【制配】 将葱白洗净捣烂同黄酒一起炒热,装布袋中包严扎牢,趁热熨脐窝,冷后再炒再熨,直至患者苏醒为止。

【主治】 房事后晕厥。

方六:

【组成】 连根须葱白1把,麝香0.3克。

【制配】 把葱白捣烂,加麝香搅匀如糨糊状,贴脐上,纱布包好,再用熨斗熨,直至患者手足心出汗。

【主治】 晕厥,阴阳俱脱。

方七:

【组成】 生姜15克,半夏、陈皮、木香各5克,甘草2克。

【制配】 将生姜、半夏、陈皮、木香、甘草入锅水煎,临睡前加适量童尿服下。

【主治】 晕厥过后喉中有痰。

方八:

【组成】 麻丝、姜片各适量。

【制配】 把患者两手拇指用麻丝缚好,把姜片放在两拇指少商穴上,将艾绒小球放姜片上,点燃灸之,至醒为止。

【主治】 昏厥。

虚劳

虚劳是指脏腑元气亏损、精血不足所致多种慢性衰弱病症,中医称虚劳,多见于西医慢性进行性消耗性以及功能减退的一类疾病。

方一:

【组成】 生姜30克,羊骨1具,陈皮、良姜各6克,草果2克,粳米100克,盐适量。

【制配】 将羊骨捶碎加水熬汤,再加生姜、陈皮、良姜、草果,慢火熬成汁,取清汁加米煮粥食之。

【主治】 虚劳阳虚。

方二:

【组成】 麻雀5只,葱白3根,小米50克,酒1小杯。

【制配】 将麻雀去毛除内脏炒熟,入酒煮少时,加适量水,下米煮粥欲熟加葱白,调味后空腹食之。

【主治】 虚劳阳虚。

方三:

【组成】 鲜生姜120克,糖糟500克。

【制配】 将上好糖糟打烂,和姜捣烂,做小饼晒干,放瓷瓶内备用。每晨滚水泡饼1个,15分钟后当茶饮。

【主治】 气虚阳微,饮食不下,面色苍白,形寒气短,泛吐清涎,面浮足肿,腹胀不适。

方四:

【组成】 生姜汁240克,蜂蜜300克,人参末120克。

【制配】 将生姜汁、蜂蜜、人参末入锅共熬煎成膏,每次1匙,每日3次,用米汤送服。

【主治】 虚劳。

方五:

【组成】 面粉、羊肉各120克,生姜汁30毫升,鸡蛋清2份,葱、盐各适量。

【制配】 将羊肉切碎,调入葱、姜、盐煮汤,用蛋清、姜汁和面粉做饼放入羊肉汤内煮熟,空腹当主食吃。

【主治】 脾胃虚弱,身体羸瘦等亏损病症。

方六:

【组成】 猪油、生姜各30克,黄酒60毫升。

【制配】 先水煎生姜取浓汁,加黄酒、猪油,文火煎沸约1小碗,分3次服。

【主治】 体虚,气血不足,皮毛枯燥。

方七:

【组成】 葱根、豆豉、米酒各适量。

【制配】 将葱根洗净同豆豉和米酒入锅煮汤,温服。

【主治】 虚劳烦热。

方八:

【组成】 糯米酒、鸡肉、大枣(去核)、生姜各适量。

【制配】 将生姜洗净切片同糯米酒、鸡肉、大枣共蒸至鸡肉熟烂后食用。

【主治】 产后虚弱或病后体弱。

方九:

【组成】 去皮大蒜 200 克,白酒 60 毫升,冰糖 200 克。

【制配】 先蒸大蒜,然后加入白酒、冰糖,30 日后饮,每次取 5 毫升,加浓缩果汁适量,再加凉开水,每日饮 1～2 次。

【主治】 虚劳。

贫血

贫血是指血液中红细胞量减少,血红蛋白不足。常见的有缺铁性贫血、溶血性贫血和再生障碍性贫血等多种贫血病症。

方一:

【组成】 菠菜 60 克,鸡蛋 2 个,姜丝、盐各适量。

【制配】 将菠菜洗净切段,用沸水煮,将鸡蛋打入汤内,入姜丝、盐即成,每日服 2 次,常食。

【主治】 贫血。

方二:

【组成】 鲜章鱼 250 克,生姜汁 10 毫升。

【制配】 将章鱼洗净切块,加油、盐炒,熟时入姜汁再炒片刻,食之。

【主治】 病后体弱贫血、脾虚。

方三:

【组成】 木耳、猪肉皮各 50 克,杞果 30 克,葱 3 根,豆油 25 毫升,糖 10 克,料酒 5 毫升,生姜 3 片,盐、香油各适量。

【制配】 先将木耳洗净温水发好,猪肉皮煮烂切成小块,杞果洗净,油烧热入木耳、猪肉皮略炒,再加调料炒,后入杞果炒,当菜吃。

【主治】 儿童缺铁性贫血。

方四:

【组成】 羊骨 1 千克,糯米 100 克,生姜、葱白、盐各适量。

【制配】 先将羊骨洗净捣碎,加水煎汤,汤同米煮粥,熟时加葱、姜、盐再煮 1～2 沸,即可服用,每日 1 剂,15 日为 1 疗程。感染发热停服。

【主治】 再生障碍性贫血,脾肾阳虚。

方五:

【组成】 葱、姜各 15 克,重 1～1.5 千克的母鸡 1 只,黄芪 15 克,大米 100 克,盐适量。

【制配】 将母鸡剖洗干净浓煎鸡汁,将黄芪煎汁,两汁混合加入大米煮粥。早、晚趁热服食。感冒发热、外邪未尽者忌服。

【主治】 贫血。

方六:

【组成】 豆腐 250 克,猪血(羊血、牛血也可)400 克,大枣 10 个,葱、姜各 15 克,精盐适量。

【制配】 将大枣洗净,与豆腐、猪血同放入锅中,放葱姜,加适量水,煎煮成汤,饮前放盐。饮汤,食枣。

【主治】 贫血。

方七:

【组成】 猪肝(羊肝、牛肝、鸡肝均可)100～150 克,大米 100 克,葱、姜、油、食盐各适量。

【制配】 将动物肝洗净切成小块,与大米、葱、姜、油、盐一起入锅,加水约 700 毫升,煮成粥,待肝熟粥稠即可食用。每日早、晚空腹趁热顿食。

【主治】 贫血。

紫癜

紫癜是指皮下出血的一种疾病,临床表现为出血点、紫癜和瘀斑。

方一:

【组成】 大蒜、花生米各 100 克。

【制配】 将大蒜去皮同花生米放入砂锅内煲熟顿服,隔日 1 次,连服 4～6 次。

【主治】 过敏性紫癜。

方二:

【组成】 鲜姜片适量。

【制配】 将姜片洗净切 3 毫米厚,置于三里穴上,并在姜片上放黄豆大艾炷,每次灸 5～10 壮,一次 15～30 分钟,7 次为 1 疗程。

【主治】 气虚摄血不能性紫癜。

方三:

【组成】 大蒜适量。

【制配】 将大蒜去皮捣烂贴敷足底涌泉穴,外用绷带、胶布固定,12 小时更换 1 次,连续 5 天为 1 疗程。

【主治】 血小板减少性紫癜。

脚气病和维生素缺乏症

脚气病又称脚弱,是指两脚麻木,软弱无力,或肿胀或萎枯的一种疾病。现代医学认为,脚弱是维生素 B_1 缺乏所致。其临床表现为心悸、气促、下肢水肿,甚至心包、胸腔积液、心力衰竭,在神经系统方面主要有神经炎、肌肉酸痛、肌力下降等。

方一:

【组成】 大蒜 50～100 克,花生米 100～150 克。

【制配】 将大蒜去皮切片,同花生米放入砂锅共煮熟后服食。

【主治】 维生素 B_1 缺乏症。

方二:

【组成】 鲤鱼(约 250 克)1 条,大蒜、赤小豆各 60 克,生姜 30 克,陈皮 3 克。

【制配】 将鲤鱼去鳞及内脏,洗净后加入大蒜、赤小豆、生姜、陈皮,共煮汤服,每日 1 次,连服数日。

【主治】 维生素 B_1 缺乏症。

方三:

【组成】 去皮生大蒜 20 瓣,花生仁 250 克,鸡爪 3 对。

【制配】 将大蒜去皮切片同洗净的鸡爪和花生米入锅,加适量水及调料一起混合煮熟,连汤服食,肿消便愈。

【主治】 脚气性水肿。

方四:

【组成】 大蒜 150 克,甲鱼 500 克。

【制配】 将甲鱼处理干净后同去皮切片的大蒜入锅清炖,不另加作料,淡食,不能食者饮汤亦可。

【主治】 干脚气,症见足胫无力、麻木酸痛、挛急、脚不肿而日见枯瘦、食少、小便热赤、舌红、脉弦滑。

方五:

【组成】 大蒜 30 克,花生米 90 克,赤小豆、大枣各 60 克。

【制配】 将大蒜去皮同花生米、赤小豆、大枣入锅水煎煮 1 小时至豆烂,可食可饮,每日 2 次。

【主治】 脚气病。

方六:

【组成】 猪肾 1 对,蒜、醋各适量。

【制配】 将猪肾洗净同大蒜和醋入锅共煮食之,为 1 日量。

【主治】 老人脚气病。

方七:

【组成】 大蒜、葱白各 50 克,空心菜 100 克。

【制配】 将大蒜去皮同洗干净切好的空心菜和葱白入锅一起煮汤,加入食盐调味,经常食用。

【主治】 维生素 B_2 缺乏症。

方八:

【组成】 大蒜、猪(牛、羊)肉各适量。

【制配】 将大蒜去皮切片炒肉当菜经常食用。

【主治】 维生素 B_1、维生素 B_6 缺乏症。

方九:

【组成】 带茎叶大葱 150 克。

【制配】 将大葱洗净切段入锅煮汤浸之,每日 3～5 次。

【主治】 湿脚气。

糖尿病

糖尿病是一组以血糖代谢紊乱为特征的代谢性疾病。糖尿病时长期存在的高血糖会导致各种组织,特别是眼、肾、心脏、血管、神经的慢性损害、功能障碍。

方一:

【组成】 鲜葱头 100 克,食用油适量。

【制配】 将葱头洗净用开水烫过后切细,加食用油少许调味,佐饭食之,每日 2 次。

【主治】 糖尿病。

方二:

【组成】 海带、麻油、蒜末、米醋各适量。

【制配】 用温水将海带洗净,再用凉水发泡,等黏液泡掉后,放进开水里焯一下,捞起来放点蒜末、米醋、麻油等即可食用。

【主治】 糖尿病。

第三篇　外科病良方

创伤、感染、疽、痈、疖肿、蜂虫咬伤等都属于常见外科疾病。对于一些外科疾病,人们积累了许多葱姜蒜的有效方药,这些方药制配也较为简单、易行,可帮助患者减轻病痛之苦。

疖肿

疖肿是发生在皮肤浅表部位由金黄色葡萄球菌或白色葡萄球菌侵犯毛囊及其周围组织所引起的一种皮肤急性化脓性炎症,未化脓时疼痛剧烈,溃后疼痛减轻。疖肿附近淋巴结肿大、疼痛,常伴有发热、恶寒等全身性症状。

方一:

【组成】 葱白 1 根,茄子 1 个。

【制配】 将葱白和茄子共捣烂。每日 1 次,取药泥敷患处。

【主治】 疖。

方二:

【组成】 生姜汁,花生油各 10 毫升。

【制配】 将生姜汁、花生油调匀涂患处,每日 1 次。

【主治】 疖。

方三:

【组成】 蜂蜜、鲜蒲公英、葱白各适量。

【制配】 将蒲公英、葱白清洗干净,捣烂成泥状,加入蜂蜜调均匀。取药泥敷患处,每天敷 1 次,7～10 日可愈。

【主治】 疖。

方四：

【组成】 仙人掌 10 克,生姜 10 克。

【制配】 将仙人掌去皮刺,与生姜一起捣成稀泥状。将药泥均匀摊于塑料薄膜或凡士林布块上,敷患处,用纱布包扎,胶布固定,每天换 1 次药。

【主治】 清热解毒,散结止痛,治疖。

方五：

【组成】 生姜、芋艿、面粉各适量。

【制配】 将生姜捣烂取汁;芋艿去皮,捣烂如泥。两味拌匀,加适量面粉制成软膏。取药膏摊于干净纱布上贴患处,每天换一次药。冬天要烤热后贴。

【主治】 疖。

方六：

【组成】 独头蒜 1 头,蜂蜜 9 克。

【制配】 将独头蒜捣烂与蜂蜜调匀敷患处。

【主治】 疖。

方七：

【组成】 大蒜 2 头,绿豆 15 克。

【制配】 将大蒜去皮同绿豆共捣烂涂患处,每日 1 次。

【主治】 疖。

方八：

【组成】 大蒜 1 头,香油 15 毫升。

【制配】 大蒜剥皮,捣烂如泥,加入香油调匀成膏。取膏摊于纱布上贴患处,干后即换。

【主治】 杀菌拔脓,治暑治疖。

方九：

【组成】 独头蒜 3 头,麻油适量。

【制配】 半独头蒜去皮捣烂,入麻油和研,厚贴肿处,干了再换。

【主治】 一切疖痈肿毒。

痈

痈是发生于皮肉间多个相邻毛囊和皮脂腺的急性化脓性感染。它多发于皮肤坚硬且皮脂腺分布丰富的颈部、腰部和背部。初起微红灼热,表面坚硬,边界不清,剧烈疼痛,且迅速向周围扩大,附近淋巴结肿大,伴有高热、畏寒、头痛、心烦,严重者可继发败血症,甚至死亡。

方一：

【组成】 10%大蒜浸酒,0.25%普鲁卡因溶液。

【制配】 伤口切开或扩创后,用 10%大蒜浸液(2/3)加入 0.25%普鲁卡因溶液(1/3)冲洗脓腔,蒜液纱条充填,次日换敷料。

葱姜蒜·酒茶醋速效小偏方

【主治】 化脓性软组织感染。

方二：

【组成】 灶心土、大蒜各适量。

【制配】 将大蒜和灶心土浊合做泥，贴患处，干了再换。

【主治】 痈疽。

方三：

【组成】 独头蒜、艾炷各若干。

【制配】 将大蒜切片，按在痈疽头上，用艾炷灸之，3壮换1新片，痛者灸至不痛，不痛者灸至痛时方佳。若有10头压在一起，用大蒜研成泥膏制成泥饼，铺疮头上聚艾烧之亦能安。

【主治】 痈疽初起，已结未结，赤热肿痛，恶疮漫肿、疙瘩四起、疼痛痒甚，皮色变与不变均可。

方四：

【组成】 全株大葱，醋。

【制配】 将大葱洗净捣烂，以醋调和，炒热敷患处。

【主治】 痈疮肿痛。

方五：

【组成】 大蒜125克，芒硝60克，大黄末30克，醋60毫升。

【制配】 将大蒜去皮与芒硝共捣成糊状，再用凡士林涂患处敷以蒜糊3毫米厚并敷于患处，纱布包扎固定，1小时后去掉敷药，用温水洗净，再敷以醋调大黄末，6～8小时去药，一般1～2次即愈，必要时可再敷1次。

【主治】 痈疽和深部脓肿。

方六：

【组成】 葱白、蜂蜜各等份。

【制配】 将葱白洗净切碎同蜂蜜捣烂成糊，敷患处。

【主治】 急性皮肤化脓性感染。

方七：

【组成】 鲜生姜、酒精棉球、艾绒各适量。

【制配】 鲜生姜切成硬币厚度，艾绒捏成底部直径6～8毫米，高10～12毫米圆锥形艾炷。先用75％酒精棉球消毒患处四周，姜片置患部中心（用湿纸将疮痈全部盖住，先干处就是应灸处），上置艾炷，每次灸3～7壮，每灸3壮更换姜片1次，以痛者灸至不痛，不痛灸至痛为度。灸后用毫针挑去上面粟粒大小的白头或灸起的水疱，再敷以药膏。起病1～3日者，一般灸1～3次即愈。

【主治】 疮疡痈肿。颜面部已经成脓的不宜用此法。

方八：

【组成】 葱白60克，桂枝30克，干姜15克。

【制配】 将葱白洗净同桂枝、干姜捣碎混合用水煎浓缩，加醋120毫升，淀粉120

克,调好贮备,用时依患部面积大小,连敷 7 日即消。

【主治】 痈疽发背、疔疮、乳岩等。

方九:

【组成】 大蒜、葱白各等份。

【制配】 将大蒜去皮同洗净切碎的葱白共捣烂如泥,用纱布包好拧出汁,入小锅熬成膏状,摊布上敷贴患处,每日换药 1 次。

【主治】 痈疽疮疡。

疽

疽是气血为毒邪阻滞而不行的意思。初起的有头疽,相当于痈;初起的无头疽,则因其发病部位不同而与西医的病名有很大差异,如附骨疽相当于西医的化脓性骨髓炎,脱骨疽则相当于西医的血栓闭塞性脉管炎等。

方一:

【组成】 大蒜、葱白各等份。

【制配】 将大蒜去皮同洗净切碎的葱白共捣烂如泥,以纱布包好拧出汁水,置锅内熬成膏状,摊在纱布上,敷贴患处,每日换药 1 次,不论溃否均有一定的疗效。

【主治】 搭背、脑疽等蜂窝组织炎症。

方二:

【组成】 大蒜 1 头,淡豆豉 40 克,乳香 3～5 克。

【制配】 将大蒜去皮同淡豆豉、浮香共研烂,置疽上,铺艾灸之,痛者灸之令不痛,不痛者灸之令痛。

【主治】 背疽漫肿无头者。

方三:

【组成】 生姜 1 块。

【制配】 将生姜用炭火炙一层层剥,共研末,以猪胆汁调敷并服之。

【主治】 背疽初起。

方四:

【组成】 蒜瓣 500 克,红萝卜 1 千克切碎,青柏叶 2.5 千克。

【制配】 将蒜瓣、红萝卜、青柏叶一同放入锅内加 7 升水同煮,煮剩一碗水时,取汁再用小火熬成膏状,冷后涂 1～2 次即愈。

【主治】 脑疽。

方五:

【组成】 石灰 600 克,马齿苋、葱白各 300 克。

【制配】 将葱白洗净切碎同石灰、马齿苋共捣烂阴干,研细末,贴疮上。

【主治】 发背疽。

方六:

【组成】 结果的白桐叶、醋各适量。

【制配】 用能结果的白桐叶,醋蒸贴上,即可退热止痛,生肌收口。

【主治】 痈疽发背。

方七：

【组成】 熟地黄 50 克,鹿角胶 15 克,肉桂、甘草 5 克,麻黄、炮姜各 1.5 克。

【制配】 将上药水煎服,一般四五剂可愈。

【主治】 缩脚疽。

疔疮

疔疮是疮疡的一种,形小、根深、坚硬如丁,多发于颜面和四肢、躯干(生手指端者肿胀如蛇,故常称为蛇头疔)。它发病很急,变化很快,如若处理不当,容易走黄,即疔疮迅速走散于血分,出现高热、神昏等症。蛇头疔初起或痒或麻,逐渐疼痛加剧色红或紫暗,化脓时则红肿明显,疼痛颇剧,影响睡眠。

方一：

【组成】 葱白、蜂蜜各适量。

【制配】 将葱捣烂,以蜜调匀,贴疔上约 2 小时,以微温醋汤洗去。

【主治】 疔疮。

方二：

【组成】 葱白 2 段,大蒜 5 头,红糖 6 克。

【制配】 将葱白洗净切碎同去皮大蒜、红糖共捣烂涂敷患处,并包裹患处,2 日 1 次,3～5 日即愈。葱、蒜用 1 味亦可。

【主治】 蛇头疔。

方三：

【组成】 葱白 3 段,白矾 3 克。

【制配】 将葱白洗净、同白矾共捣烂做丸,开水送服,使汗出。

【主治】 一切疔疮,全身发冷发热。

方四：

【组成】 独头蒜 2 个,香油适量。

【制配】 把独头蒜磨碎,香油少许调匀,厚厚地贴于患处,干则换,以愈为度。

【主治】 疔疮。

方五：

【组成】 完整辣椒 1 个,大蒜 2 头,桐油适量。

【制配】 将去皮捣成泥状的大蒜和桐油倒入去蒂和籽的辣椒内,套在患指上,适当固定椒皮囊口使桐油不外溢,如椒皮干可涂少量桐油,以保持湿润,疗程 4～8 日。

【主治】 蛇头疔。

方六：

【组成】 葱白、蜂蜜各适量。

【制配】 葱白捣烂加蜂蜜,调膏状,涂于患处四周。

【主治】 鱼脐疔。

方七：

【组成】 生姜、土豆适量。

【制配】 将生姜与土豆按照 3：1 的比例共捣烂,外敷患处。

【主治】 疖症。

方八：

【组成】 生姜适量。

【制配】 将生姜捣烂,敷于患处。

【主治】 金疮。

丹毒

丹毒是由 B 型溶血性链球菌感染所引起的急性皮肤和皮下组织感染,可发生在身体任何部位,多见于腿胫、头面。它发病很急,常见患部皮肤迅速红肿,色如丹涂脂染,轮廓鲜明,压之褪色,有时还可出现水疱或血疱,继而迅速蔓延扩散,如不根治,常可反复。

方一：

【组成】 赤小豆面、大蒜泥各 30 克,鸡蛋清 2 份。

【制配】 将赤小豆面、鸡蛋清、大蒜泥共调和成糊,涂敷患处,以愈为度。

【主治】 丹毒、疔疮肿痛等症。

方二：

【组成】 生姜细末 20 克或干姜末 10 克,蜂蜜适量。

【制配】 将生姜或干姜和蜂蜜调匀,涂敷患处。

【主治】 小儿五色丹毒。

方三：

【组成】 灶心土细末、鸡蛋清、大蒜各等量。

【制配】 将灶心土细末和鸡蛋清调糊敷患处。可加等量大蒜。

【主治】 丹毒。

方四：

【组成】 葱适量。

【制配】 将葱洗净切细捣烂绞汁涂患处,每日 4～5 次。

【主治】 头面丹毒及一切肿毒。

方五：

【组成】 去皮葱白 7 根,蜂蜜 50 克。

【制配】 将去皮葱白和蜂蜜入锅,加水煮成滴水成珠状,摊绢帛上贴于患部。

【主治】 丹毒。

方六：

【组成】 独头蒜 3～4 头,香油适量。

【制配】 将独头蒜去皮捣烂如泥,加香油研匀,厚贴肿处,干后换新再贴之。

【主治】 一切肿毒。

方七：

【组成】 生姜 25 克,绿豆 10 克。

【制配】 将绿豆浸泡 1 日后与生姜共捣烂涂患处,每日 1 次。

【主治】 丹毒。

压疮

压疮是一种压迫性溃疡,多发生在瘫痪患者或长期卧床患者身上,且多发生在患者的背部、尾骶骨及足跟等受压较重的骨突出部位,症见受压皮肤苍白、灰白,继而出现暗红斑片,境界清楚,中央色深,发展迅速,或在红斑上发生水疱。如若处理不及时,便发展成溃疡,创面蔓延扩大,深至肌内骨骼。溃疡上可见灰色假膜坏死,不易愈合,脓液稀薄臭秽,患者剧痛。

方一:

【组成】 生姜、茶油各适量。

【制配】 先制成如下两种制品备用:①茶油浸泡姜片:将生姜洗净晾干,切成 1 毫米薄片,入油没过姜片,连浸 8～12 小时。②姜泥茶油糊:将生姜洗净捣成烂泥状,与茶油调和成糊,搁置 8 小时以上。

【主治】 压疮。

方二:

【组成】 干姜粉 10 克(高压灭菌),生姜自然汁(高压灭菌)40 毫升,新鲜蛋清 60 毫升,生理盐水 400 毫升。

【制配】 将干姜粉、姜汁、蛋清和盐水和好搅匀,用纱布敷料在配好的溶液里浸泡,取出敷于创面,隔 2～4 日换药 1 次,或连续湿敷亦可,10 日为 1 疗程。疮深脓多者,则清除腐烂组织后再敷药,或用溶液冲洗创面。

【主治】 压疮。

方三:

【组成】 柳树皮 100 克,地榆炭 50 克,生姜皮 9 克,土霉素 15 片。

【制配】 将上药共研细末,撒在疮面上。

【主治】 压疮。

臁疮

臁疮是指生于小腿的下 1/3 内侧胫骨部位的溃疡,初起痒痛,抓破则感染,流水流脓,严重者累及胫骨,久不愈合或虽然有时会愈合,但却容易复发。这种病相当于西医的慢性下肢溃疡。

方一:

【组成】 大个活蚯蚓 30～50 条,大蒜 50 克。

【制配】 以凉水洗净活蚯蚓,放入杯内任其吐出泥土,2～3 小时后,再用水洗净放于洁净的玻璃杯内,然后撒白糖 15 克,放在冷暗处,经 12～15 小时,蚯蚓体内水分全部渗出与糖溶化,慢慢变成一种淡黄色黏液。然后扔掉蚯蚓,将溶液过滤消毒,放于冷暗处或冰箱内,以防腐臭。用时先用大蒜煎水擦净患部,然后按创面大小剪纱布放入蚯蚓液内浸透,以消毒镊子将其敷于创面,同时外敷消毒纱布 5～6 层,用绷带固定,每日或隔日 1 次,20～30 日为 1 疗程。

【主治】 臁疮。

方二：

【组成】 大蒜、大头菜子各适量。

【制配】 先将大头菜子研成细末,然后将大蒜去皮捣泥,混合后敷患处,用纱布包扎,每天更换 2 次,连用数天。

【主治】 臁疮。

方三：

【组成】 连须葱白 60 克。

【制配】 将连须葱白用冷开水洗净,捣烂与热糯米饭拌匀涂抹患处。

【主治】 臁疮。

方四：

【组成】 油炸馓子、葱白各适量。

【制配】 将油炸馓子和葱白共捣如泥敷患处。

【主治】 臁疮。

方五：

【组成】 大蒜、麻油各适量。

【制配】 将大蒜置火中烧成炭研末,用麻油调成糊状,敷患处。

【主治】 臁疮。

痔疮

痔疮是人体直肠下端黏膜下,或肛管皮下静脉丛发生屈曲、扩张所形成的柔软的静脉团,又名痔核、痔病、痔疾等。其发病率甚高,有"十人九痔"之说。依其发病部位的不同,临床可分为内痔、外痔、混合痔。其主要症状为:内痔见便血、脱出、分泌黏液、疼痛、便秘、贫血等;外痔见肛门不洁、肿胀、疼痛、肛门瘀血等;混合痔则兼而有之。

方一：

【组成】 葱白、葱须各适量。

【制配】 用葱白葱须煮浓汤,置盆中坐浴。

【主治】 痔痛。

方二：

【组成】 葱、蜂蜜、木鳖子汤各适量。

【制配】 取葱放入蜂蜜调匀,先以木鳖子汤熏洗,然后敷药。

【主治】 外痔及疮痛。

方三：

【组成】 干大蒜梗 20 根。

【制配】 用大蒜梗煎汤,温热熏洗并坐浴。

【主治】 痔疮。

方四：

【组成】 紫皮独头蒜 10 个,大椒 60 粒,豆豉 120 克。

【制配】 将大蒜去皮同大椒、豆豉共捣烂,做丸如弹子大,空腹嚼 1 丸,盐汤送服,每日 3 次。

【主治】 痔漏下血不止。

方五:

【组成】 带皮生姜、明矾末各适量。

【制配】 将明矾末涂在带皮切好的生姜上炙焦,研细末贴于痔疮突出之处。

【主治】 痔瘘。

方六:

【组成】 大蒜心 30 克,棉花籽 120 克。

【制配】 将大蒜心和棉花籽入锅煎汤趁热倒盆中,令患者坐盆先熏后洗。

【主治】 内外痔。

方七:

【组成】 大蒜适量。

【制配】 将大蒜置火上烤熟捣烂,用消毒纱布包起来,做局部热敷。

【主治】 痔疮。

方八:

【组成】 陈蒜瓣子 60 克,独头蒜 4～5 个。

【制配】 将独头蒜去皮同陈蒜瓣子入锅以两碗水煎之,先熏后洗患处。

【主治】 外痔。

方九:

【组成】 大蒜适量。

【制配】 将大蒜捣烂取汁,洗澡时在盆内滴入 3 瓣大蒜的汁再加适量温水,浸洗肛门及其附近,同时在浴后用 2～3 倍稀释的大蒜汁浸消毒棉涂肛门及其附近。

【主治】 痔疮。

颈淋巴结核

颈淋巴结核常发于颈部的一侧或双侧,多见于儿童及青年,相当于中医的瘰疬。症见颈部有孤立成串大的淋巴结,可活动,无疼痛,继则粘连不易推动,肿块复软,表面暗红、微热,触之有波动感。溃后可排出混有干酪样碎屑的稀薄白汁,创口有潜行性管腔,创面肉芽呈灰白色。病初无全身症状,随病情进展,可有低热盗汗。

方一:

【组成】 鲜牡蛎肉 50 克,鲜大蒜 15 克。

【制配】 将牡蛎肉和大蒜洗净切碎,入锅加水同煮,食盐调味,每日食用 1 次。

【主治】 颈淋巴结核。

方二:

【组成】 大蒜、艾炷各适量。

【制配】 将大蒜切成薄片,艾炷米粒大置蒜上,于肩尖、肘尖骨缝交换处各灸 5 壮,病在左者灸左侧,右者灸右侧,左右俱病,则双侧同灸。

【主治】 瘰疬。

方三：

【组成】 独头蒜数十个，高粱 5 千克，大豆 2 千克。

【制配】 将大豆、高粱同置石碾上轧碎，用细箩筛出面粉再掺水和面，捏成窝窝头共约 20 个，每个窝窝头内放上 4 个蒜头，蒸熟后取出。每天晚上用熟蒜头抹疮面，疮面大要多抹，一般 4 个蒜头一次性全部抹完，窝窝头要吃掉。每晚治 1 次，病情就会逐步好转。

【主治】 瘰疬。

方四：

【组成】 大蒜 90 克，鸭蛋 2 个。

【制配】 将蒜去皮和鸭蛋加适量水同煮，待鸭蛋煮熟后去壳，再煮片刻，吃蛋喝汤。

【主治】 初起之颈淋巴结核。

方五：

【组成】 石蒜 100～150 克，鸡蛋清少许。

【制配】 将石蒜和鸡蛋清共捣烂敷患处，每日 1 次。

【主治】 瘰疬。

方六：

【组成】 大黄适量。

【制配】 将大黄研成细末，与葱汁调为膏状，敷于患处包扎固定，每日换 1 次。

【主治】 瘰疬溃后创口不敛。

方七：

【组成】 干姜适量。

【制配】 将干姜研细末，葱汁适量和为丸，以黄丹为衣，纳入创口内，以脓尽生肉为度，每日换药 1 次。

【主治】 瘰疬溃后创口不敛。

方八：

【组成】 全株大葱。

【制配】 将大葱洗净切段入锅煮食。

【主治】 瘰疬。

急性肠梗阻

急性肠梗阻是由多种原因引起的肠道通过障碍，表现为腹膨胀，不排便，呕吐和阵发性肠绞痛。

方一：

【组成】 大蒜 120 克、芒硝 30 克为一组药；生大黄 60 克研为末、醋 60 毫升为另一组药。

【制配】 先把前一组的药共捣烂，敷于脐和最痛处，敷前先用 2～4 层凡士林纱布保护皮肤,敷 2 小时取下,并用温开水洗净蒜汁,再把后一组的药调成糊速敷于脐上和最痛处 6 小时。

【主治】 早期单纯性肠梗阻,动力性、粪石性、蛔虫性、粘连性不完全或部分完全性肠梗阻,肠胃尚未坏死,血压正常,脉搏不快,以及早期肠扭转。

方二:

【组成】 葱白 2.5 千克,醋少许。

【制配】 把葱切碎和醋共炒极热,用布包好熨脐部,冷即换热,不间断治疗,以腹部变软或有矢气为度。

【主治】 急性肠梗阻。

方三:

【组成】 葱白 30 克、麻油 30 毫升。

【制配】 将葱白洗净捣烂取汁,与麻油 30 毫升调和,空腹 1 次服下(小儿用量酌减),每日 2～4 次。

【主治】 蛔虫性急性腹痛或肠梗阻。

方四:

【组成】 生姜适量。

【制配】 将生姜切成薄片,置脐部,姜片上置艾炷点燃,每次灸 3 壮,每日灸 3 次。

【主治】 肠梗阻,气聚腹痛,以粘连性者疗效最佳,绞窄性者疗效较差。

方五:

【组成】 丁香 30～60 克,大蒜 10 克,75％酒精、开水各适量。

【制配】 将丁香研为细末,大蒜 10 克捣成泥,加 75％酒精或开水调和后敷脐及脐周直径 6～8 厘米处,用纱布及塑料薄膜覆盖,用胶布将四周固定以减少酒精挥发。机械性肠梗阻不宜用此方法,对酒精过敏者用开水代酒精。

【主治】 麻痹性肠梗阻。

方六:

【组成】 葛根、皂角各 500 克,大蒜 30 克。

【制配】 将葛根、皂角和大蒜入锅加水 4000 毫升煎煮 40 分钟去渣,置此药汁锅于火炉上微火保持适当温度,以不烫手为度,另以 30 厘米×30 厘米的 10 层纱布垫 4 块,浸以药汁后,稍稍除去水分,交替置腹部持续热敷,每次 1 小时,每日 2～3 次。

【主治】 急性肠梗阻。

方七:

【组成】 葱白 30 克,碎头发 10 克,橘叶 20 克,皂角 6 克,蛋清或麻油适量。

【制配】 将葱白、橘叶、皂角和碎头发共捣如泥,加蛋清或麻油调匀敷脐,药干再以蛋清或麻油调敷。

【主治】 小儿麻痹性肠梗阻。

阑尾炎

阑尾炎是以上腹或脐周痛,后又转移为右下腹痛,以固定而明显的压痛和跳痛为典型特点的阑尾化脓性炎症,它属于中医肠痈的范畴。

方一:

【组成】 紫皮大蒜 180 克,芒硝 30 克。

【制配】 蒜和芒硝共捣烂成糊状待用。先把脓肿皮肤用凡士林涂擦一层,再把药糊均匀敷上,外以纱布包好,每日 1 次。

【主治】 阑尾脓肿。

方二:

【组成】 大蒜 2 份,芒硝、大黄各 1 份,醋少许。

【制配】 将大蒜、大黄和芒硝共捣成泥状,加少许醋搅和。先以少量敷痛点上,厚 1 厘米,四周以纱布包扎,防药液外流,2 小时后除去,再用大量敷之。注意:急性阑尾炎应及时送医院诊治,在应急时可用本方。

【主治】 阑尾炎。

方三:

【组成】 大蒜 8 头,玄明粉 90 克。

【制配】 将大蒜去皮,与玄明粉一起共捣成蒜泥,在阑尾部位先用醋涂两次,再敷上蒜泥,40～50 分钟除去蒜泥,1 次可愈。如仍有隐痛,可用醋调大黄粉 25 克涂患处,即可治愈。

【主治】 阑尾炎。

方四:

【组成】 生大蒜 120 克,芒硝 60 克,生大黄粉 50 克,醋 250 毫升。

【制配】 将大蒜和芒硝共捣烂如泥备用,再取生大黄粉 50 克,用 250 毫升醋调成糊。治疗时以右下腹压痛明显处为中心,盖一块直径大于 10 厘米的纱布保护皮肤,再将大蒜芒硝泥摊在凡士林纱布上,放在患部,再盖一层凡士林纱布,使上下两层纱布互相粘住,再盖纱布垫一块,以胶布或腹带固定。2 小时后去药,用醋洗净皮肤,改敷大黄醋糊剂,盖纱布垫如前,8～10 小时后揭去。敷后 24 小时如不见效,再敷 1～2 次。敷药时可配合内服中药,效果更好。

【主治】 急性单纯性阑尾炎、早期蜂窝织炎性阑尾炎。

方五:

【组成】 大黄、芒硝各 30 克,大蒜 20 克,鲜败酱草 50 克,鲜紫花地丁 40 克。

【制配】 将大黄、大蒜、鲜败酱草、鲜紫花地丁捣烂如泥,外敷疼痛处,每日换药 1 次。

【主治】 急性阑尾炎。

疝气

疝气又称狐疝、小肠疝或腹股沟疝,临床表现为腹股沟区出现可复性肿物,形如囊球,平卧消失,行立或剧咳则出,小肠入阴囊中,按之柔软伴小腹下坠感,偶有嵌不得回纳则疼痛加剧。

方一:

【组成】 羊蛋(羊睾丸)、鸡蛋各 2 个。

【制配】 水煮至熟,蛋汤同服,每日 1 次,连服 7 日。可加大蒜 2 头。

【主治】 脐疝、腹股沟疝。

方二:

【组成】 大蒜 1 头,大葱 10 根,生姜 120 克。

【制配】 将大蒜去皮同洗净切好的大葱和生姜共捣烂,敷患处,用热水袋或装有炒热的麦麸子之布袋放在药上熨之。

【主治】 小肠疝气。

方三:

【组成】 小茴香、大蒜各 10 克,黄酒 20 毫升,鸡蛋 1 个。

【制配】 取孵化成胚但未出壳的鸡蛋(喜蛋或毛蛋)1 个和大蒜 10 克焙焦,与小茴香 10 克共研为末,以黄酒 20 毫升冲服,出汗为佳。

【主治】 寒疝。

方四:

【组成】 葱衣(葱的最外层)90 克。

【制配】 将葱衣入锅稍加水煮,1 次吃完,连吃 7 次。

【主治】 小肠疝气。

方五:

【组成】 大蒜 2 个,白胡椒 7 粒,槐角 7 个,小茴香 3 克,鸡蛋 1 个。

【制配】 将 2 头大蒜捣糊,另取白胡椒 7 粒,槐角 7 个,小茴香 3 克共研细末,再把 1 个鸡蛋打 1 小孔,倒出蛋清,只留蛋黄在壳内,把药末和蒜糊装入蛋内,以湿纸封口,用泥包,煅干研末,睡前用开水冲服,连服 7 日。

【主治】 水疝。

方六:

【组成】 鲜生姜适量。

【制配】 将生姜洗净捣烂,取汁倒碗中,把阴囊浸泡于内片刻取出。

【主治】 疝气。

方七:

【组成】 红皮大蒜 2 头,柑核、白糖各 30 克,金橘 2 个。

【制配】 将大蒜去皮同柑核、金橘、白糖入锅用 2 碗水煮成 1 碗水后服之。

【主治】 疝气。

方八:

【组成】 生姜、当归各 12 克,羊肉 100 克。

【制配】 将上药同水煎,大火烧开后转小火焖炖,肉熟烂即可。吃肉喝汤,每日 1 次。

【主治】 寒疝。

跌打损伤

跌打损伤包括伤筋和内伤,中医"伤筋"一病范畴较广,包括皮、肉、筋等部位的损伤,与现代医学中的软组织损伤及部分周围神经组织损伤相类似。内伤是指人体遭受外力作用所造成的气血、经络、脏腑损伤的总称。

方一:

【组成】 姜汁、酒各适量。

【制配】 将姜汁和酒混合调面敷之。

【主治】 跌打损伤。

方二:

【组成】 葱白适量。

【制配】 将葱白用火煨,取热葱及葱涕敷患处。

【主治】 跌打损伤。

方三:

【组成】 新鲜大蒜数瓣。

【制配】 将大蒜去皮捣烂取汁涂患处,或将大蒜切开,以切面擦患处。

【主治】 跌打损伤。

方四:

【组成】 葱、姜各适量。

【制配】 将葱姜洗净共捣烂炒热敷于患处。

【主治】 跌打损伤。

方五:

【组成】 老生姜1块。

【制配】 将生姜嚼烂后敷患处。

【主治】 跌打损伤。

方六:

【组成】 葱白适量。

【制配】 将葱白洗净捣烂入锅炒热,敷于患处,冷再换热。

【主治】 跌打损伤。

方七:

【组成】 新葱、糖各适量。

【制配】 取新葱入糖,在火灰内煨热,趁热剥开,取热葱及其涕置伤处,痛即止。

【主治】 跌打损伤。

方八:

【组成】 生姜、食盐、米酒各适量。

【制配】 将生姜洗净捣烂与食盐拌匀,入锅炒热,用布包好趁热蘸米酒熨患处,每日2~3次,连熨5~7日。

【主治】 跌打损伤,瘀血肿痛。

方九:

【组成】 葱1把,白酒适量。

【制配】 将葱捣烂,加酒炒热,熨患处。

【主治】 跌打肿痛,风湿痛。

挫擦扭伤

挫擦扭伤都属于因外力作用而导致的伤害。

挫伤由钝性物体直接作用于人体软组织而发生的非开放性损伤;扭伤多是在外力作用下,使关节发生超常范围的活动,造成关节内外侧副韧带损伤。属闭合性软组织损伤之一;擦伤是由于钝器(略有粗糙)机械力摩擦的作用,造成表皮剥脱、翻卷为主要表现的损伤。

方一:

【组成】 大蒜瓣内衣(膜)适量。

【制配】 将大蒜膜贴创口可防感染,并加快愈合。

【主治】 划伤、擦伤(小伤口)。

方二:

【组成】 葱适量。

【制配】 将折断葱中的涕涂破损处或将葱叶捣烂敷患处。

【主治】 跌打损伤、刀伤出血。

方三:

【组成】 生姜汁、轻粉末各适量。

【制配】 将生姜汁、轻粉末调敷患处,可无瘢痕。

【主治】 擦破及抓破面皮。

方四:

【组成】 生姜、艾炷各适量。

【制配】 将生姜切成大片,用细针穿多孔,置于痛点,放艾炷灸 4～6 壮,灸毕再以手揉患处。

【主治】 急性腰扭伤,气滞络阻疼痛。

方五:

【组成】 生姜 1 块。

【制配】 将生姜洗净捣烂,取姜汁,加食盐 1 匙与姜渣拌匀,敷患处,包扎固定,每日换药 1 次。生姜的用量以足够敷受伤面积为度。

【主治】 急性扭伤。

方六:

【组成】 花椒 1 撮,葱 3 大根,盐 1 把,小麦麸 3000～4000 克,酒 1 小杯,醋适量。

【制配】 将葱切碎与花椒、盐、小麦麸、酒混合,以适量醋将混合物全部拌湿,置铜器内炒极热,摊褥下,患者卧睡其上以盖被取汗为度,不要见风。

【主治】 腰脊扭伤或受风寒疼痛,活动受阻。

方七:

【组成】 生姜、白芥子末各适量。

【制配】 将生姜和白芥子末用酒调,外敷患处。

【主治】 腰脊扭伤,胀痛不已。

方八:

【组成】 葱白60克,花椒12克,冰片0.6克。

【制配】 将葱白洗净与花椒、冰片共捣烂如泥,敷患处并包扎,每日换药1次。

【主治】 踝关节扭伤。

方九:

【组成】 白酒15毫升,大蒜2头,鸡蛋1个。

【制配】 将大蒜捣泥与白酒、蛋清调匀,涂于患处。

【主治】 烧伤、烫伤。

腱鞘炎、腱鞘囊肿 ▶▶▶

　　腱鞘炎是最常见到的手外科疾病之一,主要是指肌腱在短期内活动频繁或用力过度或慢性寒冷刺激,导致腱鞘组织发生炎性反应、纤维变性,使腱鞘变厚,引起鞘管狭窄,肌腱在鞘管内活动受到限制。

　　腱鞘囊肿为发生于关节囊或腱鞘附近的一种内含胶冻状黏液的良性肿块。

方一:

【组成】 大蒜、芒硝各60克。

【制配】 大蒜去皮后与芒硝共置铁研钵内捣烂如泥。如果囊肿在腕关节及手背者,芒硝量要大于蒜(3∶2);囊肿在胸窝处和膝关节处者,芒硝少于蒜(2∶3)。用时,先在囊肿皮肤处涂上一层凡士林,敷药后用布包扎,敷2~4小时后如皮肤有发热烧灼感,则去药,隔30分钟后重新敷药。

【主治】 腱鞘囊肿属于寒湿型者。

方二:

【组成】 老姜片、艾炷各适量。

【制配】 将姜片切成硬币厚,置腱鞘痛点上,其上放艾炷枣核大,点燃施灸,待患者感到灼热不能忍受时把姜片往上提1~2厘米以缓解,凉了再放下。一般需每次灸5~7壮,病久痛甚者可加到10壮,灸5~10次为1疗程。取穴:痛点、曲池穴、列缺。

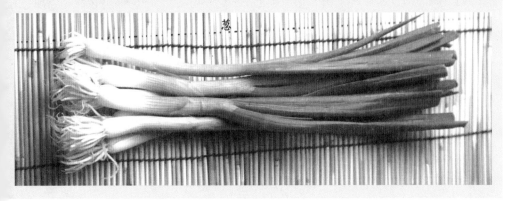

葱

【主治】 各型腱鞘炎。

方三：

【组成】 大葱 60 克，蜂蜜 15 克。

【制配】 将大葱洗净捣成泥状，用蜂蜜调匀敷患处，每日 1 换，30 日为 1 疗程。

【主治】 颌骨囊肿或颌骨瘤初起。

方四：

【组成】 葱白、韭菜叶、丝瓜藤各 20 克，老姜 6 克。

【制配】 将葱白、老姜、韭菜叶、丝瓜藤洗净共捣烂敷患处。

【主治】 肌肉韧带受伤，功能活动受限、疼痛等。

烫伤、烧伤、晒伤

烫伤、烧伤是因热水、蒸汽、火焰等热源灼伤身体表面而造成的损伤，严重者应及时送医院救治，一般可选下列各方治疗。

方一：

【组成】 鲜生姜适量。

【制配】 将生姜洗净擦干捣烂，以纱布取姜汁，同时以消毒棉蘸姜汁涂于患处，或用姜汁纱布湿敷于患处。

【主治】 灼伤。

方二：

【组成】 白酒 15 毫升，大蒜 2 头，鸡蛋 1 个。

【制配】 将大蒜捣泥与白酒、蛋清调匀，涂于患处。

【主治】 烧伤、烫伤。

方三：

【组成】 鸡蛋 1 个。

【制配】 鸡蛋煮熟，去白用黄，于锅内熬油出，冷敷之。

【主治】 汤烫、火烧。

方四：

【组成】 葱叶适量。

【制配】 掐一段绿色的葱叶，劈开成片状，将有黏液的一面贴在烫伤处，烫伤面积大的可多贴几片，并轻轻包扎，既可止痛，又防止起水疱，1～2 日即可痊愈。

【主治】 遇到开水、火或油的烫伤、烧伤。

方五：

【组成】 姜适量。

【制配】 将生姜捣成泥，取姜汁，用姜汁涂抹患处。每日数次，消炎止痛。

【主治】 烫伤。

金疮

金疮是刀、斧、箭、剑等利刃之物所致之伤，救治不当常致感染、卒中、发痉等继发病发生。

方一：

【组成】　葱、姜各适量。

【制配】　将葱姜洗净共捣烂炒热，敷患处，每日换 1 次药并包扎。

【主治】　手部刀伤。

方二：

【组成】　新鲜大蒜数瓣。

【制配】　将大蒜去皮捣烂，取汁涂擦伤口及其四周。

【主治】　刀伤、枪伤、跌打损伤及一切皮肤损伤初期。

方三：

【组成】　葱适量。

【制配】　将葱折断，用葱涕涂于破损处。或将葱叶捣烂，敷患处。

【主治】　刀伤出血。

方四：

【组成】　葱白 3 根，红糖 30 克，面粉 60 克。

【制配】　葱白捣烂，炭火上煨热，与糖和面粉共捣如泥，敷患处并包扎。

【主治】　创伤出血。

方五：

【组成】　生姜 1 块。

【制配】　将生姜嚼烂敷患处，盖以纱布，胶布固定。

【主治】　金疮溃烂。

外伤出血

外伤出血是刀伤切割、创伤或跌打损伤，造成皮破血流，甚至皮开肉绽、血管断裂、血溢脉外、失于体表的一种症状。

方一：

【组成】　大黄、干姜各 30 克，䗪虫 15 克。

【制配】　将大黄、干姜、䗪虫共研细末，用时以凉水调成膏状。取适量调敷患处，每日数次。

【主治】　外伤血肿。

方二：

【组成】　葱适量。

【制配】　将葱洗净煨熟，捣烂敷患处。

【主治】　刀伤折伤，出血淋漓。

方三：

【组成】　鸡蛋清 1 份，鲜韭菜根、鲜葱、烧酒各适量。

【制配】　将葱、韭菜根洗净捣烂，取汁去渣，加酒和蛋清调匀，再加适量面粉搅拌成糊。取药糊敷伤处，每次敷 12 小时左右。

【主治】　刀伤、枪伤。

方四：

【组成】 新鲜大蒜数瓣。

【制配】 将生大蒜捣烂取汁。然后将大蒜汁涂伤口以及周围,或者将大蒜切开,用切面擦受伤的皮肤即可。

【主治】 刀伤,枪伤。

破伤风

破伤风是指皮肉破伤,风毒侵入,肌肉强直性痉挛,甚至全身阵发抽搐的症状。

方一：

【组成】 大蒜 1 头,威灵仙 25 克,香油 5 毫升,热酒适量。

【制配】 将大蒜去皮同威灵仙和香油同捣烂,热酒冲服,汗出即愈。

【主治】 破伤风。

方二：

【组成】 去皮大蒜 20 克,黄酒 500 毫升。

【制配】 黄酒煮蒜至极烂(勿加水),食蒜喝汤 1 大碗,卧床盖被,汗出透则愈(宜防风寒)。

【主治】 破伤风、金疮卒中。

方三：

【组成】 僵蚕细末 6 克,大蒜、姜汁各适量。

【制配】 将人蒜捣烂同姜汁、僵蚕末调如糊状,开水冲服。

【主治】 破伤风。

方四：

【组成】 僵蚕末 1.5 克,姜汁 3 毫升。

【制配】 调服,每日 4 次。

【主治】 破伤风。

方五：

【组成】 连须葱白 500 克,黑扁豆 45 克,棉籽 90 克,高粱酒 75 毫升。

【制配】 将棉籽炒焦至酱紫色,碾碎去壳,连须葱白加水 4～5 碗熬汤,酒加温,黑扁豆在大铁勺内炒至 90% 焦时离火,温酒倒入铁勺内,过滤,酒色变成酱紫色,加入棉籽,再放葱、酒,搅如稀饭样,饮服,服后盖被发汗,余下的葱汤连服 1～2 日,忌食生冷腥物。

【主治】 破伤风。

方六：

【组成】 蝉蜕末、葱汁各适量。

【制配】 将蝉蜕末和葱汁调匀敷患处,并以葱 60 克,蝉蜕 12 克煎服。

【主治】 破伤风。

狂犬咬伤

狂犬咬伤最大的隐患是狂犬病毒的潜伏。由狂犬病毒而导致的狂犬病是传染性非常强的疾病,且病死率极高,几乎为百分之百。因此一旦被狂犬咬伤一定要及时接种狂犬疫苗,同时还用以下方法进行辅助治疗。

方一:

【组成】　葱白、马兰根各适量。

【制配】　将葱白捣烂取汁,马兰根研为细末,先用葱汁洗净咬伤处,然后将马兰末敷在伤口处。

【主治】　狂犬咬伤。

方二:

【组成】　生姜汁1酒杯,生姜、红糖各适量。

【制配】　生姜汁内服,同时将姜、红糖共捣烂敷患处。

【主治】　犬、鼠咬伤。

方三:

【组成】　葱白、杏仁末各适量。

【制配】　将葱白洗净煎汤清洗伤口,然后将杏仁末涂在伤口处。

【主治】　狂犬咬伤。

方四:

【组成】　葱白49根,蜂蜜适量。

【制配】　将葱白洗净同蜂蜜共捣如膏,清洗伤口后外敷并包扎,每7日换药1次。

【主治】　狂犬咬伤。

方五:

【组成】　葱白适量。

【制配】　将葱白洗净嚼烂敷咬伤处,包扎固定,每日换药2次。

【主治】　狂犬咬伤。

方六:

【组成】　大蒜、艾叶各适量。

【制配】　将大蒜去皮切片,摊伤处铺艾叶点燃灸之,以不痛为度。

【主治】　狂犬咬伤。

方七:

【组成】　干姜适量。

【制配】　将干姜研细末,每次服3克,温开水送下,每日3次,再彻底清洗伤口,将姜末炒热布包熨患处。

【主治】　狂犬咬伤。

毒蛇咬伤

毒蛇咬伤是由具有毒牙的毒蛇咬破人体皮肤,继而毒液侵入引起局部和全身中毒的一类急症。若经及时急救治疗,可以避免或减轻中毒症状。

方一:

【组成】　独头蒜1头。

【制配】 将独头蒜去皮切片置伤口,以艾灸之,不拘次数,注意多吃蒜,温酒送,并将伤口上端用带扎紧。

【主治】 毒蛇咬伤。

方二:

【组成】 大蒜、凤仙花各适量。

【制配】 将大蒜去皮同凤仙花共捣烂外敷。

【主治】 毒蛇咬伤。

方三:

【组成】 独头蒜、酸菜各适量。

【制配】 将独头蒜去皮同酸菜共捣烂如膏敷患处。

【主治】 毒蛇咬伤。

方四:

【组成】 大蒜、童尿各适量。

【制配】 将大蒜去皮嚼烂敷伤处,然后再将一些大蒜去皮水煎,空腹频服,连服2剂,次日将大蒜去皮捣烂,以童尿煮 3～4 沸,洗损伤处。

【主治】 毒蛇咬伤。

方五:

【组成】 大蒜 30 克,雄黄 10 克。

【制配】 将大蒜去皮捣烂,用雄黄调匀敷患处,每日 3～4 次。

【主治】 毒蛇咬伤。

方六:

【组成】 干姜、雄黄各 10 克。

【制配】 将干姜同雄黄共研细末,敷于伤处。

【主治】 毒蛇咬伤。

方七:

【组成】 生姜 30 克。

【制配】 将生姜研细敷患处,干则换。

【主治】 腹蛇咬伤。

毒蜘蛛咬伤

蜘蛛咬伤是因有毒蜘蛛咬伤后,毒汁进入人体所致。症见局部刺痛或有水肿,也可伴恶寒、呕吐、腹痛等全身症状。咬伤后,要立即吸出毒汁,防止毒液扩散。

方一:

【组成】 大蒜、米醋各适量。

【制配】 将大蒜去皮捣为泥,以米醋调匀,涂于咬伤处。

【主治】 毒蜘蛛咬伤。

蜂虫蜇咬伤

蜂、蝎子、蜈蚣等毒虫蜇伤后局部立即明显疼痛,烧灼感及痒感,重者可产生迟发型过敏反应。小儿及体弱者应迅速医治。

方一：

【组成】　生姜 30 克。

【制配】　将生姜捣烂敷患处。

【主治】　蜂蜇伤。

方二：

【组成】　大葱 2 根，蜂蜜 30 克。

【制配】　将大葱洗净，捣成烂泥，调以蜂蜜搅匀，敷患处，每日换药 1 次。

【主治】　蜂蜇、蝎蜇伤之肿痛。

方三：

【组成】　生姜适量。

【制配】　将生姜捣烂敷患处。

【主治】　蝎、蜂蜇伤。

方四：

【组成】　大葱 2 根，蜂蜜 30 克。

【制配】　将大葱洗净捣泥，以蜂蜜调匀，敷患处，每日换 1 次，约 3 日即愈。

【主治】　蝎、蜂蜇伤。

方五：

【组成】　韭菜、生姜各适量。

【制配】　将生姜、韭菜洗净共捣烂取汁外涂患处。

【主治】　毒虫咬伤。

方六：

【组成】　生姜 60 克，红糖 30 克。

【制配】　将生姜洗净切片同红糖入锅煎汤洗患处。

【主治】　斑蝥咬伤。

方七：

【组成】　大蒜适量。

【制配】　将大蒜去皮捣烂如泥，敷患处。

【主治】　蝎子蜇伤。

方八：

【组成】　独头蒜 1 头（新鲜）。

【制配】　将蒜剥皮，切除蒜肉一层，用肉体断面对准咬伤处及其周围 2～3 厘米处反复搓擦，每小时 1 次，每次擦 10～15 分钟，直至痛止肿消为止。

【主治】　蜈蚣咬伤。

方九：

【组成】　蒜、醋各适量。

【制配】　将蒜去皮捣烂，拌醋外敷。

【主治】 蜈蚣咬伤,局部瘀点,红肿剧痛,甚至头痛、眩晕、呕吐、发热,谵语、全身麻木、抽搐昏迷。

断指骨折

遭遇意外断指(肢)或骨折时,若不及时处理会落下终身残疾。掌握一些处理方法和措施在关键时刻尤为重要。在进行紧急处理后,要立刻送医院,以免延误病情。

方一:

【组成】 老姜适量。

【制配】 将老姜嚼烂敷患处,外用竹板、纱布包扎固定。

【主治】 断指趾。

方二:

【组成】 葱白、糠灰各适量。

【制配】 将葱白入糠灰火煨蒸热,剥皮划开,用其间的液汁,涂擦破损处,不断换葱,不断煨烤,如此 3 次则愈。

【主治】 断指骨折。

腰椎间盘突出

腰椎间盘蜕变或受伤后,纤维环破裂使椎间盘向间椎管内后方突出,导致压迫神经疼痛及一系列神经症状,这称为腰椎间盘突出症。它属于中医学的腰腿痛范畴。

方一:

【组成】 大葱 6 克,姜 12 克,石菖蒲、艾叶、透骨草各 60 克,蛋清、白酒各适量。

【制配】 将大葱、姜洗净同石菖蒲、艾叶、透骨草共捣烂,调蛋清、白酒敷患处,然后温灸。

【主治】 腰椎间盘突出。

方二:

【组成】 生草乌、生川乌各 10 克,马钱子 12 克,三七 20 克,醋适量。

【制配】 将生草乌、生川乌、马钱子、三七、醋研细末同敷患处。治疗期间,应卧床休息,不宜过分活动。

【主治】 腰椎间盘突出。

骨髓炎

骨髓炎是由细菌侵入引起的骨组织化浓性感染,局部红肿热痛、压痛、流脓及肢体活动受限并可伴有寒战、高热等全身症状。

方一:

【组成】 香菜 15 克,鸡蛋 3 个,大蒜 2 头。

【制配】 将香菜切段,将大蒜去皮切片和鸡蛋入锅同煮至蛋熟,去汤食蛋,每日1 次,空腹服食,小儿用量酌减。

【主治】 骨痨破溃,脓水过多者。

方二:

【组成】 野葡萄根 500 克,大蒜 30 克,麻油 30 毫升,鸡蛋清 4 份,75% 酒精 15

毫升。

【制配】 将野葡萄根同去皮的大蒜捣烂,用麻油、鸡蛋清、酒精调匀,入瓷缸中备用,每日1次,外敷患处。

【主治】 慢性骨髓炎。

方三:

【组成】 独活、白芷、当韶、生甘草各15克,艾叶25克,大葱7根,猪前蹄适量。

【制配】 上述材料同煎为汤。取汤趁热洗涤。

【主治】 骨髓炎。

方四:

【组成】 连头大葱白250克,蒜500克,醋1.5升。

【制配】 将葱白洗净同大蒜共捣烂,放入1.5升醋中,熬成膏。取膏贴患处。

【主治】 骨髓炎。

方五:

【组成】 干姜2克,黄柏、蜣螂各3克。

【制配】 将干姜、黄柏、蜣螂研成细末。取末吹入疮孔内,每日1次。

【主治】 骨髓炎。

方六:

【组成】 带皮蒜3头,干马齿苋50克。

【制配】 将蒜和干马齿苋烧焦成黄色,研末。每次服3~6克,每日2~3次。

【主治】 骨髓炎。

方七:

【组成】 老熟地黄50克,麻黄、炮姜、附子、炙甘草各5克,白芥子10克,肉桂末2.5克,鹿角胶15克。

【制配】 将上述材料炖成药汤,和肉桂末同服(每次桂、胶各半),若流脓水应加生乳香、生没药各15克,水煎服。

【主治】 慢性骨髓炎。

脱肛

脱肛亦称直肠脱垂,是指肛管和直肠的黏膜层以及整个直肠壁脱落坠出,向远端移位,脱出肛外的一种疾病。中医认为脱肛的发病原因是人体气血虚弱,机体的新陈代谢功能减弱,自身免疫力降低,本病多见于老人、小孩、久病体虚者和多产妇女。发病之初,患者可有肛门红肿、坠胀等表现,排便后脱出的黏膜尚能够自动收缩,但随着病情的加重,患者可能出现大便脓血、脱肛不收,此时则需要用手将直肠托回肛门内。

方一:

【组成】 生姜7片,茶叶适量。

【制配】 将茶叶和生姜片入锅,加水煎汤或沸水冲泡。每日1~2剂,趁热饮服。

【主治】 下痢脱肛。

方二:

【组成】 生姜10克,甲鱼1只,盐适量。

【制配】　将甲鱼洗净入锅,放入生姜和盐,煮熟后分3~4次吃完。

【主治】　脱肛。

骨与关节结核　▶▶▶

骨与关节结核大多为肺、胸膜、消化道及淋巴结核的继发病灶,是一种结核杆菌由血行播散或皮肤病灶蔓延所引起的疾病。其临床特点以骨与关节处出现肿块、红热、化脓迟、溃后形成窦道不易收口、关节畸形等为主要症状。好发于儿童及青壮年。中医称本病为"骨痨"或"流痰"。该病不但病程长,而且容易破坏骨骼与关节,如不及时治疗,晚期功能障碍明显。

方一:

【组成】　大蒜3头,夏枯草、青蒿各30克。

【制配】　将大蒜去皮同青蒿、夏枯草入锅加水煎汤。饮服,每日1次或2次。

【主治】　骨与关节结核。

方二:

【组成】　生姜30克,葱白15克,花椒6克,蒜苗20克。

【制配】　将生姜、葱白、花椒、蒜苗洗净共捣膏状。以膏敷患处,每日1次。

【主治】　骨关节结核。

腰肢痛　▶▶▶

腰肢痛是一种急性或慢性软组织损伤所引起的局部或下肢疼痛性病症。由于腰部是脊柱运动范围较大的部位,负荷较重,故各种原因都可能使腰肢受伤。腰肢痛在许多疾病和外伤中都可能出现。属中医"痹证""痛风""闪腰""扭挫伤"等范围。

方一:

【组成】　连须葱白、连根苦菜各7棵,大枣7个,黄酒500毫升。

【制配】　将连须葱白、连根苦菜洗净切碎同去核的枣肉捣烂取汁去渣,和酒共煮,放瓶中。随量频饮。

【主治】　湿重腰痛。

方二:

【组成】　大葱、生姜、飞罗面(过箩面粉)各适量。

【制配】　将大葱、生姜洗净切碎,再共同捣烂,同飞罗面入锅炒热。趁热敷腰部,以宽带缚。

【主治】　腰痛。

方三:

【组成】　葱白、艾叶各15克,白萝卜籽12克。

【制配】　将葱白洗净切段,同艾叶、白萝卜籽入锅加水煎成汤。饮服,每日1次或2次。

【主治】　慢性腰痛。

方四:

【组成】　赤小豆20克,丝瓜络、葱白各10克。

葱姜蒜·酒茶醋速效小偏方

【制配】 将葱白洗净切段同赤小豆、丝瓜络入锅加水煎成汤。饮服,每日 2 次。

【主治】 慢性腰痛。

方五:

【组成】 生姜 15 克,核桃仁 100 克,红糖、酒各适量。

【制配】 将生姜洗净切片同核桃仁共煮后再加红糖。以酒为引,热服(饭后服为宜)。

【主治】 风寒腰痛。

方六:

【组成】 生姜 1 块,草乌 1 个,食盐适量。

【制配】 将生姜和草乌焙干共研成细末,与食盐拌匀,放入锅内炒热并用布包扎,趁热敷腰部。

【主治】 风湿腰痛。

方七:

【组成】 高良姜 12 克,蚕豆 30 克,甘草 3 克。

【制配】 将高良姜、蚕豆、甘草入锅加水煎成汤。饮服,每日 2 次。

【主治】 慢性腰痛。

方八:

【组成】 生姜、椿树叶各 100 克。

【制配】 将生姜和椿树叶捣烂敷腰部,每日 1 次。

【主治】 风寒腰痛。

方九:

【组成】 老姜、香附末、葱、面粉、水酒各适量。

【制配】 将老姜、香附末、葱捣烂为泥,加面粉、水酒调匀。以药泥敷患处。

【主治】 腰扭伤。

第四篇　传染性疾病良方

传染性疾病是许多种疾病的总称,它是由病原体引起的,能在人与人、动物与动物或人与动物之间相互传染的疾病。最常见传染性疾病有流行性感冒、乙肝、细菌性痢疾、流脑、结核病等。

流行性腮腺炎

流行性腮腺炎是由腮腺炎病毒引起的一种急性呼吸道传染病,表现为发热,一侧或双侧腮腺肿大,以耳垂为中心界限不清、表面灼热而不红、触之柔韧、有压痛,张口、咀嚼、吃酸物时疼痛加重,中医称"疖腮"。

方一:

【组成】 大蒜 50 克,醋少许。

【制配】 将大蒜去皮捣泥,加醋少许调匀敷患处。

【主治】 腮腺炎。

方二：

【组成】 大蒜50克,面粉、醋各少许。

【制配】 将大蒜去皮捣烂成泥,以醋调少量面粉与蒜泥混匀,敷于肿大之处,每日1次。

【主治】 腮腺炎。

方三：

【组成】 大蒜、赤小豆、马齿苋各适量。

【制配】 将大蒜去皮同赤小豆、马齿苋研成末用醋调和涂患处。

【主治】 腮腺炎。

方四：

【组成】 大黄末、姜汁各适量。

【制配】 将大黄末和姜汁和匀,遍搽腮部,只露一头,不日即愈。

【主治】 腮腺炎。

方五：

【组成】 葱。

【制配】 将葱洗净切碎浓煎葱汤,频洗。

【主治】 腮腺炎。

方六：

【组成】 大蒜适量。

【制配】 将大蒜去皮捣烂,调敷腮部。

【主治】 腮腺炎。

方七：

【组成】 土豆、老姜各适量。

【制配】 将土豆、老姜洗净捣烂如泥(比例土豆占2/3),用量以能盖住患处为度。

【主治】 腮腺炎。

白喉

白喉是由白喉杆菌引起的严重急性传染病,以咽部、扁桃体喉部、鼻部等出现白色伪膜及由毒素引起的全身中毒症状为特征。伪膜粘连不易剥离,强行拭去可见出血。

方一：

【组成】 大蒜1头,75%酒精适量。

【制配】 将大蒜去皮,放在酒精内浸3～5分钟,放入消毒器皿中捣烂如泥。取2厘米见方消毒纱布,涂药泥1～2克,贴于患者双手合谷穴,胶布固定。经4～6小时局部可有瘙痒及灼热感,8～10小时出现水疱,用消毒针刺破,用药棉吸水后涂以龙胆紫液,纱布包扎。一般敷药8小时后,症状减轻。

【主治】 白喉。

方二：

【组成】 独头蒜1个,红糖适量。

【制配】 将蒜去皮捣烂,加红糖调味,温开水冲服。每天 1 剂,连服 4～5 天。

【主治】 白喉。

方三:

【组成】 蛇胆汁、姜汁、蒜汁各适量。

【制配】 蛇胆汁加少量姜汁调匀,再加蒜汁,每日 3 次滴咽喉,连用 1 周。

【主治】 白喉。

流行性脑脊髓膜炎

流行性脑脊髓膜炎简称流脑,是由脑膜炎双球菌引起的化脓性脑膜炎,表现为突然高热、头痛、呕吐,另有皮肤黏膜斑点和脑膜刺激征。严重者可有败血症休克和脑实质损害,常可危及生命。

方一:

【组成】 大蒜适量。

【制配】 将大蒜去皮捣烂取汁,用开水配成 20％的溶液,成人每次服 20 毫升,4 小时 1 次,病重者每 3 小时服 1 次。

【主治】 流脑。

方二:

【组成】 生大蒜适量。

【制配】 生服大蒜可预防流脑。每天嚼食生大蒜还有治疗作用。

【主治】 预防流脑。

方三:

【组成】 葱白汁、樟脑霜各适量。

【制配】 将葱白汁和樟脑霜拌和,每日 3 次涂鼻孔。

【主治】 预防流脑。

方四:

【组成】 大蒜适量。

【制配】 流行期间每日生吃大蒜,然后用盐水漱口,每日数次。

【主治】 预防流脑。

方五:

【组成】 大蒜 60 克,野菊花 30 克。

【制配】 将大蒜瓣和野菊花入锅加水煎成浓汁。漱口,每日数次。

【主治】 预防流行性脑脊髓膜炎。

方六:

【组成】 大蒜 15 克,白糖适量。

【制配】 将大蒜捣烂加水 40 毫升,泡后取渣,加入 10％的白糖。分 2 次服,连服 5 日。

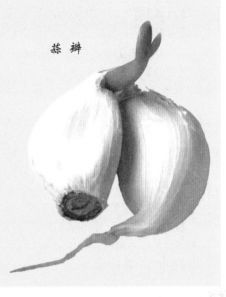

蒜瓣

【主治】 预防流脑。

肺结核

肺结核俗称肺痨，是结核杆菌引起的慢性肺部感染，主要表现为咳嗽、咯血、潮热、盗汗、消瘦等。

方一：

【组成】 大蒜30瓣。

【制配】 每日佐餐嚼食大蒜，经常而不间断，对肺结核初起干咳无痰或手足心潮热、身体日渐消瘦者有明显疗效。

【主治】 肺结核。

方二：

【组成】 大蒜、陈醋各适量。

【制配】 将大蒜去皮浸于陈醋中7日后，每次服3瓣，每日服2次，连续服用。

【主治】 肺结核。

方三：

【组成】 大蒜适量。

【制配】 将大蒜去皮放罐中，隔水蒸煮，沸时发出带蒜味的强烈热气，让患者用鼻嗅之，每日3次。

【主治】 初期肺结核。

方四：

【组成】 紫皮大蒜30克，马齿苋250克。

【制配】 将大蒜去皮同马齿苋入锅水煎代茶经常饮用。

【主治】 肺结核。

方五：

【组成】 新鲜大蒜20克，大黄末10克，硫黄末6克，肉桂、冰片各3克。

【制配】 将大蒜去皮捣成泥，加大黄末10克，硫黄末6克，肉桂、冰片末各3克，混合均匀，分别涂于2块大纱布上，贴双侧涌泉穴，隔日换贴1次。

【主治】 肺结核咯血。

方六：

【组成】 大蒜适量。

【制配】 将大蒜去皮捣烂后让患者做深呼吸，吸入浓烈的蒜气，每日2次，每次1～3小时。

【主治】 肺结核。

方七：

【组成】 大葱、侧柏叶各6克，白茅根、蒿草根各10克。

【制配】 将大葱、侧柏叶、白茅根、蒿草根烧成灰，研成细末，用纸包好放地上，过一夜，去火毒。用时将萝卜捣汁调服15克。

【主治】 肺结核。

霍乱

霍乱是由霍乱弧菌引起的急性传染病，症状是腹泻、呕吐，大便稀薄如米泔水，手足发冷、痉挛。因大量脱水，患者会出现眼窝凹陷，指趾干瘪症状。由于此病发病突然，如不急救，极易死亡。

方一：

【组成】 大蒜 30 克，明矾 9 克，凉绿豆汤适量。

【制配】 将大蒜去皮同明矾共捣为泥，用凉绿豆汤送服，与其他急救措施配合，可取得较好的恢复作用。大蒜浸液对霍乱弧菌有显著的抗菌抑菌作用。

【主治】 夏秋感受暑热之邪而致上吐下泻，甚至突然昏厥。

方二：

【组成】 炮姜、附子各 6 克。

【制配】 将炮姜、附子入锅水煎温服。

【主治】 寒霍乱。

方三：

【组成】 生姜 180 克，无灰酒 700 毫升。

【制配】 将姜洗净切片，与无灰酒同煎。煎煮至约 500 毫升，顿服。

【主治】 霍乱转筋。

方四：

【组成】 生姜 60 克。

【制配】 将生姜洗净切片入锅水煎，温服。

【主治】 干霍乱。

方五：

【组成】 生姜 36 克，食盐适量。

【制配】 将生姜、食盐同炒变色，水煎凉服。初愈切勿进食，饿极方可喝稀粥。

【主治】 干霍乱。

方六：

【组成】 葱白适量。

【制配】 将葱白洗净捣烂，在锅内炒热，敷于患处，盖以纱布，胶布固定。

【主治】 霍乱转筋。

方七：

【组成】 大蒜 90 克。

【制配】 将大蒜去皮入锅水煎顿服。

【主治】 干霍乱。

方八：

【组成】 干姜 3 克，茶叶 3 克。

【制配】 将干姜、茶叶共研细末，水煎顿服。

【主治】 霍乱。

方九：

【组成】 葱白 20 根，大枣 20 个。

【制配】 将葱白洗净切段同大枣一起入锅，加水 500 毫升，煎取 300 毫升顿服。

【主治】 霍乱，烦躁、坐卧不安。

肝炎

肝炎通常是指由肝炎病毒所引起的传染性肝炎，或称病毒性肝炎。急性肝炎表现为食欲减退、恶心呕吐、疲乏无力、大便失常、胁痛等，出现黄疸者则称黄疸性肝炎。慢性肝炎多由急性肝炎未治愈或反复发作而成。除有上述症状外，还可出现腹胀、腹水等。患者及带病毒者为该病的传染源，通过消化道和血液进行传播。

方一：

【组成】 大蒜 30 克，肉鸽(150 克)1 只。

【制配】 宰鸽去毛、内脏，洗净入碗，加大蒜、料酒、盐水，上笼蒸熟，食肉饮汤。

【主治】 慢性肝炎。

方二：

【组成】 大蒜 50 克，绿豆汤、白糖各适量。

【制配】 将大蒜去皮捣烂如泥，用绿豆汤加白糖适量，冷却后冲服蒜泥，每日 2 次。

【主治】 慢性肝炎。

方三：

【组成】 鲜姜、红糖、枣各 500 克。

【制配】 将鲜姜洗净切碎加 600 毫升左右的水煮，水开后文火煮 1 小时，再加进枣煮十几分钟，最后放进红糖，待糖化搅匀，使姜糖裹在枣上或成粥状，凉后即可零食。零食次数不限，每次吃三四个枣或一两匙枣粥。

【主治】 肝炎。

方四：

【组成】 茵陈、附子各 30 克，干姜 10 克。

【制配】 将茵陈、干姜、附子混合碾碎成细末，备用。取药末 10～15 克撒布于普通膏药或暖脐膏的中央，贴于脐上，外用纱布缚牢或胶布固定。每日换药 1 次，病愈为止。

【主治】 黄疸性肝炎，阴黄者。

方五：

【组成】 生姜 5 克，大枣 3 个，炒白扁豆、茯苓、白芷、黄芪、甘草、白芍各 6 克。

【制配】 将上述材料入锅加水煎，水以没过药物 3 厘米为宜。大火烧开后，改文火煎。共煎两次，每次取汁 150 毫升即可。头汁每晚睡前服，二汁次晨起服。

【主治】 传染性肝炎。

方六：

【组成】 枸杞子液 2000 毫升，大蒜液 1500 毫升，果糖 3000 克，柠檬香精 50 毫升，苹果酸 50 克,凉开水 6500 毫升。

【制配】 先将枸杞子液与大蒜液在洁净的容器中混合搅拌,然后过滤。在滤液中加入果糖、柠檬香精、苹果酸,并冲入凉开水后,再过滤 1 次即可。饮量不限。

【主治】 慢性肝炎。

方七:

【组成】 大蒜 50 克,绿豆、白糖各适量。

【制配】 将大蒜捣烂如泥,用绿豆熬汤加白糖适量,冷却后冲服。每日 2 次。

【主治】 慢性肝炎。

【主治】 黄疸。

疟疾

疟疾,中医称疟病,是由疟原虫引起的一种传染性疾病,症状是间歇性寒战、高热、头痛、出汗和脾肿大、贫血等。

方一:

【组成】 大蒜 30 克,雄黄 15 克。

【制配】 将大蒜去皮同雄黄共捣为泥,制丸如梧桐子大,每次服 2 丸,或待发病 4～5 次后于鸡鸣时开水调服。

【主治】 疟疾。

方二:

【组成】 独头蒜 1 瓣,食盐适量。

【制配】 将蒜去皮捣烂,加食盐少许拌匀,于发作前 2～3 小时敷贴内关穴发疱,然后用消毒针刺破放出疱水后,以消毒纱布贴敷,胶布固定。

【主治】 疟疾。

方三:

【组成】 大蒜、胡椒、百草霜等量。

【制配】 将大蒜去皮同胡椒、百草霜共捣为泥,敷于内关穴固定。

【主治】 疟疾。

方四:

【组成】 葱白 7 段,大枣 7 个,川乌头 1 枚(炮)。

【制配】 将葱白、大枣、川乌头入锅水煎,于疟发前先吃枣,然后趁热将汤汁 1 次服完。

【主治】 疟疾。

方五:

【组成】 生姜 120 克。

【制配】 将生姜连皮捣汁 1 碗,夜置户外,晨起空腹冷服。

【主治】 疟疾。

方六:

【组成】 生姜、人参各 3 克。

葱姜蒜·酒茶醋速效小偏方

【制配】 将生姜、人参入锅水煎温服。

【主治】 疟疾,寒热往来,腹部胀满,四肢不温。

方七：

【组成】 大蒜 40 克,酒制常山 9 克。

【制配】 将大蒜去皮同酒制常山入锅水煎取浓汁,于发作前 2 小时内服。

【主治】 疟疾。

方八：

【组成】 大蒜 2 瓣,凤仙花 1 朵。

【制配】 将大蒜去皮同凤仙花共捣如泥。放在桡动脉上,用布包住,一个对时 (12～24 小时)即愈。

【主治】 疟疾。

方九：

【组成】 丁香 6 个,生姜或葱头 1 个。

【制配】 将丁香研为细末,生姜或葱头捣烂,敷脐部,24 小时后取下,每日 1 次,连用 3 日。

【主治】 疟疾。

蛔虫病

蛔虫病是由蛔虫引起的一种常见肠道寄生虫病。虫似蚯蚓,乳白色,虫卵随粪便排出体外,污染食物,经口感染发病,小儿多发。有脐周不定部位腹痛,多突然发生,片刻后又多能自行缓解,有夜间磨牙、偏食、易饥饿等表现。

方一：

【组成】 鲜葱白 30 克、麻油 30 毫升。

【制配】 将葱白洗净捣烂取汁,用麻油 30 毫升调匀,空腹 1 次服下(小儿酌减),每日 2 次,一般服 1～7 次后缓解。

【主治】 蛔虫性急腹痛。

方二：

【组成】 大蒜 90 克。

【制配】 将大蒜捣烂取汁顿服,每次适量,连服几日。

【主治】 蛔虫病。

方三：

【组成】 葱白 5 根,花生油 30 毫升。

【制配】 将花生油煎沸,葱白捣烂,调匀内服。

【主治】 蛔虫性梗阻。

方四：

【组成】 鲜姜 30 克。

【制配】 将鲜姜捣烂取汁,加水 20 毫升冲服,4 小时后再服 1 次,效微可 1 小时后再服。

【主治】 胆道蛔虫病。

方五：

【组成】 大葱 30 克,菜油 15 毫升。

【制配】 把油锅置于旺火上,待油冒烟后,倒入葱段,爆炒即成,不加任何调料,每晨空腹 1 次吃完,连吃 3 日,服后 2 小时再进食,能驱蛔止痛。

【主治】 小儿蛔虫病。

方六：

【组成】 陈醋泡大蒜汁 2～3 碗。

【制配】 多食大蒜,或大蒜冲汁和醋混合,1 次服 2～3 碗。

【主治】 肠道寄生虫病。

方七：

【组成】 大蒜、白杨树皮各 30 克。

【制配】 将大蒜、白杨树皮共捣烂包脐眼。

【主治】 小儿蛔虫病。

方八：

【组成】 葱白数根,白蜜 30 克。

【制配】 将葱白和白蜜共捣烂摊于布上,贴脐周痛处,用温熨斗熨。

【主治】 小儿虫症,腹大黄瘦。

方九：

【组成】 葱、豆油各适量。

【制配】 葱捣烂绞汁和豆油适量共服,服后坐、立、走,勿躺卧,约 15 分钟后用手摩腹部,促使蛔团散开,2 小时后腹痛可止,8 小时后即可排虫。葱和豆油的用量,3～4 岁各 45 克,5～7 岁各 60 克,8～9 岁各 75 克,10 岁以上各 90 克。

【主治】 小儿蛔虫病及蛔虫性梗阻。

蛲虫病

蛲虫病是蛲虫寄生于人体小肠及直肠所致的寄生虫病。儿童多发,多因指甲沾染虫卵,吮指或通过玩具、衣物等进入消化道引起他人或自身感染。蛲虫寄生影响脾胃摄纳、运化功能,并导致会阴及肛门附近瘙痒。

方一：

【组成】 大蒜、凡士林各适量。

【制配】 将大蒜去皮捣烂如泥,加入凡士林研匀,每晚涂肛周,同时吃煨热的大蒜,连用 7～8 天。

【主治】 蛲虫病。

方二：

【组成】 葱白、大蒜各 30 克。

【制配】 将葱白、大蒜去叶、皮、根、须,洗净,葱白加水 100 毫升,大蒜加水 200 毫升,分别用微火煮烂,纱布过滤,滤液装瓶备用。傍晚或临睡前,任选一种煎液灌肠,

葱姜蒜·酒茶醋速效小偏方

4～5岁10毫升,7岁15毫升,治后以药棉拭漂浮法检查虫卵。

【主治】 蛲虫病。

方三:

【组成】 大蒜10克,麻油(或菜子油)适量。

【制配】 将大蒜去皮捣如泥,加麻油(或菜子油)少许调匀,睡前先洗净肛周,再将蒜泥油涂于肛周,次晨洗去,连涂3天,愈则停用。

【主治】 蛲虫病。

方四:

【组成】 大蒜根适量。

【制配】 将大蒜根洗净入锅煎水,趁热用蒸汽熏洗肛门,则蛲虫便可致死而排出。

【主治】 蛲虫病。

钩虫病

钩虫病是钩口线虫通过皮肤接触经口感染并寄生于人体小肠所引起的肠道传染病,中医称为黄胖病、黄肿病。主要表现为贫血、水肿、胃肠功能紊乱和劳动能力衰退等,化验大便可找到钩虫卵。

方一:

【组成】 黄鳝150克,姜汁、花生油各适量。

【制配】 将鳝鱼洗净切段,用姜汁、花生油拌匀,待煮至水分将干时,把鳝鱼肉放在饭上,文火焖30分钟后服用。

【主治】 小儿钩虫病。

方二:

【组成】 大蒜30克,槟榔、鹤虱、苦楝根皮各6～9克。

【制配】 将大蒜去皮切片同槟榔、鹤虱、苦楝根皮入锅水煎,空腹服,每日1剂至愈。

【主治】 钩虫病。

方三:

【组成】 大蒜适量。

【制配】 将大蒜去皮切成细粒,空腹吞服。

【主治】 钩虫病。

方四:

【组成】 大蒜瓣、榧子、使君子仁各30克。

【制配】 将大蒜瓣、榧子、使君子仁捣碎,水煎去渣,每日3次,空腹服。

【主治】 钩虫、丝虫、蛲虫、绦虫、十二指肠虫病等。

绦虫病

绦虫病主要表现为腹痛、消化不良、粪便中发现白色带状绦虫节片,中医称寸白虫,亦称白虫。

方一：

【组成】 大蒜、榧子各9克，杏仁4～5克。

【制配】 将榧子、杏仁研为细末，大蒜捣烂与榧子、杏仁末共制成丸，分2次开水冲服。

【主治】 绦虫病。

方二：

【组成】 醋、盐各少许，大蒜适量。

【制配】 将大蒜去皮蘸少许醋或食盐，生嚼吃下，最好空腹食用。

【主治】 绦虫病。

方三：

【组成】 大蒜、连须葱白、麻油各适量。

【制配】 将葱蒜捣烂取汁以麻油调服。

【主治】 绦虫病及蛔虫病。

方四：

【组成】 大蒜、生姜、使君子、苦楝根皮各适量。

【制配】 将大蒜、生姜去皮切片同使君子、苦楝根皮入锅水煎去渣，早晨空腹食用。

【主治】 绦虫病及其他虫病。

流行性乙型脑炎

流行性乙型脑炎简称乙脑，是由乙型脑炎病毒所引起的急性中枢神经系统传染病，中医称暑温、伏暑。此病多见于10岁以下儿童，且病前3周内有流行区旅居史。此病发病急、高热、头痛、呕吐，1～3天出现意识障碍（嗜睡或昏迷）及惊厥等症状，严重者发生呼吸衰竭、脑膜刺激征及椎体束征阳性；深反射先亢进后消失，并可出现其他神经系统症状和体征。另外，血液白细胞增多，中性增高，脑脊液检查无色、透明。

方一：

【组成】 大蒜、苋菜各50克，鲜荸荠250克，冰糖适量。

【制配】 将荸荠洗净去皮，与苋菜、大蒜、冰糖同放锅内，加水煎煮30分钟，吃荸荠喝汤，随时少量多饮。

【主治】 流行性乙型脑炎。

方二：

【组成】 大蒜2瓣，生石膏60克，苎麻根30克。

【制配】 将大蒜、生石膏、苎麻根共捣如泥，纱布包敷前额及后项。

【主治】 流行性乙型脑炎。

方三：

【组成】 大蒜、葱白、生姜各等份。

【制配】 将大蒜、葱白、生姜去皮共捣如烂糊，加热后敷关元穴上，用纱布固定，每日换3～5次，至病愈为止。

葱姜蒜·酒茶醋速效小偏方

【主治】 流行性乙型脑炎。

方四：

【组成】 大蒜、生石膏各 60 克,野菊花 30 克。

【制配】 将大蒜、生石膏、野菊花用水浸泡,煎取浓汁,饭后口中含漱,连用 1～2 周。

【主治】 流行性乙型脑炎。

痢疾

痢疾是由痢疾杆菌所引起的肠道传染病的总称,包括细菌性痢疾、阿米巴痢疾以及某些肠道疾患。中医称为肠澼、滞下,因症状不同分为赤痢、白痢、赤白痢、噤口痢、休息痢等。该病从口中进入,在肠中发展,引起结肠炎,溃疡和出血等。初起时多属湿热积滞,久痢多属虚寒。古人治痢有"四忌",一忌温补,宜清肠热导滞气行瘀血;二忌大下,宜疏通;三忌发汗耗正气;四忌分利。

方一：

【组成】 生大蒜 10 头,糖、盐各适量。

【制配】 将大蒜洗净去皮,捣烂如泥,加适量糖、盐,调匀分 3～4 次服,连服 3 日,并可酌量服用糖醋大蒜。

【主治】 痢疾、肠炎、泄泻。

方二：

【组成】 洋葱 7 个,白糖 50 克。

【制配】 将洋葱洗净切好同白糖入锅,加粳米煮粥。

【主治】 痢疾。

方三：

【组成】 独头蒜 1 个,热面条 1 碗。

【制配】 将蒜去皮捣如泥后拌热面条服下,每日 1～2 次;亦可用油条蘸蒜泥食用。

【主治】 痢疾。

方四：

【组成】 生姜 9 克,鸡蛋 1 个。

【制配】 将生姜捣碎打入鸡蛋和匀蒸熟,空腹顿服,每日 2 次。

【主治】 痢疾初起兼有恶寒发热。

方五：

【组成】 2‰温盐水、10％大蒜各适量。

【制配】 先以温盐水灌肠,再以大蒜液 100～200 毫升保留灌肠。

【主治】 痢疾。

方六：

【组成】 生姜 45 克,红糖 30 克。

【制配】 将生姜和红糖共捣为糊,每日 3 次分服,7 日为 1 疗程。

【主治】 细菌性痢疾。

方七：

【组成】 茶叶、生姜各等份。

【制配】 清水冲泡茶叶和生姜代茶频饮。

【主治】 轻症痢疾。

方八：

【组成】 茶叶 10 克,粳米 50 克,白糖适量。

【制配】 茶加水煎浓汁,入粳米煮至粥稠,加白糖拌匀,待温热服,每日 2 次,连服数日。

【主治】 痢疾。

方九：

【组成】 大蒜 1 头,芝麻酱 30 克,醋 30 毫升。

【制配】 将蒜捣烂成泥,与芝麻酱、醋同食。

【主治】 细菌性痢疾。

疟病

疟病是由疟原虫引起的一种传染病。其临床表现为阵发性寒战、发热、出汗、脾肿大、贫血等症状。本病中医学称为"疟病",主要受疟邪、瘴毒,或兼感风、寒、暑、湿等不同时令之邪而致。因为疟病的病变基础是邪在半表半里,所以治疗应以解表达邪,调和营养为主。若疟不愈,正气虚弱,则应扶正祛邪。控制疟疾的发作,一般应在发作23小时以前服药。另外,饮食所伤、劳倦过度、起居失宜等对本病的发作也有一定的影响。

方一：

【组成】 葱头 5 个,辣椒叶适量。

【制配】 将辣椒叶、葱头同捣烂。于疟疾发作前 2 小时,敷于任何一手腕桡动脉处。

【主治】 疟疾。

方二：

【组成】 葱白 35 克,秦艽、柴胡、荜茇各 30 克,常中、炙甘草各 20 克,淡豆豉 10 克,酒 1000 毫升。

【制配】 将荜茇醋炙。将葱白、秦艽、柴胡、常中研碎,用酒浸一宿,微温服,每次服 1 小杯。

【主治】 因疟病引起的寒热互和,肌肤赢瘦,身体乏力。

方三：

【组成】 生姜、细条各 10 克。

【制配】 将生姜洗净切片同细条入锅加水煎服。每日 1 剂,早晚分服。

【主治】 疟疾。

方四：

【组成】 生姜 100 克。

【制配】 将生姜捣烂取汁。每次服5～7毫升,每日2次或3次。

【主治】 疟疾。

方五:

【组成】 生姜10克,鸭子1只,大枣15克,姜、油、盐、酒各适量。

【制配】 将鸭子去毛及内脏,投姜、枣,加油、盐、酒炖汤服食。每日1次,连服2～3日。

【主治】 疟疾。

方六:

【组成】 生姜15～20克,白术30克。

【制配】 将生姜洗净切片同白术入锅加水煎服。每日1剂,早晚分服。

【主治】 疟疾。

方七:

【组成】 生姜500克,常山叶250克。

【制配】 将生姜捣烂取汁,与常山叶共煮为汁。每次服1.5～3克,每日2次。

【主治】 疟疾。

方八:

【组成】 生姜30克,赤小豆100克,鲤鱼(约250克)1条,大枣10个。

【制配】 将鱼去鳞和内脏,大枣去核,投入赤小豆和姜同煮汤,调味服食。每日1剂,连服3～4剂。

【主治】 疟疾。

方九:

【组成】 生姜、黄连各3克。

【制配】 将生姜、黄连共捣烂如泥状;摊成饼状如铜钱大。疟疾发作前1～2小时将药贴在肚脐上,用纱布盖好,并用纱布贴住。过了发作时间,再取下。

【主治】 疟疾。

第五篇　皮肤科疾病良方

皮肤覆盖全身,它使体内各种组织和器官免受物理性、机械性、化学性和病原微生物性的侵袭。治疗皮肤科疾病,葱、姜、蒜可直接作用于病灶,其治病功效更为显著。

湿疹

湿疹是一种常见的过敏性、炎症性皮肤病,其特征是多形性皮疹,易渗出,自觉瘙痒,对称分布,反复发作。

方一:

【组成】 葱白、盐各适量。

【制配】 将葱白洗净同盐共捣如泥敷患处。

【主治】 阴囊湿疹肿痛瘙痒。

方二：

【组成】 蒜瓣适量。

【制配】 将蒜瓣入锅煎水熏洗患处。

【主治】 阴部湿疹。

方三：

【组成】 大蒜(带皮梗)适量。

【制配】 将大蒜洗净,放锅内加半锅水煮开待温,浸洗患处;或将患部浸泡 10 分钟,每晚 1 次,约 1 个月即可痊愈。

【主治】 湿疹。

方四：

【组成】 鲜生姜切片适量。

【制配】 以生姜的切面涂擦痒处,姜汁用尽,再换新姜继续擦,直至奇痒缓解,如又痒可再擦,一般擦数次即止痒。

【主治】 皮肤过敏、湿疹、毒虫叮咬所致皮肤奇痒。

方五：

【组成】 乌梢蛇 1 条,猪脂、盐、姜各少许。

【制配】 将蛇切片煮汤,加猪脂、盐、姜调味,饮汤吃肉。

【主治】 湿疹及风湿痹痛症。

狐臭

狐臭又称胡臭,初起腋下多汗时,臭气加剧,不可近人,严重者乳晕、脐、腹、阴部等处均有臭秽之气。

方一：

【组成】 独头蒜汁、生姜汁各适量。

【制配】 用独头蒜汁和姜汁涂患处。

【主治】 狐臭。

方二：

【组成】 生大蒜 3 份,密陀僧 1 份。

【制配】 取密陀僧煅研细末,生大蒜去皮共捣烂如泥,每次取 5 克左右,平摊于干净纱布上,贴于腋下,用胶布固定。每日换 1 次,7 日为 1 疗程,一般 2～4 周即可见效。

【主治】 狐臭。

方三：

【组成】 姜、纱布各适量。

【制配】 将鲜姜洗净,捣碎,用纱布绞压取汁液。涂汁于腋下,每日数次。

【主治】 狐臭。

多汗脚臭

出汗过多是指手、脚或阴部出汗过多,脚汗过多常伴脚臭症。

方一：

【组成】　生姜、酒各适量。

【制配】　将生姜洗净切片,酒浸 24 小时后,涂擦手心或脚心,每日 2 次。

【主治】　手、脚汗多。

方二：

【组成】　生姜 15 克,枯矾 1.5 克。

【制配】　将生姜和枯矾同水煎,每晚洗脚 1 次,连洗数日。

【主治】　脚汗多。

方三：

【组成】　陈醋 50 毫升,大蒜 100 克,花椒 20 克,苦参 10 克。

【制配】　将大蒜、花椒、苦参水煎取汁,兑入陈醋中洗脚,每晚睡前洗 1 次,2～3 次见效,7 次可收到良好效果。洗脚时,水温以 40℃ 左右为宜,水量以淹过踝部为好,双脚放入热水中泡 10 分钟,再用双手在足趾及足心处揉搓 2～3 分钟效果更好。

【主治】　脚汗多。

方四：

【组成】　废茶渣适量。

【制配】　每日用废茶渣煎汤洗脚,并于每晚睡前撒废茶渣于鞋底。

【主治】　汗脚臭脚。

方五：

【组成】　水中加醋 20 毫升,大蒜 50 克。

【制配】　将大蒜去皮切片放入醋水中稍煮沸,稍温后浸两脚 10～15 分钟,每日 2 次(临睡前 1 次),连用 7～10 日,脚臭便可望消除。

【主治】　脚臭。

方六：

【组成】　盐、姜各适量。

【制配】　热水中放适量盐和数片姜,加热数分钟,不烫时洗脚,并搓洗数分钟,不仅除脚臭,还可消除疲劳。

【主治】　多汗脚臭。

稻田皮炎

　　稻田皮炎是长期从事水稻或其他水田作业过程中所发生的烂手烂脚病,俗称鸭怪,西医称浸渍糜烂型皮炎。一般在下水后 3～5 天发病,指(趾)缝间表皮浸渍、发白、起皱、糜烂,自觉疼痛与瘙痒,如继发感染,则可并发甲沟炎、淋巴管炎、丹毒等。

方一：

【组成】　大蒜 60 克,雄黄 30 克。

【制配】　将大蒜去皮同雄黄混匀捣成糊状,患处洗净后外涂。

【主治】　稻田皮炎。

方二：

【组成】　绿茶 25 克,明矾 50 克,黄柏 30 克。

【制配】 将明矾研粉和绿茶、黄柏加水 1000 毫升共煮沸 5 分钟,浸洗患处,并留着下次加热再洗,每日 1 剂,洗 3 次,每次 15 分钟。

【主治】 稻田皮炎、接触性皮炎。

痱子

痱子是暑湿蕴蒸皮肤,汗泄不畅所致,与西医红色粟粒相似,炎热夏天发病突然。在皮肤汗孔出现针尖般红色小粟,速即变成小水疱或小脓疱,好发于前额、颈部、肘窝、乳下、躯干等处,自觉瘙痒刺痛,因瘙痒抓破便可继发脓疮和暑疖等症。

方一:

【组成】 大蒜、西瓜皮、白糖各适量。

【制配】 大蒜、西瓜皮煎汤,加白糖少许,代茶饮,每日数次。

【主治】 痱子。

方二:

【组成】 大蒜、红萝卜、清水马蹄各适量。

【制配】 将大蒜、红萝卜、清水马蹄煎汤代茶饮,每日数次。

【主治】 痱子。

方三:

【组成】 大蒜、绿豆、黑豆、赤小豆各等量。

【制配】 将大蒜、绿豆、黑豆、赤小豆入锅共煮汤,每日代茶饮。

【主治】 痱子。

方五:

【组成】 冬瓜 500 克,大蒜 100 克。

【制配】 将冬瓜、大蒜入锅煎汤 150 毫升,每日分 3 次服。

【主治】 痱子。

黄水疮

黄水疮,中医称天泡疮,多发于夏秋,开始患处发红,继起水疱,迅速变成脓疱,疱易破,渗液糜烂,结痂为米黄色,愈后不留疤痕。

方一:

【组成】 干尖辣椒 3 克,大蒜 10 克,豆油 30 毫升。

【制配】 将辣椒切碎,大蒜去皮,用豆油将蒜椒炸焦去渣,用油涂患处,每日 2 次,2～3 日即愈。

【主治】 黄水疮。

方二:

【组成】 大蒜 50 克,鲜桃树叶、鲜丝瓜叶各 25 克,明矾 3 克。

【制配】 将大蒜去皮同鲜桃叶、丝瓜叶、明矾共捣烂取汁,涂患处,每日 2 次。

【主治】 黄水疮。

方三:

【组成】 绿豆 50 克,大蒜 20 克,竹叶心 20 支。

【制配】 将绿豆、大蒜、竹叶心入锅同水煎,代茶饮。

【主治】 黄水疮。

方四:

【组成】 松香粉20克,大葱适量。

【制配】 将松香粉装入适量鲜大葱内扎紧,置锅中加水煮沸10分钟,取出放入冷水中。待松香凝固,去葱叶,研粉,撒在黄水疮表面,每日1次或2次。

【主治】 黄水疮。

方五:

【组成】 鸡蛋壳、香油各适量。

【制配】 将鸡蛋壳在砂锅内焙黄,研细末,用香油调拌,抹患处,每日1次,3～5次可愈。

【主治】 黄水疮。

皮肤瘙痒

皮肤瘙痒无原发性损害,仅有抓痕、搓破、渗液结痂等继发性损害,日久可呈湿疹样病变,色素沉淀或色素减退。

方一:

【组成】 大蒜20克,花椒30克,白矾15克。

【制配】 将大蒜、花椒、白矾共煎汤,待稍凉后洗患部,每日1次或2次。

【主治】 皮肤瘙痒。

方二:

【组成】 葱叶适量。

【制配】 将葱叶剥开,用葱叶内侧擦拭被毒虫咬过的红肿痒处,反复擦几遍至不痒即止。

【主治】 皮肤瘙痒。

方三:

【组成】 大蒜适量。

【制配】 用切成片的大蒜在被蚊虫叮咬处反复擦1分钟,有止痛去痒消炎作用。

【主治】 皮肤瘙痒。

深部真菌感染

真菌亦称霉菌,其形态构造比细菌复杂,又很容易造成体表感染。深部感染多发生在长期使用抗生素所造成的菌群失调症,再用抗生素多已无能为力,而大蒜却能发挥良好的作用。

方一:

【组成】 20％～30％大蒜液适量。

【制配】 每次口服10～20毫升大蒜液,每日2次,饭后服。

【主治】 深部真菌感染。

方二：

【组成】　生大蒜适量。

【制配】　每餐生食1～2瓣,坚持服用一段时间。

【主治】　深部真菌感染。

方三：

【组成】　10％大蒜糖浆,多种维生素各适量。

【制配】　内服。

【主治】　深部真菌感染。

方四：

【组成】　大蒜头125克,芒硝60克,大黄末30克,醋60毫升。

【制配】　蒜去皮与芒硝同捣成糊状敷患处(先涂点油),药要稍大于患处且高于皮肤,周围用纱布围成一圈,略加固定。1小时后去掉敷药,用温水洗净,再用醋和大黄末调成糊状敷原处,6～8小时后去掉敷药。一般1～2次即愈。

【主治】　深部脓肿。

神经性皮炎

　　神经性皮炎是一种皮肤神经功能障碍性皮肤病,多见于颈部,易复发。发病时有阵发性剧烈瘙痒感,随后出现密集成群的针头玉米粒大小的皮色或褐色多角形扁平立疹,皮肤逐渐增厚;形成局限性肥厚斑块,呈苔藓状,除颈部外,也见于大腿内侧、前臂及会阴部。多因精神紧张、兴奋、忧郁以及神经衰弱等,致使气血失调、血虚燥热;或脾胃湿热,复感风邪,蕴于肌肤而发病。此病与中医学上的牛皮癣、摄领疮相类似,故又称单纯性苔癣。

方一：

【组成】　大葱头2个,川椒2克,斑蝥16个,薄荷油2毫升,50％酒精500毫升。

【制配】　将大葱头、川椒、斑蝥、薄荷油放置酒精中浸泡1周。涂患处,每日1次。

【主治】　神经性皮炎。

方二：

【组成】　葱头7个,紫皮蒜(略焙)21克,白糖、蓖麻仁各15克,冰片1.5克。

【制配】　将葱头和焙干的紫皮蒜、白糖、冰片、蓖麻仁共捣烂如泥状。涂患处。

【主治】　神经性皮炎。

方三：

【组成】　大蒜(去皮)、韭菜各50克。

【制配】　将大蒜和韭菜混合捣烂为泥。取药泥外敷,一般3～6次即有好转。开始敷时,时有痒感,2～3天后,痛痒感消失,皮炎部分开始结痂,逐渐脱落而愈。

【主治】　神经性皮炎。

方四：

【组成】　大蒜3头,米醋、硫黄各适量。

【制配】　将大蒜剥外皮捣烂,用纱布包好,浸入米醋(可加少量硫黄)片刻,取纱布

葱姜蒜·酒茶醋速效小偏方

包擦患处。每天早晚 2 次,连擦 1 周。

【主治】 神经性皮炎。

方五:

【组成】 大蒜 4 头,艾条 1 支。

【制配】 大蒜捣烂,取纱布包裹。外敷患处,艾条隔蒜灸患处,以痛为度,隔日 1 次。

【主治】 神经性皮炎。

方六:

【组成】 蒜头(红皮蒜更佳)适量。

【制配】 将蒜捣烂,以纱布包裹,外敷患处。每日换药 1 次,3～7 日可见效。

【主治】 神经性皮炎。

银屑病

银屑病又称牛皮癣,是一种常见的皮肤病;常发于头皮和四肢,尤其是肘和膝关节附近。临床表现以浸润性红斑及多层银白色鳞屑的血疹或斑片为主。病程经过缓慢,有多发倾向,如果刮去鳞屑及其下面的发亮薄膜后有点状出血,有痒感。常于夏季减轻或自愈,冬季复发或恶化。中医称此病为松皮癣、白疮、干癣等。

方一:

【组成】 肉桂、高良姜、细辛各 1.5 克,全斑蝥 10 个,白酒 90 毫升。

【制配】 将肉桂、高良姜、细辛和全斑蝥放入白酒内,浸 6～8 日后使用。先将患处用温水洗净,再用药轻涂(注意不要涂到正常皮肤上),每日或隔日 1 次,不应间断。

【主治】 银屑病。

方二:

【组成】 紫皮蒜、白糖各 20 克,葱白 7 个,冰片 1 克,蓖麻子仁 15 克。

【制配】 将紫皮大蒜、葱白、白糖、冰片、蓖麻子仁共捣如泥状,敷患处,每日 1 次。

【主治】 银屑病。

方三:

【组成】 大蒜适量,艾卷若干。

【制配】 将大蒜捣如泥。涂患处如铜钱厚,以艾卷隔蒜泥灸,以感微痛为度。

【主治】 银屑病。

方四:

【组成】 金毛狗脊 3 克,密陀僧 1.5 克,姜片、麻油各适量。

【制配】 先以凉开水冲洗患处,再用鲜姜片擦拭,然后用金毛狗脊、密陀僧药末涂抹,隔日洗 1 次,换 1 次药。

【主治】 银屑病。

方五:

【组成】 生大蒜、芋头各适量。

【制配】 将大蒜和芋头共捣烂,外敷患处。

【主治】 银屑病。

带状疱疹

带状疱疹俗称缠腰龙,又称蜘蛛疮、蛇串疮等,是由带状疱疹病毒引发的若干族集水疱群,排列成不规则带状,常发于单侧胸腹背或颜面,刺痛,局部皮肤有灼热感,感觉过敏和神经痛。

方一:

【组成】 紫皮大蒜(去皮)2份,白胡椒1份。

【制配】 将胡椒研成细粉,同大蒜共置于乳钵内,捣烂如泥,贮瓶密封备用。在耳背找好两侧静脉,皮肤消毒后,以三棱针或手术刀尖点破静脉远端,令出血5～10滴,无菌干棉球盖之,继而在一侧耳轮凹陷处消毒后用手术刀片轻轻划破表皮(以不出血为度),再将豆瓣大一块蒜泥放在小胶布条上,贴于划口处(下次贴划对侧)即可,隔日治疗1次,5次为1疗程。

【主治】 带状疱疹。

方二:

【组成】 大蒜、野烟叶各适量。

【制配】 将大蒜、野烟叶捣烂如泥。用水调后搽抹。

【主治】 带状疱疹。

荨麻疹

荨麻疹俗称风疹块,中医称瘾疹,是一种常见的过敏性皮肤病。病因复杂,有植物性的,如花粉、荨麻;动物性的,如羽毛、鱼、虾;化学性的,如药物;物理性的,如寒冷、光、热;感染性的,如寄生虫等。中医认为,风、寒、热、虫、气血不足等均可引起发病。临床表现为大小不等的局限性风疹块,骤然发生,迅速消退,瘙痒剧烈,消退后不留任何痕迹。

方一:

【组成】 葱白35根。

【制配】 取15根葱白煎水热服,取20根水煎局部温洗。

【主治】 荨麻疹。

方二:

【组成】 葱白5根,荆芥、防风、牛蒡子、浮萍各9克,葛根12克,僵蚕、蝉蜕、薄荷各6克,苦参、蛇床子各10克,甘草5克。

【制配】 将上药入锅水煎服。

【主治】 荨麻疹。

方三:

【组成】 生姜适量。

【制配】 将生姜捣烂,布包,敷擦痒处。

【主治】 荨麻疹。

方四：

【组成】 绿豆 30 克，白萝卜、葱白各 15 克。

【制配】 将绿豆、白萝卜、葱白入锅水煎后饮服，每日 2～3 次。

【主治】 风疹肿痒疼痛。

方五：

【组成】 生姜 3 片，麻黄 6 克，桂枝、白芍、苏叶、荆芥、北杏各 12 克，防风、大枣各 15 克。

【制配】 将上药入锅水煎后饮服。

【主治】 风寒型荨麻疹。

方六：

【组成】 麻黄、甘草各 9 克，连翘、赤小豆各 20 克，桑白皮、顶仁、乌梅、僵蚕、蝉蜕、生姜各 10 克，大枣 5 枚。

【制配】 将上药入锅水煎服。

【主治】 荨麻疹。

方七：

【组成】 蒜苗 60 克。

【制配】 将蒜苗洗净切段入锅水煎外洗，每日 1 次。

【主治】 荨麻疹。

方八：

【组成】 大蒜 15 克，大枫子 30 克。

【制配】 将大蒜、大枫子捣烂，加水 100 毫升，煮沸约 5 分钟，取液外涂患处。

【主治】 荨麻疹。

方九：

【组成】 葱白 25 克，生姜 20 克，防风、桂枝各 9 克。

【制配】 将上药共水煎，每日 1 剂。

【主治】 荨麻疹。

头癣

头癣是发生于头部毛发及皮肤的真菌病。表现为头发无光泽，脆而易断，头皮有时发红，有脱屑或结痂。结黄痂致永久性秃发的是黄癣，脱白屑而不损害毛发生长的是白癣，均有传染性。

方一：

【组成】 大蒜头、凡士林各适量。

【制配】 把大蒜去皮捣烂，用凡士林调成软膏。涂患处，日夜各 1 次。

【主治】 头癣。

方二：

【组成】 白信石 0.6 克，新鲜生姜（如大拇指头样大小）3 块，高度白酒 60 毫升。

【制配】 将白信石、生姜、白酒装入酒瓶内泡 2 日。取生姜擦患处，每次 1～3 分钟。力度须适中,以不破皮肤为宜。如擦破皮肤,可用紫药水涂于患处,待愈后继续用。7、8、9 月天气炎热不宜用。本药有毒,只能外用,切忌内服。

【主治】 头癣。

方三:

【组成】 蒜梗、刘寄奴、艾叶各 12 克。

【制配】 将蒜梗、刘寄奴、艾叶入锅水煎成汤,取药液洗患部。每日 1 次,每剂可用 2～3 次。

【主治】 头癣。

手、足、甲癣

手癣,因其掌粗糙皲裂如鹅掌而称为鹅掌风,是由于真菌侵犯手部表皮所引起的真菌性皮肤病,多由足部传染而来,亦可直接发病。其临床特点是,初起紫白斑点、瘙痒,以后叠起白皮而脱屑,日久则皮肤粗糙变厚延及全手。甲癣即灰指(趾)甲、鹅爪风,是一种真菌感染性皮肤病。多见于成年人,常有癣病史。初起时指(趾)甲的远端甲缘或甲褶部失去光泽,呈灰白、污黄或灰褐色,甲板变得凹凸不平,增厚或萎缩,质变脆,易蛀空,边缘翘起且残缺不齐,重者甲板与甲床分离。足癣俗称脚湿气或香港脚,是由丝状真菌侵入足部表皮所引起的真菌性皮肤病。通过与患者共用拖鞋、脚布等传染。该病流行广泛,常发生在趾间或足底,表现为足趾间糜烂发白,奇痒难忍,抓破后露出红润面,常继发感染。一般为反复发作,春夏加重,秋冬减轻,常有继发感染引起疼痛、发热。中医认为本病多因湿热下注,或久居湿地染毒而致。

方一:

【组成】 葱头 14 个,白蜜 120 克。

【制配】 将葱头、白蜜共捣烂为泥。取药泥擦患处。

【主治】 手癣。

方二:

【组成】 葱、蕺菜各等量。

【制配】 将葱、蕺菜捣丸两手频搓。

【主治】 手癣。

方三:

【组成】 生姜 1 块。

【制配】 将生姜切成片,用力摩擦患处,每日 2 次或 3 次。

【主治】 足癣。

方四:

【组成】 葱白 3 根,生半夏 30 克,猫眼草 15 克。

【制配】 将半夏、猫眼草研末,与葱白捣成膏状。外敷患处,每日 1 次。

【主治】 足癣。

方五:

【组成】 大蒜 2 头,陈醋 50 毫升。

【制配】 将蒜捣烂,用醋拌好。浸泡患处。

【主治】 手癣。

方六:

【组成】 大蒜、桃树叶各30克。

【制配】 将大蒜、桃树叶捣烂,敷患处,每日1次。

【主治】 手癣。

方七:

【组成】 生大蒜头、糯米饭各适量。

【制配】 将大蒜和糯米饭捣烂拌匀,涂手指甲上,24小时更换(伏天为宜)。

【主治】 甲癣。

方八:

【组成】 生大蒜适量。

【制配】 洗脚后用大蒜擦患处,连擦2周,每日1次或2次。

【主治】 足癣。

方九:

【组成】 蒜秸、艾叶、刘寄奴各120克。

【制配】 将蒜秸、艾叶、刘寄奴入锅加水2500毫升,浸泡后煮沸5~10分钟,过滤,取药液洗患脚。每日1次,6日为1疗程,每剂可用2次或3次。

【主治】 足癣。

花斑癣

花斑癣俗称汗斑,是一种皮肤上出现紫斑与白斑交错的浅表性真菌皮肤病。多由机体被风湿所侵,郁于皮肤腠理所致。临床特点为不规则形斑疹,或色素减退斑,数量不等,界限清晰,褐色。好发于胸背部及腋下,无明显症状,或稍有刺痒。本病与中医学紫白癜风相似。

方一:

【组成】 生姜汁、密陀僧(研末)各适量。

【制配】 将生姜汁、密陀僧调和,涂患处。

【主治】 汗斑。

方二:

【组成】 姜片、枯矾、硫黄各等份。

【制配】 将枯矾、硫黄研成末。以姜片蘸药末搽患处。忌洗澡数日。

【主治】 汗斑。

方三:

【组成】 山姜20克,醋100毫升。

【制配】 将鲜山姜捣烂,浸醋12小时(密闭)。洗净患处,以姜擦患处。每日1次,连用3次为1疗程。

【主治】 花斑癣。

方四：

【组成】 生姜 30 克,枯矾 20 克。

【制配】 将生姜、枯矾共捣成膏。涂患处,每日 1 次。

【主治】 花斑癣。

方五：

【组成】 贝母、南星各等份,生姜适量。

【制配】 将贝母、南星研末,用生姜片蘸末搽擦。

【主治】 花斑癣。

方六：

【组成】 紫皮蒜适量。

【制配】 将紫皮蒜捣烂擦患处。

【主治】 花斑癣。

方七：

【组成】 密陀僧、硫黄各 15 克,白芷 30 克,冰片 0.9 克,白酒适量。

【制配】 将密陀僧、硫黄、白芷、冰片共研细末,用白酒调膏。外搽,每日 2 次或 3 次。

【主治】 花斑癣。

脓疱疮

脓疱疮是一种化脓性传染性皮肤疾病。夏秋季小儿易患,好发于暴露部位。初起为浅表型水疱,有痒感,后迅速变为脓疱。疱壁薄而易破,破后形成糜烂,疱周边有炎性红晕,干后结成黄痂,愈后不留疤痕,但稍有色素沉淀。祖国医学称之为黄水疮、滴脓或天疱疮。

方一：

【组成】 干姜、冰片各 10 克。

【制配】 将干姜、冰片研末外敷,每日 1 次。

【主治】 脓疱疮。

方二：

【组成】 黄柏、黄芩、生大葱、苦参各 30 克,蒲公英、百部、金银花各 20 克。

【制配】 将上药入锅水煎服,每日 1 剂。

【主治】 脓疱疮。

方三：

【组成】 干姜 10 克,青黛 20 克,细辛、冰片各 3 克,香油适量。

【制配】 将干姜、青黛、细辛、冰片共研为细末。每次用少许,加麻油后调匀涂患处,每日 1 次。

【主治】 脓疱疮。

疥疮

疥疮是一种由疥毒细菌传染而引起的疾病。此症初起,形如芥子之粒,故名疥疮。大多是因个人卫生习惯不良,或接触疥疮患者而被传染,也有的是因风、湿、热、虫郁于肌肤而引起。一般由手指或手丫处发生,渐渐蔓延到全身,只有头面不易波及。若搔痒过度,会使皮肤破裂,流出血水,结成干痂,其中有虫,日久化脓,又痛又痒。

方一:

【组成】 蒜头适量。

【制配】 将蒜头捣泥,搽患处。

【主治】 疥疮。

方二:

【组成】 葱白3个,硫黄9克。

【制配】 将葱白和硫黄共捣烂,擦患处。

【主治】 疥疮。

方三:

【组成】 苦参子、土荆皮、花椒、樟皮、白及、姜、百部、槟榔各30克,木通90克,高粱酒750毫升。

【制配】 将上述药材共捣碎,布包,置于净瓶中,用750毫升高粱酒浸泡,经3~5日,去渣备用。

【主治】 疥疮。

方四:

【组成】 大蒜3瓣,韭菜100克。

【制配】 将大蒜、韭菜捣烂敷患处,每日1次或2次。

【主治】 疥疮。

酒渣鼻

酒渣鼻是一种发于颜面中部,特别是鼻尖和鼻翼两侧的慢性皮肤炎症。初起发生暂时性红斑,或不断出现成批的针头至黄豆大小的丘疹或脓疱,伴以毛细血管扩张,以后红色持久不退。重者鼻部组织增生肥厚,形成鼻赘。

方一:

【组成】 生姜、赤芍、川芎各10克,大枣15克,老葱(切碎)3根,麝香适量。

【制配】 将生姜、赤芍、川芎、大枣、切碎的葱入锅加水煎服,分3次饮,每次兑麝香0.3克,每日1剂。

【主治】 酒渣鼻。

方二:

【组成】 葱白15克,黄连末5克。

【制配】 将葱白、黄连末共捣成膏状,敷患处,每日1次或2次。

【主治】 酒渣鼻。

方三:

【组成】 硫黄30克,白矾、轻粉各1.5克,白酒适量。

【制配】 将硫黄、白矾研为末与轻粉和白酒混合后,隔水煮1小时。搅匀后涂患处。

【主治】 酒渣鼻。

脱发　▶▶▶

脱发是由多种原因引起的毛发脱落的现象,生理性的,如妊娠、分娩;病理性的,如伤寒、肺炎、痢疾、贫血及癌症等都可能引起脱发。另外,用脑过度、营养不良、内分泌失调等也可能引起脱发。在临床上分为脂溢性脱发、先天性脱发、症状性脱发、斑秃等。中医认为脱发多由肾虚、血虚,不能上荣于毛发;或血热风燥、温热上蒸所致。

方一:

【组成】 生姜皮(焙干)、人参各 30 克,鲜生姜适量。

【制配】 将生姜皮、人参研为细末,和匀。每次用生姜切片蘸药末于发落处擦拭,隔日用 1 次。

【主治】 脱发。

方二:

【组成】 生姜 50 克,食盐 20 克,何首乌、维生素 B₁ 各适量。

【制配】 将食盐溶在 100 毫升水里,然后把生姜切片浸入盐水中半小时。最后用生姜蘸盐水揩搽头皮,到发热难受为止,每天搽 3 次(姜盐水每日更换 1 次);同时备何首乌煎汤喝,另加服维生素 B₁ 适量。

【主治】 脱发。

方三:

【组成】 葱白 60 克,紫草 30 克。

【制配】 将葱白和紫草共捣烂为泥。取泥敷患处,每日 1 次或 2 次。

【主治】 斑秃。

方四:

【组成】 老姜数片,高粱酒适量。

【制配】 老姜放入高粱酒中浸泡 3 日,然后以姜擦无发头皮。

【主治】 脱发。

方五:

【组成】 干姜 90 克,红花 60 克,当归、赤芍、生地黄、侧柏叶各 100 克,75% 酒精 3000 毫升。

【制配】 将干姜、红花、当归、赤芍、生地黄、侧柏叶共切碎,放入酒精中,密封浸泡 10 日后外用。每日擦患处 3 次或 4 次。

【主治】 斑秃。

方六:

【组成】 老姜数片,高粱酒适量。

【制配】 将老姜浸泡在高粱酒中,2～3 日。用力擦无发处,半月后,头发即可再生。

【主治】 脱发。

方七:

【组成】 生姜 1 块。

葱姜蒜·酒茶醋速效小偏方

【制配】 将生姜捣烂后加温,敷头上,2次或3次即可。

【主治】 脱发。

方八:

【组成】 大蒜2头,蜂蜜30毫升。

【制配】 将大蒜捣烂,与蜂蜜调成糊状。取药糊擦脱发处皮肤,每日1～2次。

【主治】 脱发。

方九:

【组成】 生姜、半夏各等份,麻油适量。

【制配】 半夏研末以麻油调,生姜切片。以姜片擦患处3次后用半夏末搽之。

【主治】 脂溢性脱发。

鸡眼

鸡眼是一种多见于足底及足趾的角质增生物。呈灰黄色或蜡黄色,系上较突出部位的皮肤长期受压或摩擦发生,同限性角层增厚,其尖端逐渐深入皮层,圆形基底裸露皮外,坚硬如肉刺,行走时因鞋过紧,或脚部先天性畸形,使尖端压迫神经末梢产生疼痛。

方一:

【组成】 葱白适量。

【制配】 用热水洗净脚并擦干,然后另剥葱白根近处白色鳞茎上最外层的薄皮,贴于鸡眼上,用胶布固定,至鸡眼变白、变软,自行脱落为止。

【主治】 鸡眼。

方二:

【组成】 大蒜1头,醋适量。

【制配】 将大蒜捣如泥,调醋,割鸡眼表面粗糙角膜层(以刚出血为度)用盐水(温开水2000毫升加生盐5克溶化)浸20余分钟,使其皮软化,抹干。将蒜泥塞满切口,用消毒纱布、绷带和胶布包好。每日或隔日换1次。5～7日为1疗程。

【主治】 鸡眼。

方三:

【组成】 葱白1根,荸荠1枚。

【制配】 将葱白、荸荠去皮,捣烂敷鸡眼处,用布包好,每晚临睡前更换。

【主治】 鸡眼。

方四:

【组成】 连须葱白1根,蜂蜜少许。

【制配】 先将患处用温水洗净,消毒后削去鸡眼老皮,削至出血为度。遂用葱白洗净捣烂,加少许蜂蜜调匀敷患处,外用纱布包扎固定。3日换药1次。

【主治】 鸡眼。

方五:

【组成】 生姜、艾叶各适量。

【制配】 以生姜置患处,将艾叶置生姜上,用火烧之,隔日自落。

【主治】 鸡眼。

方六:

【组成】 独头紫皮大蒜1头,葱白1根。

【制配】 将大蒜去皮同葱白捣烂如泥,敷涂于鸡眼患处,并用纱布包裹固定。5日后可见患处发黑,1周以后鸡眼即自行脱落。

【主治】 轻度鸡眼。

方八:

【组成】 生姜片、艾叶适量。

【制配】 将生姜置患处,艾叶置于生姜上,用香火烧艾叶。隔日1次,鸡眼脱落即止。

【主治】 鸡眼。

白癜风

白癜风又称白驳风、白癜、斑白,是一种后天性的局限性皮肤色素脱失症。常因皮肤色素消失而发生大小不等的白色斑片,多发于颜面和四肢,常无自觉症状。白斑部皮肤正常,只有对称的大小不等的色素脱失症状。白癜风周边常可见黑色素增多的现象,数目因人而异,可发生于人体表皮任何部位。此病少数可自愈,多数发展到一定程度后长期存在,只影响容貌,不影响身体健康。

方一:

【组成】 独头蒜1头,蜂蜜9克。

【制配】 将蒜捣烂,与蜂蜜搅成膏敷患处,坚持敷用。

【主治】 白癜风。

方二:

【组成】 鲜生姜适量。

【制配】 将生姜切片,涂擦患处,连用2~3个月。

【主治】 白癜风。

方三:

【组成】 赤芍6克,川芎5克,桃仁(研碎)、红花、鲜姜(切)各9克,老葱(切)3根,大枣7个,麝香(绢包)0.15克,黄酒适量。

【制配】 先用黄酒350~400毫升将前七味药煎至70~80毫升时,滤去渣滓,再将麝香(绢包)入酒内煎4~5沸即可。每晚睡前服,其余时间服药效果不显著。1剂药连续煎服两晚,停药一晚再煎服新药。以免影响食欲,如此连服10剂。

【主治】 白癜风。

方四:

【组成】 野茴香2克,除虫菊根、白鲜皮、干姜各44克,蜂蜜1000克。

【制配】 将蜂蜜倒入容器内,置沸水中、溶化,搅拌除沫;将野茴香、除虫菊根、白鲜皮、干姜共研细末,筛之,取药面徐徐倒入蜂蜜内,充分搅拌成膏。每日3次,每次服

15 克。10 日后,每次增加 5 克,一直加至 30 克,可根据病情适当调整剂量进行治疗,直至痊愈。

【主治】 白癜风。

方五:

【组成】 白附子、密陀僧、硫黄各 10 克,生姜 3 克,韭菜汁适量。

【制配】 将白附子、密陀僧、硫黄、生姜共研细粉,用韭菜汁调匀敷于患处,每日 2～3 次。

【主治】 白癜风。

方六:

【组成】 生姜适量,75％酒精或纯白酒适量。

【制配】 将生姜浸于 75％酒精或纯白酒内成糊状后搽敷患处。

【主治】 白癜风。

疣

疣又叫千日疣,是一种常见的由人乳头状病毒引起的皮肤浅表性良性小赘生物,有一定的传染性。受感染后,其潜伏期较长,一般为 4 个月左右才发病。常见的有扁平疣、寻常疣、传染性软疣和跖疣。中医认为疣是因风邪侵于肌肤而成,或者是由肝肾精血不足、血燥筋气不荣等原因所致。

方一:

【组成】 大蒜、酒各适量。

【制配】 将大蒜捣烂放酒精中浸泡,1 周以后将上述药液倒出,用脱脂棉球蘸药液涂患处。每日 2 次,注意保护正常皮肤。若出现皮肤发红起水疱,可暂停 1～2 日再用,以愈为度。

【主治】 扁平疣。

方二:

【组成】 生姜、醋各适量。

【制配】 将生姜捣烂取汁,加醋调匀,搽患处,每日数次。

【主治】 寻常疣。

方三:

【组成】 生大蒜 1～2 瓣。

【制配】 将生大蒜用茅檐雨水磨汁,涂赘瘤处,每日 3～4 次。

【主治】 寻常疣。

方四:

【组成】 生大蒜适量。

【制配】 将生大蒜掰开沾唾液涂擦赘瘤 2～3 次。

【主治】 平常疣。

方五:

【组成】 紫皮大蒜 2 瓣,75％酒精。

【制配】 将大蒜捣成糊状备用。用胶布将疣根基部皮肤粘贴遮盖,经 75% 酒精消毒后,用无菌刀剪破疣体的头部,以见血为度,随即用适量蒜泥敷疣体及破损处,然后用胶布包盖。一般 4～5 日后,疣即可脱落,不愈者可再治 1 次。如惧怕切破疣体,可将蒜瓣切开深擦疣体,每日 6～8 次,一般 20 余日疣体即自行脱落。

【主治】 寻常疣。

方六:

【组成】 独瓣大蒜 150 克,雨水适量。

【制配】 将大蒜去皮用石臼捣成泥,放入盆内与雨水混合放置阳光下暴晒,待盆内散布发出气味后即可使用。将患有寻常疣的部位放入盆内充分浸泡,每次约半小时,每日 1 次。

【主治】 寻常疣。

冻疮

冻疮是指局部皮肤、肌肉因寒气侵袭、血脉凝滞,形成局部血液循环障碍而导致皮肉损伤的疾病。常由耐寒性差,或暴冷着热与暴热着冷等引起。多患于手、足、耳郭等暴露部位,初起局部皮肤呈苍白漫肿、麻木冷感,继则呈青紫色,或有斑块、边沿赤红、自觉灼痛、瘙痒。轻者 10 天左右自行消散,重者则疼痛加剧,可出现紫血疱,皮肤溃烂,一般愈合缓慢,至天暖才愈。严重的有水疱,疱破后可形成溃疡、瘙痒和烧灼,甚至痛感。

方一:

【组成】 葱 60 克,红辣椒、木瓜各 30 克。

【制配】 将红辣椒、葱、木瓜入锅水煎后洗患处。

【主治】 冻疮初起。

方二:

【组成】 葱白 30 克,干姜 20 克。

【制配】 将葱白和干姜入锅水煎,洗患处。

【主治】 冻疮未溃烂者。

方三:

【组成】 生姜 30 克。

【制配】 将生姜洗净切片入锅加水 2000 毫升煮半小时,取汁待温,浸泡并用药渣热敷患处。每日 1 次,每次半小时。

【主治】 冻疮未溃烂者。

方四:

【组成】 连须葱白 7 根,艾叶 6 克,花椒 7 粒。

【制配】 将连须葱白、艾叶、花椒入锅水煎,洗患处。

【主治】 冻疮未溃烂者。

方五:

【组成】 生姜汁半杯,黄柏 21 克,白蔹 9 克。

【制配】 将生姜汁、黄柏、白蔹入锅水煎,洗患处。

【主治】 冻疮未溃烂者。

方六:

【组成】 生姜 1 块。

【制配】 将生姜在热灰中煨热,切开搽患处。

【主治】 冻疮未溃烂者。

方七:

【组成】 羊肉 500 克,花椒 3 克,生姜 15 克,当归 30 克。

【制配】 将羊肉洗净切片同花椒、生姜、当归入锅煮食。

【主治】 冻疮。

方八:

【组成】 当归 12 克,炙甘草 3 克,桂枝、赤芍、干姜各 9 克,大枣 10 个。

【制配】 将上述药材入锅水煎服。

【主治】 冻疮肿痛溃烂者。

方九:

【组成】 紫皮大蒜适量。

【制配】 将大蒜去皮捣烂后涂患处或将要起冻疮处,每日 1 次,连涂 5～7 日。如皮肤起疱,可暂缓使用。

【主治】 冻疮初起或预防冻疮。

结膜炎

结膜炎又称红眼病,中医称其为天行赤眼,症见患眼白睛红赤或见白睛点片状溢血,涩痒交作,怕热羞明。现代医学称作急性传染性结膜炎。

方一:

【组成】 生姜适量。

【制配】 将生姜洗净切成薄片,贴于眼四周皮肤上,用胶布固定。

【主治】 结膜炎。

方二:

【组成】 干姜末适量。

【制配】 将干姜末用水调匀贴脚心。

【主治】 结膜炎。

方三:

【组成】 鲜姜 1 块(略厚),黄连 2 克。

【制配】 将生姜挖一个小孔,把黄连放入孔中,置火上煨热,贴于太阳穴上。

【主治】 结膜炎。

头目疼痛

头目疼痛是指头部和眼部均有疼痛,一般多见单侧先发,亦可同时出现。

方一：

【组成】 葱叶适量。

【制配】 把葱叶插入鼻内深处及耳内,气通则痛止,且清爽。

【主治】 头目疼痛。

方二：

【组成】 葱子250克。

【制配】 将葱子研细末,加1升水,每次取50克煎至300毫升,去渣用来煮粥,食之明目。

【主治】 目痛。

方三：

【组成】 决明子、韭菜子各6克,姜汁适量。

【制配】 将决明子、韭菜子共研末,用姜汁调匀敷两侧太阳穴。

【主治】 目痛。

鼻衄

鼻衄即鼻出血,不是一个独立的疾病,而是全身疾病和鼻部疾病的一个重要表现,常见单侧或双侧出血。

方一：

【组成】 独头蒜1头。

【制配】 将独头蒜去皮研如泥分2份,1份用8层麻纸包贴百会穴,另1份用7层麻纸包贴涌泉穴,以烙铁加温纸包。

【主治】 鼻衄。

方二：

【组成】 带须大葱4根。

【制配】 将带须大葱共捣如泥,敷出血鼻孔之对侧足心,双侧出血敷双侧足心,10分钟血即止。

【主治】 鼻衄。

方三：

【组成】 干姜1块。

【制配】 将干姜切碎用湿纸包裹,置火边煨熟,塞入鼻孔。

【主治】 鼻衄。

方四：

【组成】 葱白、京墨各适量。

【制配】 将葱白捣烂取汁研京墨,墨汁滴鼻中。

【主治】 鼻衄。

方五：

【组成】 葱汁、酒、醋各适量。

【制配】 将葱汁、酒、醋混合后取少许(2～3滴)滴鼻。或大葱连根1把,洗净捣烂压取汁,棉球蘸葱汁紧塞衄血之鼻孔。

【主治】 鼻衄。

方六:

【组成】 艾叶15克,大蒜15克,生姜3克,鸡蛋黄1个。

【制配】 将上药共捣烂混合均匀,外敷足心处。

【主治】 鼻衄。

方七:

【组成】 生姜汁5毫升,萱草根汁10毫升。

【制配】 两药混合均匀,温开水送服。每日2剂,早晚服用。

【主治】 鼻衄。

方八:

【组成】 干姜1块。

【制配】 将干姜削尖,用纸包裹,浸湿后放火边煨热,去纸,塞入鼻孔。

【主治】 鼻衄。

鼻窦炎

鼻窦炎指的是鼻窦、副鼻窦发生化脓性炎症,鼻腔内充满脓性分泌物,造成鼻塞、嗅觉失灵、头痛、记忆力减退、耳鸣、听力减退、溢泪。鼻窦炎与中医所指鼻渊颇近似。

方一:

【组成】 大蒜适量。

【制配】 将大蒜去皮捣烂如泥,敷于双足心,再用纱布、胶布固定,每日更换1次。

【主治】 鼻窦炎。

方二:

【组成】 葱白适量。

【制配】 将葱白洗净捣烂取汁,以棉球蘸葱汁塞鼻,左右交换塞之。

【主治】 急慢性鼻炎、鼻窦炎。

方三:

【组成】 葱白适量。

【制配】 将葱白的头部用绳捆成1把,去根后切下1寸长,用开水壶或热熨斗将葱烤热,把热葱放头顶百会穴处,并以熨斗或热水袋加热,待鼻出葱气止。

【主治】 鼻塞。

方四:

【组成】 葱白适量。

【制配】 将葱白捣烂取汁,晚上用淡盐水清洗鼻腔后,用棉球蘸葱汁塞鼻,左右交替塞。

【主治】 鼻塞。

方五:

【组成】 生姜汁、葱汁各适量。

【制配】 将生姜汁、葱汁混匀滴鼻腔内。

【主治】 鼻塞。

方六：

【组成】 干姜、蜂蜜各适量。

【制配】 将干姜研为细末,用蜂蜜调为膏,涂鼻中。

【主治】 鼻塞。

鼻痛

鼻痛是指鼻腔内生痛、疮、疖、肿,灼热、胀痛或跳痛,重者恶寒、发热、头痛,周身不适。

方一：

【组成】 干姜、蜂蜜各适量。

【制配】 将干姜研为细末,以蜂蜜调为膏,涂鼻腔内。

【主治】 鼻痛。

方二：

【组成】 大蒜适量。

【制配】 将大蒜去皮切片贴足心,见效即止,亦治鼻疮。

【主治】 鼻痛。

耳鸣耳聋

耳鸣是耳中有声响,耳聋则是听力减退甚至失聪。

方一：

【组成】 葱白、大枣各 150 克,桂圆 120 克。

【制配】 先煮大枣、桂圆,然后下葱白,煮熟服之。

【主治】 青少年病后耳鸣、耳聋,兼见头晕目眩、膝腰酸软,舌淡红、脉细弱。

方二：

【组成】 生葱。

【制配】 将生葱洗净捣烂塞耳或取汁滴入小耳内 2 滴。

【主治】 气闭耳聋。

方三：

【组成】 干全蝎、生姜片各适量。

【制配】 在银或铝器内将干全蝎和姜片炒干,研细末泡酒中,每天傍晚不进食,缓缓饮药酒,至能听为止。

【主治】 肾虚性耳聋。

咽喉肿痛

急慢性咽喉发炎、扁桃腺炎等都会有不同程度的咽喉肿痛。

方一：

【组成】 蒜瓣适量。

【制配】 将蒜瓣削去两头塞鼻孔中,左痛塞右,右痛塞左,咽喉中血出即取出。

【主治】 咽喉肿痛,喉头水肿。

方二:

【组成】 白萝卜、姜汁各适量。

【制配】 将白萝卜捣烂取汁,用时加些姜汁,频频咽服。

【主治】 咽喉肿痛。

方三:

【组成】 苍耳1把,生姜1块。

【制配】 将苍耳研末,生姜绞汁,二药混合再加白酒1小匙,顿服。

【主治】 咽喉肿痛。

方四:

【组成】 干姜、半夏各等份。

【制配】 将上药共研为末,以少许放舌上徐徐咽下。

【主治】 咽喉肿痛。

慢性咽炎

慢性咽炎为咽黏膜、黏膜下及淋巴组织的慢性炎症。慢性咽炎症状主要表现为咽部不适感、异物感,咽部分泌物不易咳出,咽部痒感、烧灼感、干燥感或刺激感,还可有微痛感。中医称为虚火喉痹。

方一:

【组成】 生姜汁、萝卜汁各5毫升。

【制配】 将生姜汁、萝卜汁混匀冲服。

【主治】 慢性咽喉炎。

方二:

【组成】 红梨1500克,生姜、蜂蜜各200克,麻油200毫升,核桃仁100克。

【制配】 红梨、生姜切碎,分别用纱布包好榨汁,核桃仁捣成膏,和麻油、蜂蜜一起倒入砂锅内,用文火煎至糊状,温开水送服。

【主治】 慢性咽炎。

方三:

【组成】 生姜汁、蜂蜜各等量。

【制配】 将生姜汁、蜂蜜入锅共煎数沸,顿服。

【主治】 慢性咽炎。

方四:

【组成】 蒜、盐各适量。

【制配】 将蒜去皮捣烂取汁,加等量淡盐水(或5倍开水)漱口。

【主治】 咽喉炎。

方五:

【组成】 蒜适量。

【制配】 嚼几瓣蒜,含在口中。

【主治】 咽喉炎。

扁桃腺炎

扁桃腺炎或称扁桃体炎,相当于中医的风温乳娥,症见咽部鲜红,扁桃体肿大,常感咽喉干,吞咽困难,咽部黏痰不易吐出,且常伴有恶寒发热、头背肢体疼痛等全身症状。

方一:

【组成】 独头蒜1个,雄黄6克,杏核壳适量。

【制配】 将大蒜去皮同雄黄共捣成泥,以花生米大1块敷合谷穴上,用杏核壳盖好,胶布固定,次日穴上起疱可刺破,涂上紫药水。

【主治】 扁桃腺炎。

方二:

【组成】 大蒜汁200毫升,猪胆汁100毫升。

【制配】 将大蒜汁和猪胆汁在饭前煎服,成人15毫升(未成年人需减量服用),每日3次。

【主治】 急性扁桃体炎。

方三:

【组成】 大蒜、巴豆各适量。

【制配】 将大蒜、巴豆同捣烂塞耳鼻。

【主治】 扁桃体炎。

方四:

【组成】 蒜适量。

【制配】 将蒜捣烂,擦颈部并塞鼻,另外还可用蒜泥敷经渠穴,效果均佳。

【主治】 扁桃体炎。

方五:

【组成】 茶叶5克,丝瓜200克,盐、茶各适量。

【制配】 茶叶冲泡取汁,丝瓜洗净切片,加盐煮熟,倒入茶汁,拌匀服食。

【主治】 扁桃腺炎,咽喉肿痛。

牙痛

牙痛是多种牙齿疾病、牙周疾病及上颌窦炎等最常见的重要症状,因原发病因不同,牙痛的类型和治疗方法也各有不同,如风火牙痛、虚火牙痛、龋病(龋齿)牙痛、牙龈肿痛等。

方一:

【组成】 紫皮大蒜1瓣。

【制配】 将大蒜去皮切开在患者面部及下腭摩擦。

【主治】 风火牙痛。

葱姜蒜·酒茶醋速效小偏方

方二：

【组成】 蒜适量。

【制配】 将蒜去皮,放火上煨热,趁热切开,贴敷患牙,蒜凉再换。

【主治】 风寒牙痛。

方三：

【组成】 小独头蒜1个,白芥子12克。

【制配】 将白芥子研末,蒜去皮捣烂如泥,两者混匀成药膏,敷于颊车穴,2～3小时起疱即取下。

【主治】 风寒牙痛。

方四：

【组成】 大蒜1头,巴豆1粒。

【制配】 将大蒜去皮和巴豆同捣为膏,取少许裹于少量棉花中,塞患侧的对侧耳内,8小时换1次,一般3～5分钟即可止痛,连用2～3次即可治愈。

【主治】 各种牙痛。

方五：

【组成】 蒜适量。

【制配】 将蒜去皮捣泥敷双侧足心涌泉穴,数小时后取下。

【主治】 牙痛。

方六：

【组成】 生姜2片,川椒1克。

【制配】 将生姜和川椒入锅水煎,含漱。

【主治】 牙痛。

方七：

【组成】 老姜、明矾各适量。

【制配】 将姜洗净切片,加明矾,烧炭研末擦痛处。

【主治】 牙痛。

方八：

【组成】 鲜姜100克,新鲜丝瓜500克。

【制配】 将鲜丝瓜洗净,切段,鲜姜洗净,切片,二味加水共煮3小时,饮汤。每日2次。

【主治】 牙龈肿痛。

方九：

【组成】 鲜姜10克,西洋参5克,焦山栀7克。

【制配】 上药用清水煎服。

【主治】 牙痛。

口腔溃疡

口腔溃疡亦称口疮,是最常见的口腔病变,青壮年多见,不定期反复发作。

方一：

【组成】 生姜适量。

【制配】 将生姜捣烂取汁,频频漱口或将姜焙干,研末,擦患处。

【主治】 口疮。

方二：

【组成】 黄连 12 克,干姜 6 克。

【制配】 将上药共研末,擦患处。

【主治】 口疮。

方三：

【组成】 干姜、黄柏各等份。

【制配】 将上药共研细末,取适量药末,撒于疮上,温水漱口。

【主治】 口疮。

方四：

【组成】 葱白适量。

【制配】 葱白用刀削下一层,将有汁面向里贴患处,每日 2～3 次,3～4 日便可治愈。

【主治】 口腔溃疡。

方五：

【组成】 生姜、香附各适量。

【制配】 将香附用姜汁浸一夜,晒干研为细末,加水适量漱口。

【主治】 牙周萎缩。

牙本质过敏

牙本质过敏是牙齿对冷、酸、尖锐或坚硬物体的刺激过于敏感,当刺激除去后,酸痛立即消失。

方一：

【组成】 大蒜适量。

【制配】 将大蒜去皮捣烂,取少量敷在双手合谷穴上或用大蒜断面在患牙处擦一擦,或于酸痛处嚼碎蒜瓣。

【主治】 牙本质过敏性疼痛。

方二：

【组成】 大蒜(去皮)70 克,95％酒精 100 毫升。

【制配】 蒜切碎置瓶中,用 95％酒精浸泡 7 日,以双层纱布过滤,用小棉球蘸浸药液涂于过敏区数分钟,吹干。

【主治】 牙本质过敏。

第七篇 儿科病良方

由于儿童的发育还不完善,抵抗力弱,容易受到外来的病菌袭击,引发一些症状。

这些症状都会给宝宝自身带来一些不适,这种在孩童时期产生的病症就是儿科疾病。

🌸 小儿厌食

厌食是指小儿长时期见食不贪,食欲不振,甚则拒食,精神如常但面色灰暗,常感疲惫。厌食症如长期未得改善,可致严重的营养不良与极度衰弱,影响小儿的营养和生长发育。

方一:

【组成】 大蒜适量。

【制配】 将大蒜去皮煮熟食之。

【主治】 积滞厌食。

方二:

【组成】 大蒜2头,西瓜适量。

【制配】 将大蒜放入西瓜内纸包泥封,以炭火烤干,研为细末,每次3克,温开水送服,每日2次。

【主治】 消化不良所致厌食。

方三:

【组成】 大蒜50克,糖50克或陈皮糖浆20毫升。

【制配】 将大蒜去皮,洗净捣烂,纱布过滤,每10毫升蒜汁加凉开水70毫升,再加陈皮糖浆20毫升,或加糖加凉开水至100毫升,摇匀使之溶解。2岁以下每日3次,每次5毫升;2～5岁每次8毫升,每日3次;5岁以上,每次10毫升,每日3次。

【主治】 小儿消化不良、厌食。

方四:

【组成】 山楂30克,大米50克,大蒜、砂糖各10克。

【制配】 将山楂入砂锅煎取浓汁去渣,再入大米、大蒜、砂糖煮粥,可当做上、下午点心食用,但不宜空腹服食,以7～10日为1疗程。

【主治】 脾胃失调所致厌食。

方五:

【组成】 生姜5片,大枣10枚。

【制配】 将生姜、大枣入锅煎汤服。

【主治】 小儿脾胃虚弱厌食。

方六:

【组成】 生姜、醋、红糖各适量。

【制配】 将生姜洗净切片,用醋适量浸泡24小时,用时取姜3片,加入红糖以沸水冲泡。

【主治】 小儿厌食。

方七:

【组成】 鸡内金2个,干面粉100克,芝麻、细盐或白糖各适量。

【制配】 放于瓦上,用微火焙干研末,掺芝麻、细盐或白糖配干面粉做成薄饼食用。

【主治】 小儿厌食。

方八：

【组成】 生姜 25 克,党参、山药末各 250 克,蜂蜜适量。

【制配】 将生姜捣烂取汁与党参、山药末搅匀,慢慢熬成膏,每次 1 汤匙,每天 3 次,热粥送服,连服数日。

【主治】 小儿厌食。

方九：

【组成】 葱白、白萝卜各 30 克。

【制配】 将葱白、白萝卜洗净,切小块,捣烂取汁。大量饮用。

【主治】 小儿厌食。

婴儿吐乳 ▶▶▶

婴儿脾寒、伤冷乳,乳后即吐或吐奶瓣,味酸臭,脘腹胀满,面黄肌瘦者即称婴儿吐乳。

方一：

【组成】 生姜 60 克,半夏 30 克。

【制配】 用姜汁浸半夏 1 宿,炒干研细末,每次取 6 克,水煎分服。

【主治】 小儿吐乳。

方二：

【组成】 煨姜、陈皮各 1 克,丁香 3 粒。

【制配】 将煨姜、陈皮、丁香入锅水煎服。

【主治】 初生儿 3 日内吐乳。

方三：

【组成】 生葱 1 根,生姜 15 克,茴香粉 10 克。

【制配】 将生姜、生葱洗净捣碎后加入茴香粉混合后炒热,以皮肤能忍受为度,纱布包好,敷于脐部,每日 1～2 次,直至治愈。

【主治】 小儿吐乳。

方四：

【组成】 葱白 2 根,母乳适量。

【制配】 将葱白洗净切碎,和母乳共放锅内炖热,灌服。

【主治】 婴儿脾寒吐乳。

方五：

【组成】 生姜 5 片,牛奶 100 毫升。

【制配】 将生姜片入锅水煎后加入牛奶调饮少量多次温服。

【主治】 小儿吐乳。

方六：

【组成】 大蒜 5 瓣,吴茱萸 10 克。

【制配】 将大蒜去皮捣烂,吴茱萸研末,拌匀,揉成 5 分硬币样药饼,敷两足心涌泉穴,一般 2 小时后再让患儿吃母乳,即可见效。

【主治】 小儿吐乳。

小儿胃痛

小儿胃脘部位疼痛即为小儿胃痛。

方一:

【组成】 肉桂 3 克,生姜 9 克,红糖适量。

【制配】 将肉桂、生姜、红糖入锅加水煎服。

【主治】 小儿寒凝气滞胃痛腹痛,脘痛拒按,形寒肢冷,小便清长。

方二:

【组成】 猪胆 1 个,米醋 30 毫升。

【制配】 将猪胆、醋同熬成稀膏,每次服 1 匙,每日 2 次。

【主治】 小儿食滞胃脘疼痛,食后尤甚,胀满不适,嗳腐酸臭或见呃逆呕吐,大便稀溏或秘结。

方三:

【组成】 良姜 15 克,干姜 10 克,粳米 100 克。

【制配】 将良姜和干姜先煎 20 分钟去渣,然后下米煮粥食用。

【主治】 小儿胃寒疼痛。

方四:

【组成】 干姜 15 克,大米 50～100 克。

【制配】 将干姜和大米煮成粥,1 次服用。

【主治】 小儿寒凝气滞胃痛腹痛。

方五:

【组成】 老姜 6 克,花椒 2 克,红糖适量。

【制配】 将老姜、花椒、红糖入锅加水煎服。

【主治】 小儿胃寒疼痛,呕吐清水。

方六:

【组成】 大葱头 4 个,红糖 120 克。

【制配】 将葱头捣烂与红糖和匀蒸熟,每日 3 次,每次 10 毫升。

【主治】 小儿胃痛反酸、消化不良。

方七:

【组成】 老柚皮 10 克,红茶叶 6 克,生姜 2 片。

【制配】 将老柚皮、红茶叶、生姜入锅加水煎服。

【主治】 小儿食滞胃痛,胃脘胀满,疼痛拒按,面红耳赤,口气酸臭,恶心呕吐,厌食,大便恶臭,屁臭,腹泻等。

方八:

【组成】 干姜 3 克,米汤适量。

【制配】 将干姜研末放入米汤内,调匀饮服。

【主治】 小儿胃寒气滞型胃痛。

方九:

【组成】 生姜 10 克,醋 30 毫升,红糖适量。

【制配】 将生姜切片用醋腌 24 小时,用时取 3 片,加红糖以沸水浸泡,温浸片刻,代茶频饮。

【主治】 小儿胃痛,纳呆,反胃呕吐。

小儿腹痛

小儿胃脘以下,耻骨以上,肚脐两旁的疼痛即小儿腹痛。

方一:

【组成】 葱白、生姜、淡豆豉、食盐各适量。

【制配】 将葱白、生姜洗净,同淡豆豉、食盐共捣烂炒热,细布包裹,温熨脐腹,并轻轻揉按,冷时炒热再熨,直至痛止。

【主治】 小儿寒性腹痛。

方二:

【组成】 葱白数段,生姜 10 片。

【制配】 将葱白和生姜洗净切好入锅加水煎服。

【主治】 小儿受寒性腹痛,腹部阵痛,痛处喜温,畏寒,常伴头出冷汗、唇色暗紫、四肢冰凉、呕吐、腹泻、大便清稀等。

方三:

【组成】 大蒜适量。

【制配】 将大蒜洗净每次食 1～2 瓣,每日 3 次。

【主治】 小儿受寒腹痛。

方四:

【组成】 生姜、陈细茶各 10 克。

【制配】 将生姜、陈细茶共捣烂,水煎浓汁温服。

【主治】 小儿腹部受寒后脐腹绞痛,呕吐。

方五:

【组成】 姜粉、葱须各 5 克,麦麸子 100 克,白酒 50 毫升。

【制配】 先炒麦麸子、姜粉、葱须,再加入白酒拌匀,炒至烫手,倒入 6 厘米见方布袋中扎口,药袋厚 0.5～1.0 厘米,置脐周保持一定温度,或用热毛巾包一热水瓶放在药袋上熨 20～30 分钟。

【主治】 婴幼儿腹痛。

方六:

【组成】 柑子皮 1 个,枫树叶 1 撮,油菜子、香附子各 20 克,葱头 2 个。

【制配】 将柑子皮、枫树叶、油菜子、葱头、香附子共捣烂,调盐水炒热敷肚脐。

【主治】 小儿腹痛。

葱姜蒜·酒茶醋速效小偏方

方七：

【组成】 麻油 30 毫升,鲜葱白汁 15～30 毫升。

【制配】 将麻油和葱白汁混匀空腹 1 次服下,每日 2 次。

【主治】 小儿蛔虫性腹痛。

小儿尿潴留

小儿尿潴留是小儿小便量少,或闭而不通,小腹胀满,烦躁哭闹。

方一：

【组成】 连须葱白 300 克。

【制配】 将葱白捣烂炒热,分作 2 包,轮流热敷脐下。

【主治】 小儿尿潴留。

方二：

【组成】 葱白、乳汁各适量。

【制配】 葱白捣烂后拌入人乳成糊,每次取少量放入小儿口内,再令儿吮母乳咽下,尿即下。

【主治】 初生儿尿闭,小便不通。

方三：

【组成】 小麦 30 克,葱白 2 根。

【制配】 将小麦和葱白入锅加水煎服。

【主治】 小儿小便涩痛,甚至不通。

方四：

【组成】 葱白适量。

【制配】 将葱白洗净切段入锅加水煎分服。

【主治】 小儿尿潴留。

方五：

【组成】 盐、艾各适量。

【制配】 将盐放置脐中,以艾灸之。

【主治】 小儿不尿。

方六：

【组成】 葱白 100 克,食盐 400 克。

【制配】 将盐炒至炸花,加入切碎的葱白拌匀,用毛巾包好置脐上。既要热又要防止烫伤。

【主治】 小儿尿闭。

方七：

【组成】 生姜、葱白、樟树皮、艾叶各适量。

【制配】 将生姜、葱白、樟树皮、艾叶共捣烂炒热敷于小腹上,盖纱布以胶布固定。

【主治】 痘症所致小便不通。

方八：

【组成】 连须葱白 7 根,生姜 1 大块,淡豆豉、食盐各 10 克。

【制配】 将葱白、生姜、淡豆豉、食盐同捣烂,做成 1 张饼烤热,敷于肚脐,用纱布固定。

【主治】 小儿体内积热,小便癃闭或大小便不通。

小儿便秘

小儿便秘是指小儿大便秘结、排便困难。

方一:

【组成】 大蒜 2 瓣,车前子 9 克。

【制配】 将大蒜捣烂,车前子炒后待冷,2 味药同捣烂敷脐 4 小时。

【主治】 小儿便秘或疳积,大便时稀时秘。

方二:

【组成】 牛奶 250 克,蜂蜜 60 毫升,葱汁适量。

【制配】 将牛奶、蜂蜜、葱汁入锅共煮熟,早晨空腹服食。

【主治】 小儿习惯性便秘。

方三:

【组成】 葱白 3 根,蜂蜜少许。

【制配】 将葱白捣碎,调入蜂蜜,贴到脐上,再用葱白头蘸蜂蜜插入肛门,少时大便即通。

【主治】 小儿大便不通。

方四:

【组成】 葱白头 2 根,酒糟适量。

【制配】 将葱白和酒糟共捣烂炒热,敷肚脐上,外用纱布包扎。

【主治】 小儿二便不通。

小儿水肿

小儿肌肤水肿,小便稀少,多见于小儿肾炎。

方一:

【组成】 生姜、葱白、粳米各适量。

【制配】 将生姜捣烂,与粳米同煮粥,粥熟时放入葱白,趁热食之并盖被取汗。

【主治】 小儿水肿。

方二:

【组成】 乌鱼 1 条,葱白、大蒜各适量。

【制配】 将乌鱼剖腹洗净,放在碗内,加适量葱白、大蒜,不可放盐,上笼蒸熟透,分数次尽量食之。

【主治】 小儿水肿。

方三:

【组成】 生姜 5 片,红糖适量。

【制配】 将生姜和红糖入锅加水煎服。

【主治】 小儿肺气不宣水肿。

葱姜蒜·酒茶醋速效小偏方

方四：

【组成】 葱白、灯芯草各适量。

【制配】 将葱白、灯芯草入锅加水煎浓汁温服并洗浴。

【主治】 小儿水肿。

方五：

【组成】 鲜鲤鱼1条,生姜3片,葱适量。

【制配】 将鲤鱼去鱼鳞内脏,洗净切段,加葱姜,少加盐,文火清煮1小时,煎汤至200毫升,饭前2次分服。

【主治】 小儿脾肾两虚型水肿。

方六：

【组成】 葱白3根,豆豉10克。

【制配】 将葱白、豆豉入锅加水煎服。

【主治】 小儿肺气不宣水肿。

方七：

【组成】 羊肉500克,生姜15克,山药片100克,牛奶半碗,红糖或食盐少许。

【制配】 小火清炖羊肉、姜半日,取羊肉汤1碗,加山药片煮烂后再加牛奶、糖或盐食用。

【主治】 小儿脾肾气血虚衰之水肿及贫血。

方八：

【组成】 小鸡1只(约750克),生姜3片。

【制配】 将小鸡去毛及内脏洗净,同姜片入锅用文火同煮8小时,取汤1500毫升,2天内饭前分服。

【主治】 小儿脾肾两虚型水肿。

方九：

【组成】 鲜姜汁1匙,大枣、桂圆肉、蜂蜜各250克。

【制配】 将大枣和桂圆肉水煮7成熟时加蜂蜜、姜汁煮沸,每日2次分服。

【主治】 小儿脾肾两虚气血不足之水肿。

小儿脐风

小儿脐风又称初生儿口噤、风脐、四穴风、七日风,乃因断脐不洁,外邪入侵所致。症见出生后4～7日内,全身各部都发生强直性痉挛,牙关紧闭,面呈苦笑等,现代医学称它为新生儿破伤风。

方一：

【组成】 生葱、生地黄、萝卜籽、田螺肉各等份。

【制配】 将生葱、生地黄、萝卜籽、田螺肉捣烂搅匀,敷脐四周一指厚,怀抱小儿1小时,有屁排出即愈。

【主治】 小儿脐风。

方二：

【组成】 独头蒜、艾炷各适量。

【制配】 将独头蒜切成片,安脐上,以艾灸之,口中出现蒜味即止,再以蒜汁滴鼻中。

【主治】 小儿脐风。

小儿解颅

小儿到了一定年龄,囟门应合而不合即为此病。一般小儿前囟在出生12～18个月时闭合,后囟在初生时或闭或微开,最晚2～4个月时闭合。呆小病、小儿脑积水和佝偻病即会发生囟门晚闭即小儿解颅。

方一:

【组成】 生姜适量。

【制配】 将生姜捣如膏状,敷于囟门。

【主治】 小儿解颅。

方二:

【组成】 猪骨适量。

【制配】 将猪骨入锅煎取髓敷于囟门。

【主治】 小儿解颅。

方三:

【组成】 干姜25克,细辛、桂心各15克,乳汁适量。

【制配】 将干姜、细辛、桂心共研细末,用乳汁和匀,涂在囟门上,干了就换,直至痊愈,以面赤为见效。

【主治】 小儿解颅。

方四:

【组成】 细辛、桂心各25克,干姜12克。

【制配】 将三味药共研末,以乳汁和敷颅上。干复敷之,儿面赤即愈。

【主治】 小儿解颅。

方五:

【组成】 炮姜15克,细辛、肉桂各9克,生姜汁适量。

【制配】 将炮姜、细辛、肉桂共研细末,以生姜汁调如膏状,涂于小儿颅上。

【主治】 小儿解颅。

小儿癫痫

小儿癫痫,俗称羊角风,发作时神志失常,突然昏倒,不省人事,口吐白沫,两目上翻,四肢抽搐或做猪羊叫声,发作一过即可苏醒,仍如常人。

方一:

【组成】 红茎叶的蓖麻根60克,鸡蛋1～2个,黑醋适量。

【制配】 将鸡蛋破壳水煎熟,再加入黑醋、蓖麻根续煎。每日1剂,连服数日。

【主治】 小儿癫痫。

方二:

【组成】 红蓖麻根60克,黑米醋10毫升,鸡蛋1个。

葱姜蒜·酒茶醋速效小偏方

【制配】 先将红蓖麻根煎取浓汁约 200 毫升,调入米醋,上火煮至极沸,冲鸡蛋或打荷包蛋,顿服,每日服 1 次,连服 10 日。

【主治】 癫痫。

方三:

【组成】 姜片、艾炷各适量。

【制配】 将姜片切 3 毫米厚,放到长强、会阴、太溪、太冲穴位上,姜片上放艾炷(黄豆粒大),每日灸治 1 次,7～10 次为 1 疗程,每个疗程间隔 3～5 天。

【主治】 癫痫。

小儿夜啼

小儿白天如常,入夜则啼哭不安,或每夜定时啼哭,重者可通宵达旦哭个不停。

方一:

【组成】 大蒜 1 头,乳香 1.5 克,母乳或牛乳适量。

【制配】 将大蒜慢火煨熟,捣烂在太阳下晒干,把乳香捣末,两药混合搓成芥子大药丸,每次服用 7 丸,用母乳或牛乳送下。

【主治】 小儿夜啼,面色发青。

方二:

【组成】 生姜 10～30 克,红糖适量。

【制配】 将生姜切片,用红糖水煎服。

【主治】 小儿脾胃虚寒所致夜啼。

方三:

【组成】 干姜 1～3 克,高良姜 3～5 克,粳米 100 克。

【制配】 先煎干姜、高良姜,取汁,去渣,再入粳米同煮为粥。

【主治】 小儿脾脏虚寒所致夜啼。

方四:

【组成】 葱白 3 段,生姜 5 片。

【制配】 将葱白和生姜入锅加水煎服。

【主治】 小儿脾胃虚寒所致夜啼。

方五:

【组成】 葱白 1 根,胡椒 3 粒,艾叶 3 片,热米饭适量。

【制配】 先将胡椒研末,艾叶揉绒,再与葱白共捣烂,加入热白饭中,趁热(以小儿能够承受为度)放小儿肚脐上,用布扎紧固定,每日换药 1 次。

【主治】 小儿夜啼。

方六:

【组成】 生姜适量。

【制配】 将生姜捣烂用纱布包擦,甚效。

【主治】 小儿夜啼(小儿遍身奇痒啼叫不止)。

方七:

【组成】 干姜 30 克,大葱 20 克,花椒 15 克。

【制配】 将干姜、大葱、花椒同捣如泥,把锅烧热,同炒。炒熟后用毛巾将药包裹待温度适宜时,熨敷患儿腹部,每晚 1 次。

【主治】 小儿夜啼。

小儿急性喉炎

小儿急性喉炎是指细菌感染所致小儿喉黏膜急性炎症性病变,发病较急,常与鼻炎、咽炎、气管炎同时存在,表现为发热、畏寒、全身不适、喉痛、声哑等,严重者可致喉腔狭窄,呼吸困难。

方一:

【组成】 独头蒜、食盐各适量。

【制配】 将独头蒜去皮加盐捣烂如泥外敷,左侧肿大敷右手寸关尺脉上,右侧肿大则敷左手寸关尺脉上,双侧肿大,则左右手都敷,以热痛为度。

【主治】 单侧或双侧急性扁桃腺肿大。

方二:

【组成】 大蒜适量。

【制配】 将大蒜去皮捣烂如泥敷于足心,半小时之内取下。

【主治】 小儿急性咽喉炎。

方三:

【组成】 白萝卜 100 克,生姜 50 克。

【制配】 将白萝卜、生姜分别洗净切碎,以消毒纱布绞汁,将汁液混匀,不计用量,频频含咽。

【主治】 小儿急性喉炎、失音、喉痛。

小儿乳娥

小儿喉核充血、红肿疼痛伴有咽部疼痛的急慢性炎症即小儿乳娥,西医称咽炎或扁桃体炎。

方一:

【组成】 大蒜适量。

【制配】 将大蒜捣烂敷足心,用干净纱面固定,每日换药 1 次。

【主治】 小儿急性乳娥。

方二:

【组成】 大蒜汁、僵蚕、生姜汁、蜂蜜各适量。

【制配】 将僵蚕研细末,以蒜汁、姜汁、蜂蜜调成糊状,每次服 2～3 克,每日 3 次,温开水送服。

【主治】 小儿风热乳娥。

方三:

【组成】 生姜、生萝卜汁、白糖各适量。

【制配】 将生姜、萝卜汁、白糖共煎频服。

【主治】 小儿虚火乳娥,喉核潮红。

葱姜蒜·酒茶醋速效小偏方

小儿口疮

口疮是指发生在口腔内唇、颊、上颚等部位的黄白色、豆粒大的溃疡疾病。小儿口疮会使其哭闹不止,因而应及早治疗。

方一:

【组成】 葱白、灶心土、竹叶各等量。

【制配】 将灶心土煎水澄清,清液煎竹叶,取汁,代茶饮。

【主治】 小儿口疮。

方二:

【组成】 生姜汁适量。

【制配】 用生姜汁漱口数次,涎出则见效。

【主治】 小儿口疮。

方三:

【组成】 干姜(炒黑)9克,黄连15克。

【制配】 将炒黑的干姜和黄连研为细末,用末搽患处,涎出即愈。

【主治】 小儿口疮。

小儿脐突、脐部红肿

新生儿脐突与小儿脐部发育不全多与小儿啼哭过多、剧烈咳嗽造成的腹腔内压力过大有关,多随发育健全而自愈。

方一:

【组成】 生姜6克,没药3克。

【制配】 将没药研为细末,以姜汤送服。

【主治】 小儿脐部红肿,发热恶寒,甚则角弓反张。

方二:

【组成】 荆芥、葱叶各适量。

【制配】 将荆芥以水煎浓汤洗脐及脐周,再把葱叶捣烂成泥敷于脐孔上,包扎固定,每日1次。

【主治】 小儿脐突,脐部红肿。

小儿秃疮

为头部皮肤病之一,俗称鬎鬁、头癣、癞头疮。病久易使发脱落形成秃顶。

方一:

【组成】 紫皮独头蒜适量。

【制配】 将蒜去皮捣烂取汁。先温水洗头擦干,再以蒜汁涂患部,每日早晚各1次,15日1个疗程,1疗程即见效。

【主治】 小儿秃疮。

方二:

【组成】 葱白、蜂蜜各适量。

【制配】 将葱白捣烂如泥,以蜂蜜调和涂于患处。

【主治】 小儿脐部红肿,发热恶寒,甚则角弓反张。

方三:

【组成】 独头蒜适量。

【制配】 将蒜去皮洗净,切去外层,以切面反复搓擦患部,每日 3～5 次,每次 10～15 分钟,10 日为 1 疗程,停 3 日再行下 1 疗程,治愈为止。一般 3 个疗程,之后白发消失,新发长出。

【主治】 小儿白秃疮。

方四:

【组成】 葱白、轻粉各适量。

【制配】 将葱白捣烂取汁,调和轻粉如糊状,涂于患处,每日 1 次。

【主治】 小儿秃疮。

小儿湿重

小儿湿重会出现不思饮食、嗜睡、发热、四肢沉重、牙齿无色、舌上尽白、细疮如粟等症状,甚者会有唇生口疮、肛门糜烂病症。

方一:

【组成】 生姜适量。

【制配】 将生姜捣烂取汁 30 毫升,温开水空腹送服,再削 2 块生姜,纸包煨热,纳入肛门。

【主治】 小儿湿重。

方二:

【组成】 生姜汁 10 毫升,蜂蜜 10 毫升,黄连 6 克。

【制配】 先煎黄连,去渣后加入生姜汁和蜂蜜再煎 2 沸,分 2 次温服。

【主治】 小儿湿重。

小儿赤游风

小儿赤游风多由胎中毒热而成,或生后过于温暖,毒热蒸发于外,以致皮肤赤热而红肿,色若丹涂游走不定,行于遍身,故名赤游风。此病可伴有水疱或发热现象。

方一:

【组成】 大葱适量。

【制配】 将葱捣烂取汁,敷于患处。

【主治】 小儿赤游风。

方二:

【组成】 干姜、蜂蜜各适量。

【制配】 将干姜研为细末,用蜂蜜调和如糊状,涂于患处,药干则换新药。

【主治】 小儿赤游风。

麻疹

麻疹是由麻疹病毒引起的急性呼吸道传染病。常发生于 6 个月～9 岁的儿童,一年四季均可发生,但以冬春季节多见。麻疹患者是唯一的传染源,病菌通过说话、咳嗽、打喷嚏时的飞沫进行传播。麻疹的潜伏期为 8～12 日,患病儿会出现发热、全身不适、食欲不佳、精神不振、咳嗽、流涕、打喷嚏、咽痛、声哑、眼结膜充血、流泪、怕光等症状。2～3 日后,皮肤上即可出现针尖大小淡红色皮疹,并在口腔颊部黏膜处见到麻疹斑,皮疹大约 25 日出齐,2～3 周后痊愈。部分患儿可能并发病毒性肺炎,应及时进行治疗。注射麻疹疫苗可以预防麻疹的发生。

方一:

【组成】 葱白、香菜各 30 克,酒糟 120 克,醋适量。

【制配】 将葱白、香菜洗净同捣烂,加酒糟蒸热,用纱布包好,从头面到手脚都熏擦,冷则再蒸再熏擦,然后盖被发微汗。与此同时,家中烧开水,内加醋,使水蒸气湿润空气和皮肤。

【主治】 麻疹。

方二:

【组成】 葱白 5 根。

【制配】 将葱白捣烂敷脐上。

【主治】 麻疹初期。

方三:

【组成】 生大蒜 1 瓣。

【制配】 将大蒜去皮捣烂成饼,敷涌泉穴。1～3 岁敷 2 小时,4 岁以上敷 3 小时;有单侧鼻出血者,敷对侧,双侧出血则敷双侧。

【主治】 麻疹密布、高热不退、鼻出血。

方四:

【组成】 鲜葱 250 克。

【制配】 将鲜葱洗净切段放入大嘴茶壶中隔水炖,以纸或塑料管套在壶嘴上,让患者对着壶嘴约尺许,吸入葱气,每次吸 20 分钟,隔 1～3 小时吸 1 次,次数不限。

【主治】 麻疹期的高热哮喘。

方五:

【组成】 (带须)鲜葱 250 克。

【制配】 将葱洗净后放入大嘴茶壶中加水煮沸。用硬纸筒套住壶口,让患儿以鼻对纸筒近尺许,将葱气吸入,边煮边吸,每次吸 20 分钟,1～3 小时吸 1 次。

【主治】 小儿麻疹。

方六:

【组成】 鲜葱白、鲜香菜、鲜紫苏叶各等份,面粉适量。

【制配】 将葱白、香菜、紫苏叶混合捣烂,加入面粉适量,再捣,调匀如膏状备用。用时取药膏敷贴于肚脐和两足涌泉穴上,盖上纱布,用胶布固定。每日换药 1 次,敷药2～3 次后,麻疹出透,热退。

【主治】 麻疹隐现出不透,伴有高热,烦躁不安。

方七：

【组成】 大葱1把。

【制配】 将大葱去粗皮,连须捣烂如泥,用纱布包好。用时敷肚脐,其余用布包擦劳营、涌泉、尺泽、委中等穴及从天突擦至剑突处,从大椎擦至腰部,每2小时擦1次。

【主治】 麻疹应出不出或疹出不齐。

方八：

【组成】 鲜香菜60克,葱白、生姜各30克。

【制配】 将香菜、葱白、生姜均切碎用布包好。用布包蘸上热酒在全身从上到下揩擦,但应避风。着重擦疹点未出部分或虽出而疹点较少部分,须盖上棉被保温。

【主治】 麻疹初始。

方九：

【组成】 鸡蛋1个,生葱3根,胡荽子2.5克。

【制配】 将鸡蛋放入药汤内煮熟。将熟蛋乘热搓患儿身上,从头部至躯干,再到上下肢,蛋冷再煮再搓,连搓3~4遍,盖棉被取微汗,麻疹出透、热退。

【主治】 麻疹。

小儿感冒

小儿感冒即小儿急性上呼吸道感染,是指喉部以上,上呼吸道鼻咽部的急性感染,亦简称"上感"。小儿感冒以病毒为主,除此外可有支原体和细菌感染。

方一：

【组成】 葱头20克,生姜1片,淡豆豉7粒。

【制配】 将葱头、生姜、淡豆豉共捣烂蒸熟敷在厚纸上,如膏药状,微热贴在患儿囟门上,贴后有发汗反应。

【主治】 小儿流感。

方二：

【组成】 葱白250克,大蒜125克。

【制配】 将葱白、大蒜洗净切碎,加水1升煎煮,每日服2次,每次1小茶杯。

【主治】 小儿流感。

方三：

【组成】 新鲜青葱1根。

【制配】 将葱管划破,贴小儿鼻梁上。

【主治】 小儿感冒,鼻塞不通。

方四：

【组成】 葱白20克,淡豆豉6~10克,白米50克。

【制配】 白米煮粥,熟时加葱白、淡豆豉服用。

【主治】 小儿风热感冒,症见发热、头痛、咳嗽、咽痛、目赤、鼻流黄涕。

方五：

【组成】 葱白适量。

【制配】　将葱白捣烂,挤汁涂抹鼻唇间可使鼻通。

【主治】　小儿风寒感冒,婴儿伤风鼻塞甚至不能吮乳。

方六:

【组成】　大蒜汁、生姜汁、萝卜汁各适量。

【制配】　将大蒜汁、生姜汁、萝卜汁和匀炖汤,温服。

【主治】　小儿慢性支气管炎咳嗽。

方七:

【组成】　葱白5段,生姜5片,糯米适量。

【制配】　将生姜、葱白洗净切碎,与适量糯米一起煮粥,趁热食。

【主治】　小儿风寒,感冒咳嗽。

方八:

【组成】　姜汁、蜂蜜各120克,白萝卜汁、梨汁、人乳各300克。

【制配】　将姜汁、蜂蜜、白萝卜、梨汁、人乳共熬成膏,早晚热服2～3匙。

【主治】　小儿久咳不愈。

方九:

【组成】　海带根500克,生姜75克,红糖适量。

【制配】　将海带根、生姜、红糖入锅加水熬成450毫升原浓液糖浆,每日服3次,1次15毫升,10日1疗程。

【主治】　慢性支气管炎咳喘。

支气管哮喘

支气管哮喘是儿童最常见的慢性呼吸道疾病之一,它是呼吸道变态反应性疾病,由各种不同抗原引起。临床上患儿往往有些先兆症状,如鼻塞流涕、打喷嚏、鼻痒、喉痒、咳嗽等。如治疗不及时,会出现气急、喉中出现哮鸣,且伴有咳嗽多痰、呼吸困难、呼长吸短,严重者可出现口唇发紫、指甲紫绀。哮喘可夜间突发,或白天发作而晚上加重。目前尚无特效疗法。

方一:

【组成】　生姜5克,连须葱白2根,白米50克,醋适量。

【制配】　将生姜捣烂,葱白切碎,白米淘净一起入锅添水。煮粥,熟时加醋,趁热服用。

【主治】　风寒闭肺型肺炎喘嗽。

方二:

【组成】　大蒜20克,蜂蜜适量。

【制配】　将大蒜去皮捣烂,用开水1杯浸泡,凉后再炖1小时,取汁调蜜服。

【主治】　小儿哮喘。

方三:

【组成】　萝卜1个,鲜鸡蛋1个。

【制配】　于冬至日选一个水分较多的萝卜,纵剖为2片,分别在萝卜心处挖一凹窝,使凹窝正好装入鸡蛋,装蛋后两片对合原状,用细绳扎紧,栽入土内,使之成活,发芽长叶,100 天后挖出,小心剖开,将蛋取出,将萝卜洗净切片,放入锅内,加水 2 碗,煮沸 15 分钟,将蛋打入锅内,搅拌均匀,即成萝卜蛋汤,每日 1 剂,连服 7 天。

【主治】 小儿支气管哮喘。

方四:

【组成】 核桃仁 1~2 个,生姜 1~2 片。

【制配】 将核桃仁、生姜共细嚼慢咽,每日早晚各 1 次,持续多日。

【主治】 小儿哮喘缓解期,痰喘日久,脾肺两虚。

方五:

【组成】 干姜、麻黄、细辛各 15 克,白芥子 30 克,面粉 50 克,麝香油适量。

【制配】 将干姜、麻黄、细辛、白介子烘干研成细末,过筛与面粉调匀,每次取药 6 克,用麝香油调糊状,置于伤湿止痛膏上,贴双侧肺俞穴,每 2 日换药 1 次,连用 3 日。

【主治】 支气管哮喘。

方六:

【组成】 核桃仁 25 克,杏仁、生姜各 10 克,蜂蜜适量。

【制配】 将生姜洗净,与核桃仁、杏仁分别捣碎,同入锅,加水 500 毫升,煮沸加蜂蜜,再煮沸,再用小火焖 10 分钟。每日 1 剂,分 2 次服完。连服数月。

【主治】 小儿久患哮喘,体弱,气短喘促。4 岁以下儿童减半。

方七:

【组成】 干姜 3~5 克,茯苓 10 克,甘草 3 克,粳米 100 克。

【制配】 将干姜、茯苓、甘草同煎,去渣取汁,加粳米煮成粥。每月 1 剂,分 2 次服用,连服数日,平喘为止。

【主治】 小儿冷哮。

方八:

【组成】 生姜、芋头、面粉各适量。

【制配】 生姜与芋头的用量比例为 1∶2,将芋头去皮,切不可沾水,捣成泥。生姜捣烂取汁。芋泥、姜汁与等量面粉共同搅拌,调成糊状。睡前将姜芋糊置于纱布上,也可做成袋,以胶布固定,贴在胸部睡觉,次日取下,连用 7 日,可断根。

【主治】 小儿冷哮。

方九:

【组成】 麻黄、白芥子、白果、黄芩、生姜、半夏各 3 克,杏仁、白芍、金银花、鱼腥草各 6 克,干姜、细辛、五味子各 1 克,大枣 3 个。

【制配】 将上述药材入锅水煎。每日服 3 次,连服数日。

【主治】 小儿喘嗽久不愈,肺部喘鸣音久不能消失者。

小儿咳嗽

咳嗽是小儿肺部疾患中的一种常见症候。有声无痰为咳,有痰无声为嗽,有声有痰则称咳嗽。一年四季均可发病,但以冬春为多,外界气候冷热的变化常能直接影响肺脏,加之小儿体质虚弱,很容易患病。

方一:

【组成】 生姜 12 克,葱白、鱼腥草各 60 克。

【制配】 将葱白、生姜、鱼腥草捣烂,调拌白酒。外敷贴膻中穴。

【主治】 小儿咳嗽。

方二:

【组成】 葱白 5 根,淡豆豉 5 克,苏梗或陈皮各 3 克,红糖适量。

【制配】 将葱白洗净切段,同淡豆豉、苏梗加适量红糖共煮。每日可随时饮用。

【主治】 小儿咳嗽。

方三:

【组成】 白芥子、苏子、莱菔子各 40 克,生姜 5 片,食盐 250 克。

【制配】 将白芥子、苏子、莱菔子、生姜、食盐焙干混合共研末,置锅中炒热,用薄纱布袋装好。扎紧袋口后在背部两侧肺区及腋下来回熨烫。每日治疗 2～3 次,每次 30～40 分钟,1 剂可使用 2 天。

【主治】 小儿顽固性咳喘。

方四:

【组成】 生姜汁半杯,蜂蜜 50 克。

【制配】 将姜汁、蜂蜜入锅煮热,徐徐服下。

【主治】 小儿咳嗽。

方五:

【组成】 生姜 10 克,饴糖适量。

【制配】 将生姜洗净、切丝,放入瓷杯内,用滚开水冲泡,加盖湿浸 10 分钟,再加入饴糖。代茶频频饮服,不限时间和次数。

【主治】 风寒咳嗽,咳嗽有痰声,痰色清白稀薄,鼻塞流涕,发热不高,怕冷,舌淡红,苔白润,脉浮。

方六:

【组成】 白萝卜 5 片,生姜 3 片,大枣 3 个,蜂蜜 30 毫升。

【制配】 将白萝卜片、生姜、大枣入锅水煎去渣,加蜂蜜煮沸。徐徐饮完。连服数日。

【主治】 小儿咳嗽初起,伴恶寒发热、鼻塞、头身疼痛等。

方七:

【组成】 生姜 120 克。

【制配】 将生姜洗净,切片,加水煎汤,待温度适中,给患儿洗浴。

【主治】 风寒咳嗽。

方八:

【组成】 生姜汁 25 毫升,梨汁、萝卜汁、茅根汁各 50 毫升,蜂蜜 100 毫升。

【制配】 将上述各汁混匀,与蜂蜜装入瓷罐内煮沸备用。每次开水冲服 1 汤匙,每天 3 次,连服数天。

【主治】 祛风清热,宣肺化痰。

方九:

【组成】 萝卜 1 个,白胡椒 5 粒,生姜 10 克,橘皮 3 克,冰糖 30 克。

【制配】 将萝卜洗净切片入锅,然后放入白胡椒、生姜、橘皮一起煮汤,加入冰糖调味。吃萝卜喝汤,每天 1 剂,连服 3～4 日。

【主治】 风寒咳嗽。

小儿腮腺炎 ▶▶▶

流行性腮腺炎是腮腺炎病毒引起的急性呼吸道传染病。早期患者和隐性患者均为传染源,大多是通过空气飞沫、唾液及污染的衣物传播。此病的易感人群为儿童及青少年,冬、春季为发病高峰期。患儿先有发热、倦怠、肌肉酸痛及结膜炎、咽炎等症状,1～2 日内出现耳下疼痛,继之从腮腺肿大。通常先起于一侧,1～2 日后波及另一侧。肿胀部位以耳垂为中心,边缘不太清楚,有轻度压痛,张口进食时疼痛加剧。颊内侧腮腺导管口有时可见红肿。腮腺肿 4～5 后开始逐渐消退,全病程 7～12 日。

方一:

【组成】 葱 60 克。

【制配】 将葱入锅中加适量水煎煮。取浓汁,清洗患处。

【主治】 流行性腮腺炎。

方二:

【组成】 蛇蜕 3.3 厘米,大葱白 10 厘米,馒头适量。

【制配】 将蛇蜕、葱白切碎。将碎粒夹在馒头里食用。

【主治】 小儿腮腺炎。

方三:

【组成】 15 厘米长的葱白 1 根,白矾、白糖各 10 克。

【制配】 将葱白切段同白矾、白糖捣烂如泥。敷腮部,每日 2～3 次。

【主治】 急性腮腺炎。

方四:

【组成】 浮萍 90 克,大葱白 3 根。

【制配】 将浮萍研为细末,葱白熬水。冲服。

【主治】 小儿腮腺炎。

方五:

【组成】 蚝豉 100 克,豆腐 3 块,生姜 2 块,咸橄榄 3 个。

【制配】 将生姜洗净,切片,豆腐切小块,把姜片、豆腐块、蚝豉、咸橄榄一同入锅,加适量水,用文火炖至汤浓即可。每剂分 3～4 次服完。连服数日。

【主治】 小儿腮腺炎,两腮红肿伴热痛,咽喉红肿,口干舌燥。

方六:

【组成】 大蒜头 10 克,米醋 10 毫升。

【制配】 将蒜去皮捣烂,同米醋调和。将蒜醋泥敷患处,用干净纱布包扎固定,每2日换药1次。

【主治】 流行性腮腺炎。

方七:

【组成】 大青叶(鲜品)100～300克,白醋适量。

【制配】 将大青叶加白醋捣烂。敷腮肿部位,敷药面积较患处大,每天敷1次,必要时敷2次。药干后加醋使其保持湿润,连敷5日为1疗程。

【主治】 流行性腮腺炎。

方八:

【组成】 胡黄连、胆南星、生大黄、吴茱萸各10克,醋适量。

【制配】 将胡黄连、胆南星、吴茱萸、生大黄共研为细末,用醋调成糊状。涂于双足涌泉穴,再用纱布包扎。药糊干后换药,每日数次。

【主治】 腮腺炎。

百日咳

百日咳是由百日咳杆菌引起的一种急性呼吸道传染病,多发生于5岁以下儿童。一年四季皆可发生,但以冬春季节最为多见。病程为3期。初发期主要以流涕、头痛、咽痛、发热、轻度咳嗽等感冒症状为主。约1周进入痉咳期,此期长短不一,数日至2个月。主要表现为阵发性、痉挛性咳嗽,阵咳后伴有高声吼叫,似鸡鸣,咳嗽时常面红耳赤、涕泪交流、口唇发绀、表情痛苦,每日发作数次至数十次,多于夜间发作。部分患儿可因气管水肿痉挛及黏痰阻塞窒息而引起死亡。痉咳期过后进入恢复期,大约2个月痊愈。接种百日咳疫苗可以预防百日咳的发生。

方一:

【组成】 大蒜、白糖各适量。

【制配】 服用20%大蒜浸出液,5岁以上每次15毫升,以下酌减,每日3次,加白糖调味。也可根据患者的具体情况而增加用量。一般用药3～4后,病情逐渐好转,痉挛性咳嗽和呕吐亦逐渐停止。

【主治】 百日咳。

方二:

【组成】 大蒜15克,红糖6克,生姜1片。

【制配】 将大蒜、生姜去皮切片同红糖入锅加水煎服,每日3～5次,视年龄酌定用量。

【主治】 百日咳,反复、阵发、痉挛性咳嗽。

方三:

【组成】 大蒜2头,鸡蛋1个。

【制配】 将蒜捣烂同鸡蛋汁搅拌均匀,上锅蒸10分钟,隔日口服1次,连服3～4次。

【主治】 百日咳。

方四:

【组成】 紫皮大蒜3瓣,醋10毫升或酒2杯,白糖适量。

【制配】 把大蒜切片,用200毫升白开水泡15分钟,去蒜加糖、醋,频频饮之,1日服完。

【主治】 百日咳。

方五:

【组成】 大蒜50克,凡士林少许。

【制配】 大蒜瓣去皮捣烂备用。先用凡士林涂双脚,再将蒜泥匀摊在薄布上敷两足涌泉穴,穿袜保护。每晚临睡前敷上,次晨除去,可连敷数晚,或隔晚敷治1次。

【主治】 百日咳及一切夜间顽咳。

方六:

【组成】 生姜或大蒜,蜗牛液或鸡蛋清各适量。

【制配】 用切开的大蒜蘸蜗牛液或鸡蛋清,在胸部由上而下涂擦,每日2次,每次数分钟。

【主治】 百日咳。

方七:

【组成】 大蒜子10克。

【制配】 将大蒜子去皮,捣烂后加凉开水50毫升,浸半天,分3次服。

【主治】 百日咳。

方八:

【组成】 大蒜60克,白糖适量。

【制配】 将蒜捣烂,加凉开水500毫升,泡10小时,滤汁,服时加糖,每次服15毫升(5岁以下小儿减半),每2小时服1次,连服10~15天,或将蒜、糖同煮,至蒜熟后,适量饮之。

【主治】 百日咳。

方九:

【组成】 绿茶12克,桑白皮、碎杏仁各10克,冰糖20克。

【制配】 将绿茶、桑白皮、碎杏仁入锅水煎去渣,加入冰糖调味,即可饮服,每日1~2次,连服6日为1个疗程。

【主治】 百日咳。

小儿腹泻

　　婴幼儿腹泻是一种胃肠功能紊乱综合征。根据病因不同可分为感染性和非感染性两大类。2岁以下儿童,消化功能尚不完备,抵抗疾病的能力差,尤其容易发生腹泻。夏秋季节是疾病多发期,多种细菌、病毒、真菌或原虫可随食物或通过污染的手、玩具、用品等进入消化道,很容易引起肠道感染性腹泻。表现为每日排便5~10次,大便稀薄,呈黄色或黄绿色稀水样,似蛋黄汤,或夹杂未消化食物,或含少量黏液,有酸臭味,偶有呕吐或溢乳,食欲减退。患儿体温正常或偶有低热。重者血压下降,心音低钝,可发生休克或昏迷。

方一：

【组成】 大蒜瓣若干。

【制配】 将大蒜去皮放入文火中烤烧至黄色，味由辣变甜，1岁每次服2瓣，2岁每次服4瓣，以此类推，每日服2～3次。

【主治】 小儿消化不良腹泻。

方二：

【组成】 黄丹5克，葱白1段。

【制配】 将黄丹、葱白共捣泥拌匀，敷脐，纱布盖好，胶布固定，6小时可见效，24小时后泻停取下。

【主治】 小儿腹泻。

方三：

【组成】 鸡蛋清1份，大蒜12克。

【制配】 将大蒜去皮捣烂，调鸡蛋清，敷涌泉穴。

【主治】 小儿腹泻。

方四：

【组成】 蒜薹尾15克，山楂60克，红糖少许。

【制配】 把山楂炒黑，加红糖搅拌，再放入蒜薹尾一起用水煎煮30分钟，去渣喝汤，每日2～3次。此为1月量。

【主治】 小儿消化不良，腹泻呕吐。

方五：

【组成】 胡椒2粒(黑白皆可，黑者去皮)，生姜1克。

【制配】 将胡椒粉和生姜共捣烂如泥，贴脐中，用棉花和胶布固定，1次保留15日。

【主治】 小儿滑泄。此方多在3日左右见效，7日可愈，见大便燥结则停用，对皮肤无损伤。

方六：

【组成】 生姜10克。

【制配】 将生姜用微火焙焦，研细末，每日早晚各服1克，吞服或用水冲服。

【主治】 小儿消化不良腹泻。

方七：

【组成】 大蒜2瓣，明矾(黄豆大小)2粒。

【制配】 将明矾研细末，用蒜汁调匀，1次吞服，每日1次。

【主治】 婴儿腹泻。

方八：

【组成】 炮姜5克，大米30克，盐、糖各适量。

【制配】 将炮姜和大米入锅共煮成粥，去姜加盐或糖调味食用。

【主治】 小儿腹泻。

方九：

【组成】 大米 250 克,生姜、山楂各 20 克,红糖、莱菔子各 15 克。

【制配】 先将莱菔子、山楂、生姜加水煎 40 分钟,弃渣留汁放入大米煮粥,临熟时加红糖调味。每日服 3 次,5 日为 1 疗程。

【主治】 小儿秋季腹泻。

🍵 小儿疳积

小儿疳积是一种慢性营养缺乏症,多发生在 3 岁以下的婴幼儿身上。表现为不同程度的面黄肌瘦,气血不足,头发稀疏,精神疲惫,腹部胀大,青筋暴露,或腹部凹陷,饮食异常等特征。皆因脾胃虚损,吸收功能长期障碍,脏腑失养所致。

方一：

【组成】 胡萝卜、葱白、红糖各适量。

【制配】 将胡萝卜、葱白捣烂加红糖水煎。趁热服,一日数次。

【主治】 婴儿单纯性消化不良。

方二：

【组成】 皮硝 9 克,大枣(去核)7 个,葱白(连根须)7 根,苦杏仁、生栀子各 7 个,酒糟 30 克,白麦面粉 10 克。

【制配】 将上述材料混合一同捣烂如膏状,将药膏分为 2 份,分别摊于 2 块纱布中间。1 块贴在小儿脐窝上,另 1 块贴在命门穴上,以胶布固定。3 日换药 1 次。

【主治】 小儿疳积。

方三：

【组成】 杏仁 7 个,连须葱头 3 个,阿魏 9 克,蜈蚣 1 条。

【制配】 将杏仁、葱头、阿魏、蜈蚣捣烂如泥。将药膏贴于脐孔部。

【主治】 小儿疳积。

方四：

【组成】 葱 1 根,生姜 15 克,茴香粉 9 克。

【制配】 葱、姜一同捣烂,再加入茴香粉调匀,入锅中炒热(以皮肤能忍受为度)。用纱布包好,敷于小儿脐部神阴穴。每日 1～2 次,治愈为止。

【主治】 小儿消化不良。

方五：

【组成】 生根仁 30 粒,杏仁 9 克,白胡椒 6 克,鸡蛋清 1 份,葱头 7 个,面粉 1 匙,丁香 30 粒。

【制配】 将以上药物研为细末,用高粱酒、蛋清调匀,以茶叶为托。贴敷两足心。

【主治】 小儿疳积。

方六：

【组成】 疳积草(鲜)15 克,生姜、葱白各 30 克,鸭蛋 1 个。

【制配】 将疳积草、生姜、葱白捣烂,加入鸭蛋去黄留清搅匀。外敷脚心 1 夜,隔 3

葱姜蒜·酒茶醋速效小偏方

日1次,一般5～7次痊愈。

【主治】 各型小儿疳积。

方七:

【组成】 丁香2粒,姜汁1茶匙,牛奶250毫升,白糖适量。

【制配】 将丁香、姜汁、牛奶放于锅内同煮,然后去掉丁香,加入白糖调味。早晚加热后服用。

【主治】 疳积瘦弱,食入即吐。

方八:

【组成】 鸡蛋1个,葱白50克。

【制配】 将生鸡蛋去壳,加入葱白,用布包好。右手握住,在胃部轻轻盘旋按摩,渐渐下移到腹部,至皮肤潮红为止。

【主治】 小儿疳积。

方九:

【组成】 二棱、莪术各90克,青皮45克,山楂肉、干姜各23克。

【制配】 将以上药物研成细末,制为如麻子大丸晒干。食后以姜汤送服,药量视患儿大小加减。

【主治】 小儿疳积。

小儿呕吐

呕吐是儿科常见病。引起呕吐的原因很多。小儿脾胃薄弱,形体发育和脏器功能均未臻完善。凡外感邪气,内伤乳食,大惊卒恐,脾胃蕴热或虚寒,胃阴不足,以及其他脏腑疾病影响到胃之受纳,致胃气上逆者,均可引起呕吐。

方一:

【组成】 大蒜1头。

【制配】 水煎大蒜,少量多次服。

【主治】 小儿胃寒呕吐。

方二:

【组成】 姜汁适量。

【制配】 将姜汁加少量开水冲服。

【主治】 小儿胃寒呕吐。

方三:

【组成】 木瓜3克,生姜4.5克。

【制配】 将木瓜和生姜煎汤灌服。

【主治】 小儿呕吐。

方四:

【组成】 生姜5片。

【制配】 生姜煎水,少量多次服。

【主治】 小儿伤食呕吐。

方五：

【组成】 生姜汁、牛乳各适量。

【制配】 将姜汁、牛乳入锅共煎温服，每日2次。

【主治】 小儿呕吐。

方六：

【组成】 老生姜1块，丁香1粒。

【制配】 姜挖1孔，放入丁香，用细火水煎服。

【主治】 小儿呕吐。

方七：

【组成】 生姜30克，橘皮30克。

【制配】 将生姜去皮切细，橘皮去白焙干，同炒黄研细末，用水泡成糊，制成如麻子大丸。1~2周岁每次服7丸，大儿则增量，橘皮汤送服。

【主治】 小儿呕吐，乳食不进。

方八：

【组成】 生姜1块，盐、米汤各适量。

【制配】 将生姜切成薄片勿折断，层层加盐，用线扎紧，再以几层纸包好，水浸湿，慢火煨熟，去线纸捣烂，早晨用米汤冲服。

【主治】 小儿呕吐，乳食不进。

方九：

【组成】 生姜100克，鲜橘皮、米饭各50克。

【制配】 将生姜、橘皮捣碎，加入米饭共调泥状敷脐，纱布胶布固定，压热水袋加温，待呕吐止再敷药巩固疗效。

【主治】 小儿呕吐。

小儿遗尿症

遗尿俗称尿床，是一种夜间无意识的排尿现象。小儿在3岁以内由于脑功能发育不全，对排尿的自控能力较差；学龄前儿童也常因紧张疲劳等因素，偶尔遗尿，均属于病态。超过3岁，特别是5岁以上的儿童经常尿床，轻者数夜1次，重者1夜数次，就可能是疾病状态的遗尿，父母则应给予关注。本病多见于小儿先天性隐性脊柱裂、先天性脑脊膜膨出、脑发育不全、智力低下、癫痫发作、脊髓炎症、泌尿系统感染及尿道受蛲虫刺激等。生理性遗尿则不需药物治疗。如是疾病引起的遗尿应从治疗原发病着手。

方一：

【组成】 葱白7~8根，硫黄50克。

【制配】 将葱白、硫黄和在一起共捣出汁，睡前敷于肚脐上，连用2夜。

【主治】 小儿遗尿。

方二：

【组成】 猪肉100克切成小块，大蒜20克去皮，黑豆50克，葱、姜、盐各适量。

【制配】 将猪肉、大蒜、黑豆入锅同煮至肉烂，再加葱、姜、盐调味，佐餐食用，吃肉、喝汤,隔日 1 次,连用 5～7 次。

【主治】 小儿遗尿。

方三:

【组成】 连须葱白 6 根,硫黄 15 克,鲜生姜 2 片。

【制配】 共捣成糊,睡前敷脐,次日取下,可连敷 3～4 次。脐破损或有炎症者禁用。

【主治】 小儿肾阳虚遗尿。

方四:

【组成】 大蒜 5 克,葱白 45 克,生姜 2 片。

【制配】 将大蒜烧熟后与葱白、生姜片共捣烂如膏状。于睡前敷患儿脐部,次日取下,轻者 1 次即愈,重者 4～6 次可好转。

【主治】 小儿遗尿。

方五:

【组成】 雄鸡肝 1 具、肉桂 5 克,葱、姜、蒜、料酒各适量。

【制配】 将鸡肝洗净分切 4 块,与 5 克肉桂一起放入砂锅内,加葱、姜、蒜、料酒及适量清水,隔水炖至鸡肝熟即成,每日 1 次,空腹食用。

【主治】 小儿遗尿及夜间多尿。

方六:

【组成】 猪脬 200 克,大蒜 10 克,米酒 1 匙,食盐少许,花生油适量。

【制配】 将猪脬洗净切成小块,大蒜去皮,明火用花生油炒熟,加入米酒 1 匙,食盐少许,每日 1 次服食。

【主治】 小儿遗尿(老年夜尿频多亦可选用)。

方七:

【组成】 老姜 1 块,白酒 100 毫升。

【制配】 老姜捣烂后放于白酒中浸泡 3 天,每晚用此酒沿肚脐下正中线擦拭,至皮肤发红为止,连用 5～7 天。

【主治】 小儿遗尿。

方八:

【组成】 雄鸡肠 1 具,大蒜 20 克,面粉 250 克,油、盐各适量。

【制配】 将雄鸡肠剪开、洗净、焙干、研面,大蒜捣泥与面粉混匀,稍加油、盐及其他作料,烙成薄饼食用。

【主治】 小儿遗尿。

方九:

【组成】 大蒜 15 克,羊肉 250 克,调料适量。

【制配】 将羊肉洗净,煮熟切片,大蒜捣烂,同放大盘内,加适量熟食油(或熟油辣椒)、酱油、精盐等拌匀食用。

【主治】 肾虚小儿遗尿。

小儿阴缩

小儿阴缩指小儿阴茎往腹里收缩。中医认为,本病的致病因素多由于患儿体质不佳,身体素虚所致,多见于虚弱体质的男性小儿。

方一:

【组成】 白胡椒 3 克研细,去皮大蒜 1 头,食盐 1 小撮,米饭 1 小团。

【制配】 将白胡椒、大蒜、食盐、米饭同捣拌匀,再捣极烂,捏成饼入笼蒸熟贴患儿脐孔中央,以纱布固定,每日 1 次直至治愈为止。

【主治】 小儿阴缩。

方二:

【组成】 胡椒 8 粒,生姜 1 块。

【制配】 胡椒研细过筛与生姜同捣烂如糊,敷患儿脐,外以纱布胶布固定,每日 1 次至愈为止。

【主治】 小儿阴缩。

方三:

【组成】 葱白适量。

【制配】 将葱白烘热置脐上,以暖水袋熨之,葱烂换新葱,良久热气透入,手足温有汗即愈。

【主治】 小儿阴缩。

方四:

【组成】 硫黄、吴茱萸各等份,去皮大蒜适量。

【制配】 将硫黄、吴茱萸细研过筛与大蒜捣成膏,敷脐固定,每日换药 1 次,至愈为止。

【主治】 小儿阴缩。

方五:

【组成】 胡椒 8 粒,生姜 1 块。

【制配】 将胡椒研为细末,过筛后与生姜混合捣烂,调成糊状待用。取药糊适量,贴在患儿脐孔上,盖上纱布,用胶布固定。每日换药 1 次,病愈为止。

【主治】 小儿阴缩。

婴幼儿惊厥

惊厥又称抽风,是小儿时期较常见的紧急症状,各年龄小儿均可发生,尤以 6 岁以下儿童多见,特别多见于婴幼儿,多由高热、脑膜炎、脑炎、癫痫、中毒等所致。惊厥反复发作或持续时间过长,可引起脑缺氧性损害、脑肿,甚至引起呼吸衰竭而死亡。本病初发的表现是意识突然丧失,同时有全身的或局限于某一肢体的抽动,还多伴有双眼上翻、凝视或斜视,也可伴有吐白沫和大小便失禁。而新生儿期可表现为轻微的全身性或局限性抽搐,如凝视、面肌抽搐,呼吸不规则等。中医学认为惊厥是惊风发作时的症候。

方一：

【组成】 葱白 7 根,胡椒、栀子各 7 粒。

【制配】 将胡椒、栀子细研与葱白捣烂贴心窝,纱布固定,24 小时后除下,有青黑色为见效。

【主治】 小儿惊风。

方二：

【组成】 细叶柳枝尖(约 2 寸长,去粗皮)7～11 根,连须葱白 15 茎,米酒糟 50 克,生姜 3 克。

【制配】 将柳枝尖、连须葱白、米酒糟、生姜捣至极烂,用砂锅炒热,分成 2 份布包,1 份贴脐上,1 份贴头顶,敷 20～30 分钟,再炒热再敷,至病愈止。

【主治】 小儿急惊风。

方三：

【组成】 大蒜 12 克,鸡蛋 1 个。

【制配】 大蒜去皮膜在碗中捣烂与蛋清拌匀,外敷足心涌泉穴,外用纱布包扎固定,药干则重新换药。

【主治】 小儿惊风。

方四：

【组成】 葱白、生栀子各 7 个,胡椒 7 粒,面粉少许,蛋清适量。

【制配】 将葱白、胡椒、生栀子研为细末,用蛋清和面粉调匀。摊青布贴小儿心窝一日夜,以有青黑色为度。

【主治】 慢惊风。

方五：

【组成】 栀子、面粉各 30 克,连须葱白 3 根,鸡蛋 1 个。

【制配】 将栀子、连须葱白捣烂,同面粉和鸡蛋调成糊状敷于患儿脐孔,盖上纱布,用胶布固定。

【主治】 婴幼儿惊厥。

方六：

【组成】 干姜、肉桂、丁香、黄连各 3 克。

【制配】 将干姜、肉桂、丁香、黄连研为细末。每次用开水冲服 1.8 克。

【主治】 慢惊风。

方七：

【组成】 石菖蒲、姜各适量。

【制配】 将石菖蒲、姜分别捣烂,取汁。两汁调匀,服下即愈。

【主治】 婴幼儿惊厥。

方八：

【组成】 巴豆霜、大黄、干姜、蜜水、薄荷汤各适量。

【制配】 将巴豆霜、大黄、干姜研为末,蜜水糊丸,如绿豆大。薄荷汤化服。

【主治】 小儿急惊风。

方九：

【组成】 人参、白术、木香、白茯苓、白附子、天麻、全蝎、僵蚕各等份，生姜3片。

【制配】 将上述材料共捣碎。加水50毫升，生姜煎至25毫升。每次服6克。

【主治】 小儿慢惊风，头晕目眩，多睡有痰。

小儿鹅口疮 ▶▶▶

鹅口疮是指小儿舌上、口腔黏膜上出现状如鹅口的白色点状或片状白屑。因其色白如雪片，故又称雪口。其白屑，状如凝乳，不易拭去，若强揩之，其下面的黏膜则见潮红、粗糙，不久又复生，常伴有哭闹不安，拒乳等症。本病可因先天胎热内蕴，或口腔不洁，感受秽毒之邪而致。

方一：

【组成】 干姜1.5克，黄连4.5克。

【制配】 将干姜、黄连入锅水煎。每日1剂，早晚分服。

【主治】 小儿鹅口疮。

方二：

【组成】 生姜汁10毫升，蜂蜜30毫升。

【制配】 将生姜汁和蜂蜜混合调匀。涂患处，每日2～3次。

【主治】 小儿鹅口疮。

方三：

【组成】 蜂蜜30克，生姜汁10克。

【制配】 将蜂蜜、生姜汁共置于碗中，调匀备用，用脱脂棉蘸药液涂于患处，每日3～4次。

【主治】 小儿鹅口疮。

新生儿脐炎 ▶▶▶

新生儿脐炎是指新生儿脐带脱落前后的一种急性蜂窝组织炎，在新生儿脐带脱落前后有脐部渗液，久不愈合或有脓液渗出，周围皮肤红肿。本病中医称"脐湿"或"脐疮"。

方一：

【组成】 四季葱3～5根，干马齿苋适量。

【制配】 将马齿苋烧炭存性，研细末。再将四季葱切碎煎水。待水温热后洗脐部，用消毒棉球拭干水，再将马齿苋末撒于脐窝上，盖上纱布，胶布固定。每天1次，连用3～5天。

【主治】 新生儿脐炎。

方二：

【组成】 柿叶（鲜品为佳）5克，葱白3克。

【制配】 将柿叶和葱白一同捣烂。敷患处。每日2次。

【主治】 新生儿脐炎。

方三：

【组成】 生姜、葱白、萝卜干、生地黄、田螺肉各适量。

【制配】 将生姜、葱白、萝卜干、生地黄、田螺肉共同捣烂如泥。涂脐四周一指厚，包住，勿使药入脐中。

【主治】 新生儿脐炎。

方四：

【组成】 黄连、郁金、黄相各3克，轻粉0.75克，白矾1.5克，葱适量。

【制配】 将黄连、郁金、黄相、轻粉、白矾共研为细末，以葱煎汤。洗净患部，然后用药撒脐上，每日3～4次。

【主治】 小儿脐部肿烂。

虫症

肠道寄生虫病是一种因饮食和各种污染物致使肠道生长对人体有害的蛔虫、蛲虫、姜片虫、钩虫等寄生虫的疾病。该病小儿尤为多见，轻者影响小儿的正常生长发育，重者可出现各种疾病及并发症。蛔虫病以食欲不振、面色萎黄、脐周疼痛、时作时止、大便下虫或粪检有蛔虫卵为主要特征。蛲虫病，又称线虫病，以饮食异常、精神烦躁、睡眠不安、肛门会阴部瘙痒及大便排出虫为主要临床表现。钩虫病主要表现为乏力、易疲劳、气促、心慌、面色萎黄、苍白、水肿及异嗜症和腹部不适、疼痛等。姜片虫病，以腹痛、慢性腹泻、形体消瘦、面色萎黄为主要症状。

方一：

【组成】 葱30克，菜油15毫升。

【制配】 将葱切细，用菜油以烈火炒，不放盐、水，每日清早空腹1次服完，2小时后再进饮食，连服3天。

【主治】 小儿蛔虫病。

方二：

【组成】 牛奶250克，独头蒜25克。

【制配】 将牛奶同独头蒜共煮成羹温服。

【主治】 小儿蛲虫病。

方三：

【组成】 大蒜1头，香油少许。

【制配】 将大蒜去皮捣成泥状，用香油调匀，在每晚睡前涂擦肛门周围。

【主治】 小儿蛲虫病。

方四：

【组成】 大蒜素适量。

【制配】 口服大蒜素，1岁以下80毫克/日，1～2岁90毫克/日，2～3岁160毫克/日，分4次服，连服7日为1疗程。

【主治】 小儿隐孢子虫病。

方五：

【组成】 黄鳝150克，姜汁、花生油、米饭各适量。

【制配】 将鳝鱼洗净切段,用姜汁、花生油拌匀,待饭煮至水分将干时,把鳝鱼肉放在饭上,义火焖30分钟后服用。

【主治】 小儿钩虫病。

方六:

【组成】 生姜汁5~10毫升。

【制配】 将生姜汁加等量温开水冲服,首次见效者每4小时服1次,首次未见效者1小时后加服1次。

【主治】 小儿胆道蛔虫病。

方七:

【组成】 槐实、葱白各等份。

【制配】 将槐实、葱白水煎。连洗肛门3次。

【主治】 蛲虫病。

方八:

【组成】 鲜葱白15克、麻油15毫升。

【制配】 将葱白捣烂取汁。用麻油调和,空腹1次服下(成人酌加),每日2次,一般服1~7次后腹痛减轻。此时大便可转为稀便,但不致腹泻。除个别现象外,多数未见有蛔虫驱出。也可用青葱(连根须)60~90克,捣烂取汁顿服,10分钟后,再服麻油30毫升,约半小时即可止痛,4~6小时后,排出黏液粪便,有时挟有蛔虫。

【主治】 蛔虫病。本方作用在于通闭止痛,对虫积内阻而引起腹痛者,可促使蛔虫排出,缓解腹痛。

方九:

【组成】 生姜10克,鲜葱白5克,川椒30克,鲜苦楝树根皮、面粉各20克。

【制配】 先研细川椒,再将苦楝树根皮、葱白、生姜共捣烂如泥状,加入面粉拌匀,倒入清水适量调成糊状。置锅内加热,做成圆饼。敷腹痛处,用布巾缠紧直至痛止。

【主治】 蛔虫性腹痛、胆道蛔虫病。

第八篇　妇科病良方

妇科病又称妇科疾病,是女性生殖系统常见病的统称,主要的妇科病包括外阴疾病、阴道疾病、子宫疾病、输卵管疾病、卵巢疾病等。

倒经及经行呕吐

月经期,在子宫以外部位如鼻黏膜、胃、肠、肺、乳腺等部位发生出血,称为倒经,亦称"代偿性月经"。此时,月经量少,甚至无月经,鼻衄或吐血量可多可少。常伴有全身不适、精神不畅、烦躁不安、下腹部胀痛等症状。

方一:

【组成】 生姜30克,蜂蜜50克。

【制配】 先煮生姜5分钟,再加入蜂蜜口服。

【主治】 经行呕吐。

方二：

【组成】 丁香、干姜各1.5克，白术3克，米汤适量。

【制配】 将干姜、丁香、白术共研为细末，清晨米汤送服。

【主治】 经行呕吐，症见有规律地经期呕吐清水或未消化食物，纳呆便溏。

乳腺炎

乳腺炎是乳腺急性化脓感染炎症性疾病，病原菌主要是金黄色葡萄球菌，链球菌引起的较少见。它属于中医的乳痈范畴，绝大多数都发生于哺乳的产妇，且在产后3～4周发生较多。此病乳房局部有肿块，按则痛，继而发热发红。

方一：

【组成】 大蒜50克，葱白150克，麦芽60克。

【制配】 将大蒜、葱白、麦芽加水500毫升煮沸20分钟，取渣包在白布内，趁热反复擦搓乳房，硬结处更需重点按摩，至乳房发红减轻为度，每日2～3次。

【主治】 乳痈初起，排乳不畅，乳房肿痛。

方二：

【组成】 猪蹄1只，黄花菜、大蒜各50克，盐适量。

【制配】 将猪蹄去杂毛洗净，大蒜去皮和黄花菜一同用文火炖煮至猪蹄熟后，加盐少许调味，喝汤吃猪蹄及黄花菜，分顿随意食用，不限次数，1周1疗程。

【主治】 急性乳腺炎。

方三：

【组成】 大蒜泥、元明粉、醋、水各适量。

【制配】 用醋、水将蒜泥、元明粉调成糊状敷患处，每日换2～3次。

【主治】 乳腺炎。

方四：

【组成】 大蒜2头，葱白1根，黄酒120毫升。

【制配】 将葱白、大蒜捣烂取汁，用煮开的黄酒调匀，分2次服，若服后出汗，则以1次为宜。

【主治】 乳腺炎，症见乳房红肿热痛。

方五：

【组成】 黄柏末10克，蒜泥20克，鸡蛋清适量。

【制配】 将黄柏末、蒜泥以鸡蛋清调匀，涂敷患处。

【主治】 乳腺炎，红肿疼痛。

方六：

【组成】 葱白250克，大蒜50克。

【制配】 将葱、蒜洗净切碎，沸水冲，趁热先熏后洗患处，每日3次，连用2日。

【主治】 急性乳腺炎。

乳腺增生

乳腺增生是内分泌功能紊乱所致乳腺结构异常的妇女常见病，属于中医学的乳癣、乳中结核范畴。此疾多见于中青年妇女,病程长达数年;乳房肿块多为双侧,亦有单侧,常为多个且大小不等,或圆或扁,或条索状,形态不规则,与周围组织界限不清,与皮肤不粘连,推之活动;乳房胀痛,月经前 3～4 日疼痛加重,肿块增大,经后痛减或消失,肿块可能变小,周而复始;乳头溢液,溢出少量黄色或棕黄色透明液体,抑或有血性液体溢出。

方一:

【组成】 远志末 9 克,葱、蜜各适量。

【制配】 将葱捣烂,与蜜、远志末共调匀,敷患处,盖纱布,胶布固定。

【主治】 乳腺增生。

方二:

【组成】 鲜山药 100 克,川芎 10 克,大蒜、白糖各 20 克,韭菜汁适量。

【制配】 前 4 味药同捣烂,加适量韭菜汁调为糊状,敷患处,每日换药 1 次,涂上药后有痒感,2～3 小时痒便自消。

【主治】 乳腺增生。

方三:

【组成】 大蒜、艾绒各适量。

【制配】 将大蒜切片,取 1 片放在乳房结块处,艾绒放在蒜片上灸,以疼痛为度,每日可灸数次。

【主治】 乳腺增生。

月经不调

月经不调起因于外邪入侵,如风寒湿热或起居失常,如操劳过度、生活不规律;或七情内伤,如忧郁愤怒等,引起月经的周期、经量、经色、经质出现异常。临床上常指月经周期及经量的异常。常见的病有月经太多、月经太少、月经先期、月经后期、月经先后不定期等。

方一:

【组成】 马齿苋 60 克,大蒜 10 克,鸡蛋 1 个。

【制配】 将马齿苋洗净捣烂取汁,大蒜去皮,鸡蛋去壳,加水适量煮熟,兑入马齿苋汁即成,每日分 2 次服用,吃蛋喝汤。

【主治】 经血过多、色深、有块。

方二:

【组成】 鸡蛋 2 个,益母草、大蒜各 10 克。

【制配】 将益母草、鸡蛋、大蒜入锅加水适量同煮,鸡蛋熟后去壳,再煮片刻即成。月经前每日 1 次,连服数日,吃蛋饮汤。

【主治】 月经不调。

方三:

【组成】 生姜、艾叶各 6 克,红糖 15 克。

【制配】 将生姜、艾叶洗干净加入红糖同煮 10 分钟,代茶饮。

【主治】 经期延后,色暗红、量少,小腹冷痛。

方四:

【组成】 冬瓜皮 20 克,生姜 10 克,大枣 6 个。

【制配】 将冬瓜皮、生姜、大枣入锅加水煎服,每日 2 次。

【主治】 月经不调。

痛经

痛经是指在月经前或月经期间发生难以忍受的下腹疼痛,甚至影响生活和工作。严重时,面色苍白、手足冰凉、出冷汗、恶心、呕吐,甚至昏厥。一般都在经血畅流后,少数在有膜状物排出后,腹痛缓解。一般未婚或未孕妇女易于发生,再就是身体虚弱、有慢性病、精神紧张、感觉过敏的妇女,也常有痛经。

方一:

【组成】 食盐 500 克,大蒜 2 头,生姜 120 克,葱适量。

【制配】 将葱、姜、蒜捣碎后与盐共炒热,熨敷小腹。

【主治】 行经腹痛。

方二:

【组成】 生姜 10～15 克,艾叶 10～15 克,红糖适量。

【制配】 将生姜、艾叶、红糖入锅加水煎煮,趁热服,每日 1 剂,分 2 次服。

【主治】 痛经。

方三:

【组成】 大蒜适量。

【制配】 将大蒜去皮捣烂取汁,用消毒棉球蘸蒜汁塞耳孔中。

【主治】 痛经。

方四:

【组成】 去壳青壳鸭蛋 3 个,黄酒 250 毫升,生姜 25 克,白糖适量。

【制配】 将鸭蛋、黄酒、生姜入锅共煮熟,以白糖调服。

【主治】 来经时小腹或胃部疼痛,不思饮食。

方五:

【组成】 鲜姜 15 克,红糖 30 克。

【制配】 水煎服。或泡水服,每日 3 次。

【主治】 痛经。

方六:

【组成】 小茴香 9 克,生姜 4 片。

【制配】 将小茴香、生姜水煎 2 次分服,每日 1 剂,连服 3～4 日。

【主治】 痛经。

方七:

【组成】 生姜 9 克,木香 6 克,小茴香 15 克。

【制配】 将生姜、木香、小茴香水煎服,早晚服用。

【主治】 痛经。

方八：

【组成】 生姜 20 克，艾叶 15 克，鸡蛋 2 个。

【制配】 将上三味药放入锅中，加入适量清水煮至蛋熟，去蛋壳后与原药液共煮，煮至药液 300 毫升即可。吃蛋喝汤。

【主治】 痛经。

方九：

【组成】 生姜 60 克，葱白 90 克，大枣 15 个。

【制配】 将生姜、葱白与大枣共水煎，每日 1 剂，分 2 次服。

【主治】 痛经。

闭经 ▶▶▶

闭经是指女性年逾 18 岁月经尚未来潮，或月经周期建立后又停止 3 个月以上者。前者称为原发性闭经，后者称为继发性闭经。生理性"停经"不属于此范畴。本病中医分为虚实两类，虚者多为阴亏血虚，无血可下；或肝肾亏损，精血不足。常因先天不足，后天失养，大量失血，疲劳过度等造成。实者多为气滞血瘀，胞脉不通，血不下行。常因情志刺激，气机不畅，或生活环境突然改变，或经期淋雨涉水，遭受风寒，或饮食失节，过食寒凉等食物造成。

方一：

【组成】 大蒜、鲜橘皮、红糖各适量。

【制配】 将大蒜去皮同橘皮、红糖入锅加水煎分服，每日 1 剂，连服 3~5 日。

【主治】 气血瘀滞型闭经。

方二：

【组成】 大蒜、生姜各 15 克，艾叶 9 克，鸡蛋 2 个。

【制配】 将大蒜、生姜、艾叶、鸡蛋入锅加适量水放入砂锅内同煮，蛋熟后去壳取蛋，放入再煮片刻，调味后吃蛋喝汤。

【主治】 寒凝血瘀型闭经。

方三：

【组成】 鸡蛋 2 个，当归 9 克，大蒜 10 克。

【制配】 将当归、大蒜加水 3 碗与鸡蛋一起煮熟，蛋去壳，用针刺 10 余个小孔，再煮片刻即可，吃蛋饮汤，每日 2 次。

【主治】 血虚气滞型闭经。

方四：

【组成】 去骨墨鱼 250 克，生姜、大蒜各 40 克，油、盐各适量。

【制配】 将生姜洗净切丝，大蒜去皮拍碎，墨鱼洗净切片，加油盐入锅同炒，佐膳，每日 1 次。

【主治】 血虚闭经。

方五：

【组成】 干姜 10 克，附子、白术、白芍、茯苓、肉苁蓉、桃仁各 15 克。

【制配】 将上述材料入锅加适量水煎,共煎浓汁 200 毫升,分 2 次服,每日 1 剂。

【主治】 闭经。

方六:

【组成】 大葱(带须)、食盐各适量。

【制配】 将大葱洗将切碎,在锅内炒热,布包如饼状,置放脐腹部,再将食盐也炒热布包,放在葱饼上,以保持热量,冷则再炒热。

【主治】 月经迟来,遇寒闭经,肚腹膨胀,腹冷如冰。

方七:

【组成】 生姜 65 克,当归、黄芪各 30 克,羊肉 250 克。

【制配】 将羊肉洗净切块,生姜切丝,当归、黄芪用纱布包好,放瓦锅内加水适量,炖至烂熟,去药渣,调味服食。每日 1 次,每月连服 5～7 日。

【主治】 气血不足的闭经。

方八:

【组成】 红糖、大枣各 100 克,生姜 15 克。

【制配】 将红糖、大枣、生姜入锅加水适量,煎汤代茶。每日 1 剂,不限时代茶温饮。

【主治】 闭经。

方九:

【组成】 生姜 15 克,鸡蛋 2 个,艾叶 10 克。

【制配】 将生姜、鸡蛋、艾叶同水煎,待鸡蛋稍熟,剥去外壳,再入锅中煮数分钟。饮汤吃蛋。

【主治】 寒凝血瘀型闭经。

崩漏

崩漏,西医又称功能性子宫出血,是指青春期、成熟期女性因身体衰弱而引起卵巢功能失调,子宫内膜及阴道的不规则出血。所谓崩,是指出血势急,血量多,暴泄而下;所谓漏,是指出血缓慢,血量较少,淋漓不断。两者统称为崩漏。崩漏有因情志所伤,五志化火,或外感邪热,或过食辛辣等致血热妄行,而成崩漏者;有因脾胃受损,气虚失损,血海不固,以致崩漏者;有因瘀血凝滞,新血难安,血不归经以致崩溃者。

方一:

【组成】 大蒜适量。

【制配】 用大蒜泥贴敷涌泉穴,3 小时后取下。

【主治】 崩漏。

方二:

【组成】 猪皮 1 千克,黄酒 250 毫升,大蒜 20 克,红糖 250 克。

【制配】 将猪皮洗净切成小块,放在大铝锅中,加大蒜入水适量,以小火煨炖至猪皮烂透、汁液黏稠时加黄酒、红糖,调匀即可停火,倒瓷盆内冷藏备用,经常随量佐餐食用。

【主治】 崩漏及各种出血。

方三：

【组成】 干姜炭9克研末。

【制配】 将干姜末冲黄酒温服。

【主治】 血瘀型崩漏。

方四：

【组成】 米醋、黄酒各100毫升,大蒜20克,鸡蛋3个。

【制配】 将鸡蛋打碎,与米醋、黄酒搅匀加大蒜,置火上煮至100毫升,每日早晚分2次服食。

【主治】 气血亏虚所致崩漏。

方五：

【组成】 大蒜2头,鸡蛋6个,龙骨10克。

【制配】 将龙骨研末均分6份,每个鸡蛋打1小孔,分别放入药末,以大蒜泥面饼糊口,入锅蒸熟,每日早晨空腹服1个,连服6日。

【主治】 崩漏,病程已久,淋漓不止。

方六：

【组成】 艾叶醋炒4.5克,鸡蛋黄2个。

【制配】 先将鸡蛋黄搅匀,再将艾叶煎汤去渣,和鸡蛋黄,饭前温服。

【主治】 崩漏。

方七：

【组成】 乌雄鸡1只,糯米100克,葱白3茎,花椒、食盐各适量。

【制配】 将鸡毛去净,除内脏,洗净切块煮烂,再入糯米及葱、椒、食盐煮粥。每日2次,空腹食。

【主治】 暴崩下血或淋漓不净等症。

方八：

【组成】 鸡腹内未成熟黄色小蛋2个,大葱根、姜、黄芪各50克,麻油少许。

【制配】 将黄色小蛋、大葱根、姜用麻油在锅内同炒,去葱、姜,加入黄芪煎水汤为引,顿服。

【主治】 血崩。

方九：

【组成】 干姜炭10克,黄酒适量。

【制配】 将干姜研末,冲黄酒服。

【主治】 血崩。

带下病

白带是指妇女在青春期、月经前期或妊娠期,从阴道中排泄出的无臭异气味的白色或淡黄色分泌物。妇女在月经前期或妊娠期、青春期带下量多,颜色深黄或淡色,或混有血液,质黏稠如脓或如水,气味腥臭,称为带下病,是妇女生殖器官炎症或肿瘤疾病的先兆。现代医学中盆腔炎、宫颈炎等妇科病均属此范畴。

方一：

【组成】 猪肝 60～100 克,大蒜 20 克,鲜马鞭草 60 克。

【制配】 将猪肝洗净切片,大蒜去皮,马鞭草洗净切成小段,混匀后放入瓦碟,隔水蒸熟食用,隔日 1 次。

【主治】 白带量多。

方二：

【组成】 大蒜汁、辣味白萝卜汁各适量。

【制配】 将大蒜汁、白萝卜汁混合后以冷开水稀释 3～4 倍,用带线消毒纱布浸泡塞入阴道内,10 小时引线取出,每日 1 次,连用 10～20 次。

【主治】 阴道炎,带下久治不愈。

方三：

【组成】 葱、艾叶各 500 克。

【制配】 将葱和艾叶共捣后炒热,装袋,置于外阴部,上用热水袋熨 1～2 小时,袋凉则换。

【主治】 虚寒性白带多,阴痒,白带清稀。

方四：

【组成】 干姜适量。

【制配】 将干姜炒黑研细末,每次 4.5 克,空腹温开水送服,每日 2 次。

【主治】 脾虚带下。

方五：

【组成】 胡椒 7 粒,鸡蛋 1 个。

【制配】 将胡椒炒焦研成末,在鸡蛋上端捅一小孔,把胡椒末填入鸡蛋内,用厚纸将鸡蛋口封固,置火上煨熟,去壳吃,每日吃 2 次。

【主治】 寒性白带,白带色清如水,面色苍白,口淡无味。

方六：

【组成】 白芍 30 克,干姜 15 克,米汤适量。

【制配】 将白芍、干姜共炒微热,研细末,每早晚各 1 次,空腹米汤送下。

【主治】 赤白带下,腰酸腰痛。

方七：

【组成】 鸡蛋 3 个,马齿苋 60 克,大蒜 20 克。

【制配】 将鸡蛋、马齿苋、大蒜加水炖熟,空腹食用,每日 1 次。

【主治】 湿毒带下。

方八：

【组成】 核桃叶 10 片,鸡蛋 2 个。

【制配】 将核桃叶和鸡蛋入锅加水煎,喝汤食蛋。

【主治】 白带过多。

方九:

【组成】 扁豆苗 100 克,大蒜 3 瓣,鸡蛋 3 个。

【制配】 将扁豆苗、大蒜水煎去渣,打入鸡蛋 3 个煮熟,空腹服食。

【主治】 湿热带下。

不孕症

育龄夫妇同居两年以上,女方因病理原因不能生育的,称为女子不孕。女子不孕分为原发不孕和继发不孕。有正常性生活、配偶生殖功能正常,未避孕不受孕者,为原发性不孕;如果曾一度怀孕,而此后未能受孕者为继发性不孕。女性不孕的原因有生殖道堵塞、生殖道炎症、卵巢功能不全和免疫因素等。此外,严重的生殖系统发育不全或畸形、全身性疾病、营养缺乏、内分泌紊乱、肥胖病、神经系统功能失调等,也会影响卵巢功能和子宫内环境而导致不孕。

方一:

【组成】 猪肝 250 克,肉苁蓉 15～30 克,大蒜 20 克。

【制配】 将猪肝切片,肉苁蓉洗净切片,大蒜去皮,同置砂锅内,加水两大碗,炖至猪肝熟即成,吃肝喝汤,每日 1 次。

【主治】 肾虚不孕。

方二:

【组成】 老姜 20 克,葱白、艾叶、丝瓜络各 60 克。

【制配】 将葱白、老姜、艾叶、丝瓜络共捣烂炒热,纱布包好,熨于小腹部,隔日 1 次。

【主治】 下焦虚寒不孕。

方三:

【组成】 粳米 100 克,鹿角胶 15 克,姜末、精盐各适量。

【制配】 将粳米淘净煮粥,粥熟后加鹿角胶,姜末、精盐少许,食用 3～5 日为 1 个疗程。

【主治】 不孕症。

方四:

【组成】 猪脊髓 200 克,甲鱼 250 克,葱白、姜各 25 克,盐、味精、胡椒面各适量。

【制配】 将猪脊髓洗净,甲鱼用开水烫死,揭去鱼鳞,去内脏,放入铝锅内,加水、姜、葱、胡椒面,用旺火烧沸后,改用小火煮至甲鱼肉熟,再放入猪脊髓,煮熟加味精,吃肉喝汤。

【主治】 肾阴虚所致不孕症。

方五:

【组成】 青虾 250 克,韭菜 100 克,素油、黄酒、酱油、醋、姜丝各适量。

【制配】 将青虾洗净,韭菜洗净,切段。先以素油煸炒虾,烹黄酒、酱油、醋、姜丝等调料,再加入韭菜煸炒,嫩熟即可。

【主治】 不孕症。

女阴瘙痒

女阴瘙痒,中医称阴痒、阴门瘙痒等,症见妇女外阴及阴道甚至累及肛门周围瘙痒不堪或痒痛难忍,常伴有不同程度的带下。除前面滴虫性真菌性阴道炎外,老年性阴道炎和外阴白斑等都可能引发女阴瘙痒。

方一:

【组成】 艾叶30克,朴硝15克,蛇床子1.5克,葱皮适量。

【制配】 将艾叶、朴硝、蛇床子、葱皮入锅加水煎汤,过滤去渣,趁热熏后洗患处,每日3次。

【主治】 阴痒。

方二:

【组成】 葱胡子7个,蒜辫子10厘米,食盐少许,花椒适量。

【制配】 将葱胡子、蒜辫子、花椒、食盐入锅加水煎汤,去渣,趁热熏洗患处,每日2~3次。

【主治】 阴痒。

方三:

【组成】 大蒜适量。

【制配】 将大蒜捣烂成糊状,蘸纱布塞入阴道内,15分钟后取出。如辣甚可冲淡些。

【主治】 滴虫性阴道炎。

方四:

【组成】 大蒜适量。

【制配】 将大蒜去皮洗净,入锅中与水共煮,汤成去蒜。用大蒜汤冲洗阴道,每日1~2次。

【主治】 阿米巴原虫性阴道炎。

方五:

【组成】 大蒜,甘油,明胶各适量。

【制配】 将大蒜、甘油、明胶制成50%栓剂,于阴道冲洗后放置两枚于阴道之内(每枚1.2~1.5克),每日1次,37天为1疗程。

【主治】 滴虫性阴道炎。

方六:

【组成】 鸡蛋若干个。

【制配】 将鸡蛋煮熟取黄,置锅中用中火干烧至焦黑,改猛火烧并以锅铲按压出蛋黄油,边压边用小勺将油取出,油冷却后,装消毒瓶内备用,用油擦患处,每日2次。

【主治】 外阴干燥皲裂。

方七:

【组成】 葱白21克,火硝6克。

【制配】 将葱白、火硝入锅同水煎,趁热先熏后蘸洗。

【主治】 阴痒。

方八：

【组成】 切片大蒜 30 克,小蓟 60 克,苦参 45 克。

【制配】 将大蒜片、小蓟、苦参水煎去渣,用药汁趁热熏洗外阴,每日 1 次,连用 3～5 日,以阴痒消失为度。

【主治】 阴肿阴痒。

子宫脱垂 ▶▶▶

子宫脱垂是指子宫偏离正常位置沿着阴道下降,低于子宫颈外阴道口到坐骨水平以下甚至完全脱出阴道口外的症状。中医称"阴挺""阴颓""阴疝"等。多发于产后体质虚弱,气血受损,分娩时用力太大,或产后过早参加重体力劳动,致使气弱下陷,胎宫脉络松弛,不能稳固胞体,因而形成下坠。由于胞宫经络与肾相连,所以肾气虚惫,或产育多,内耗肾气,也可使胞宫脉络松弛导致子宫脱垂。妇女在过功、排便时用力太过、剧咳等情况下,都有可能反复发作。

方一：

【组成】 樗枝皮(焙干)50 克,连根葱 250 克,汉椒 10 克。

【制配】 将樗枝皮、连根葱、汉椒入锅加水 3000 毫升,同煎至 2000 毫升,去渣。倾药液于盆中,趁热熏洗。

【主治】 子宫脱垂。

方二：

【组成】 葱头 5 个,苏叶 30 克,野蔷薇梗 9 克。

【制配】 将葱头、苏叶、野蔷薇梗入锅加水煎汤外洗。

【主治】 子宫脱垂。

方三：

【组成】 老竹根 1 段。

【制配】 将老竹根入锅水煎,代茶饮。

【主治】 子宫脱垂。

方四：

【组成】 大蒜适量。

【制配】 将大蒜去皮入锅加水煎汤洗。

【主治】 子宫脱垂。

方五：

【组成】 大蒜适量。

【制配】 将大蒜去皮入锅加水煎汤洗。

【主治】 子宫脱垂。

方六：

【组成】 猪大肠 150～200 克,巴戟天 30 克,大蒜 10 克。

【制配】 先将猪大肠洗净,把大蒜、巴戟天纳入猪大肠内,加清水适量,隔水炖服,每日 1 次,连服数次。

【主治】 子宫脱垂。

🌀 更年期综合征

更年期综合征是指妇女在绝经期前后 1~2 年,因卵巢功能开始衰退,女性激素分泌减少出现的阴道不规则出血、月经紊乱、经量增多或减少、烦躁易怒、心悸失眠、面浮肢肿、腰腿酸软、神疲乏力等症状。中医认为本症是肾精虚衰,冲任不调,气血虚弱所致。

方一:

【组成】 乌梅、生地黄各 15 克,炮姜炭、黄连、黄柏各 10 克,肉桂、附子各 6 克,枸杞子、紫石英、党参各 30 克,三七粉(冲服)3 克。

【制配】 将上述材料入锅加水煎服。

【主治】 更年期崩漏,伴有头晕耳鸣、心中烦闷、乍寒乍热、烦躁易怒等症状。

方二:

【组成】 枸杞子 30 克,大枣 10 个,姜皮 3 克。

【制配】 将枸杞子、大枣、姜皮入锅加水煎服,每日 1 剂,早晚分服。

【主治】 更年期综合征。

方三:

【组成】 干姜 30 克,羊肉 150 克。

【制配】 共炖至羊肉熟烂,吃肉喝汤。每日 3 次。

【主治】 更年期综合征。

🌀 滴虫性阴道炎

阴道炎是较常见的一种妇科疾病。由阴道环境酸碱度改变或阴部黏膜变薄、破损、抵抗力下降,被滴虫、真菌或细菌入侵引起。滴虫性阴道炎由毛滴虫引起,可由性交直接传染或由洗浴而间接传染。主要表现为白带增多,白带呈黄白色、常带泡沫,有腥臭,严重者混有血液;其次为外阴瘙痒,下腹酸痛,尿痛等。

方一:

【组成】 大蒜头 4 个,鲜小蓟 120 克。

【制配】 大蒜切成薄片,小蓟洗净,煎汤 2 升,温热外洗,早晚各 1 次,连用 3~5 日。

【主治】 滴虫性阴道炎。

方二:

【组成】 生大蒜榨汁适量。

【制配】 用 1:5000 高锰酸钾溶液消毒过的生大蒜榨汁擦洗阴道壁,并用带线消毒棉球蘸蒜汁塞入阴道。过 8~10 小时引线取出,每日 1 次,10 次为 1 疗程。

【主治】 滴虫性阴道炎。

方三:

【组成】 大蒜适量。

【制配】 将大蒜去皮切片熬水,趁热熏洗外阴部。

【主治】 阴道炎,白带多,阴肿作痒。

方四:

【组成】 大蒜适量。

【制配】 将大蒜去皮捣烂取汁浸湿无菌纱布条,睡前塞进阴道深处,放置15～30分钟后取出,连用7日为一疗程。

【主治】 滴虫性阴道炎,带下阴痒。

方五:

【组成】 洋葱适量。

【制配】 将洋葱洗净捣成泥剂涂敷。

【主治】 滴虫性阴道炎。

方六:

【组成】 土茯苓50克,黄柏、归尾各20克,枯矾、冰片各9克,蛇床子15克,苦参、生姜皮各30克,花椒10克。

【制配】 除枯矾、冰片外,其他药加水800毫升,煎汤500毫升,然后将枯矾、冰片加入药汤。用药汤冲洗阴道。

【主治】 滴虫性阴道炎。

阴冷

阴冷即由于阴寒等原因而引起的性欲衰退,也可由各种后天原因延致,其中心理原因是最重要的一种。因此,在采用心理疗法为主的同时,还可运用以下药方作为辅助治疗。

方一:

【组成】 大枣5个,木瓜15克,芥穗10克,干姜6克。

【制配】 将大枣、木瓜、芥穗、干姜入锅用水煎服,每日1～2次。

【主治】 阴冷。

方二:

【组成】 山药60克,干姜6克,红糖30克。

【制配】 将山药、干姜、红糖入锅水煎,喝汤吃山药,每日1～2次。

【主治】 阴冷。

方三:

【组成】 黑豆20克,干姜6克,仙灵脾15克。

【制配】 将黑豆、干姜、仙灵脾入锅用水煎服,每日1剂,早晚分服。

【主治】 阴冷。

方四:

【组成】 当归12克,生姜、苏子各10克。

【制配】 将生姜、当归、苏子入锅用水煎服,每日1～2次。

【主治】 阴冷。

葱姜蒜·酒茶醋速效小偏方

方五：

【组成】 黑豆 30 克,仙灵脾 15 克,干姜 9 克。

【制配】 将上药共水煎服,每日 1 剂,早晚分服。

【主治】 阴冷。

方六：

【组成】 当归 12 克,苏子 10 克,生姜 9 克。

【制配】 将上药共水煎服,每日 1 剂。

【主治】 阴冷。

方七：

【组成】 山药 70 克,红糖 30 克,干姜 5 克。

【制配】 将上药共水煎,喝汤吃山药,每日 1 次。

【主治】 阴冷。

阴疮

妇女前阴生疮即阴疮。下阴热痛、外阴血肿、附件炎、阴唇糜烂、阴中冰冷、阴道炎、真菌性阴道炎、滴虫性阴道炎等妇科疾病多为湿热下注、热毒瘀滞、脾肾虚寒、相火衰微、下焦湿热等症所致,应及时治疗,防止迁延病情。

方一：

【组成】 葱白、防风、羌活、独活各 30 克。

【制配】 将葱白、防风、羌活、独活入锅加水煎汤熏洗,早晚各 1 次。

【主治】 阴户肿痛。

方二：

【组成】 乳香末 10 克,葱白适量。

【制配】 将葱白研膏同乳香末拌匀,敷患处。

【主治】 阴肿。

方三：

【组成】 牡蛎、干姜各 5 克。

【制配】 将牡蛎、干姜捣筛为细粉。扑患处,每日用 2 次。

【主治】 阴下湿痒。

方四：

【组成】 葱白 3 段,五倍子 6 克,小麦 60 克,白矾 9 克。

【制配】 将葱白、五倍子、小麦、白矾入锅加水煎汤熏洗,早晚各 1 次。

【主治】 阴户肿痛。

方五：

【组成】 大蒜适量。

【制配】 大蒜浸汤洗之。

【主治】 阴肿。

葱姜蒜·酒茶醋速效小偏方

妊娠呕吐 ▶ ▶ ▶

妊娠早期出现恶心、呕吐、头晕、厌食，甚或食入即吐，称妊娠呕吐，又称妊娠恶阻。若仅有恶心、嗜酸、择食或晨间偶有呕吐痰涎，则是妊娠早期常有的反应，过一段时间即可自行恢复，只是前者需要治疗。

方一：

【组成】　生姜 3 片，苏叶 10 克，竹叶 6 克。

【制配】　将生姜、苏叶、竹叶入锅加水煎服，每日 2 次。

【主治】　妊娠恶阻。

方二：

【组成】　韭菜、生姜各适量。

【制配】　将韭菜、生姜洗净，捣烂取汁，开水冲服。

【主治】　妊娠恶阻。

方三：

【组成】　乌梅、半夏各 5 个，煨姜 6 片，黄连 2 克。

【制配】　将乌梅、半夏、黄连、煨姜入锅加水煎服。

【主治】　妊娠呕吐。

方四：

【组成】　生姜 4.5 克，茯苓 15 克，半夏 9 克。

【制配】　将生姜、茯苓、半夏入锅加水煎服，每日 1 剂。

【主治】　妊娠恶阻。

方五：

【组成】　竹茹 6 克，干姜 1.5 克，黄芪 3 克，伏龙肝 30 克。

【制配】　先将伏龙肝泡开，澄清同竹茹、干姜、黄芪煎服。

【主治】　妊娠恶阻。

妊娠泌尿系感染 ▶ ▶ ▶

妊娠期出现尿频、尿急、淋漓涩痛，即妊娠泌尿系感染，中医称子淋。

方一：

【组成】　葱白、鲜车前草叶、粳米各适量。

【制配】　将葱白、鲜车前草叶洗净切碎共水煎，取汁加粳米煮稀粥食，早晚各 1 次。

【主治】　子淋。

方二：

【组成】　大蒜 1 头，栀子 3 枚，盐少许。

【制配】　将大蒜、栀子、盐混捣贴脐，妥加固定。

【主治】　子淋。

方三：

【组成】　炒盐 5 克，葱白适量。

葱姜蒜·酒茶醋速效小偏方

【制配】 将葱白与盐混捣为膏,贴脐,用纱布、胶布固定,12 小时换一次药。

【主治】 子淋。

妊娠大小便失常

妊娠大小便失常是孕期子宫逐渐膨大,压迫周围组织,包括肠道和膀胱,生产后压迫虽解除,但脏器功能恢复也需要一段时间,大多数产妇在此期间都会出现大小便失常的情况。

方一:

【组成】 明矾末 18 克,葱白适量。

【制配】 将葱白和明矾末共捣如膏敷脐。

【主治】 妊娠小便不通。

方二:

【组成】 葱白 1 根,牛皮胶 2 片。

【制配】 将葱煎水,入胶溶化,1 次服下。

【主治】 妊娠大便不通。

方三:

【组成】 葱白、车前草各适量。

【制配】 将葱白、车前草共捣烂如泥敷脐。

【主治】 妊娠小便不通。

妊娠腹痛、胸胁胀满

妊娠腹痛,指孕妇发生小腹部疼痛的病证。多因阳虚寒凝、血虚胞脉失养、气郁胞脉气血运行失畅所致。气郁者,兼见脘腹胀满,烦躁易怒。

方一:

【组成】 生姜 15 克,当归 9 克,红糖适量。

【制配】 将生姜、当归、红糖入锅加水煎服。

【主治】 妊娠虚寒型腹痛。

方二:

【组成】 干姜、良姜各 3 克,粳米适量。

【制配】 将干姜、良姜煎后去渣取汁,入粳米适量煮为稀粥,每日 2 次服。

【主治】 妊娠虚寒型腹痛。

方三:

【组成】 葱白 7 根。

【制配】 将葱白洗净切段入锅煎浓汁,温服及敷于足心。

【主治】 妊娠胸胁胀满,甚或喘息,烦躁不安,又称胎上逼心。

第二部分 酒·茶·醋速效小偏方

第一篇 神奇的药性和治病原理

民以食为天,而古老的文明更是把吃的文化发展到极致,不仅让吃的美味愉悦我们的味觉,更是要让这些美味具有健体治病之功效。酒是最早被发现可以佐餐的一种饮品,随后机缘巧合发明了醋。茶的消食解腻功效更是让人爱不释手。同时它们本身具有的一些药用价值在长期的食用过程中被发现,而今天我们就要把这些秘密呈现出来。

酒

酒是由米、麦、黍、高粱和曲酿成的一种饮料,它不仅有醇香的味道,更可入药辅治各种疾病,而且饮后还会令人心情舒畅、忘却烦恼、全身放松、减轻疲劳、振奋精神。因此,酒成为世界各国人民喜爱的饮料之一。酒的成分因原料、酿造、加工、贮藏等条件不同而相差极大。在酿造上,酒分为蒸馏酒(如高粱酒)与非蒸馏酒(如葡萄酒)两大类。凡是酒类都含有乙醇。蒸馏酒除乙醇的含量高于非蒸馏酒外,另含高级醇类、脂肪酸类、酯类、醛类以及少量挥发酸和不挥发酸糖类。

【性味】 甘、苦、辛、温、大热,有毒。

【归经】 归心、肝、肺、胃经。

内服:温饮、和药同煎或浸药。

外用:淋洗、漱品或摩擦。

药用功效:

1. 酒中含有乙醇,乙醇对中枢神经系统的作用与麻醉剂相似。由于乙醇引起的兴奋期太长,大量饮酒会导致大脑麻痹,但其安全度不够,因而酒没有作为麻醉剂使用。乙醇的兴奋作用使大脑抑制功能减弱,大量饮酒者会丧失应有的理智,同时辨别力、记忆力、集中力和理解力也相应减弱或消失,视力(中枢性)也常出现障碍。

2. 中等量乙醇可扩张皮肤血管,所以喝酒会使皮肤发红而有温暖感,对循环系统有着较大的影响。中等量乙醇对心脏功能并无明显增强,但大量乙醇则可麻痹大脑中枢而导致循环虚脱。

3. 饮酒对消化系统的影响。饮乙醇含量较低的酒类(10%上下),可促进胃液、胃酸分泌,故溃疡病患者应禁酒类。更高浓度(20%以上)乙醇内服则抑制胃液分泌,减弱胃蛋白酶活性。40%以上则对胃黏膜有强烈刺激,喜饮烈性酒者多患慢性胃炎。乙醇内服时所见的恶心、呕吐,主要是由于在体内氧化的中间产物乙醛刺激了呕吐中枢。

4. 乙醇局部涂擦于皮肤,可加速热的挥发,故有冷感,可用于高热患者。高浓度乙醇能使细胞原浆脱水并发生沉淀,所以有收敛及刺激作用。其杀菌作用以70%者作用最强,低于60%或高于80%者功效皆较低。

5. 乙醇在胃肠道中吸收迅速，一般约有 20％在胃中吸收，其余在小肠中吸收。空胃时吸收最多，CO_2 可促进其吸收。乙醇浓度较低之酒类，易于吸收，高浓度者吸收反而较缓慢。进入体内之乙醇有 90％～98％被完全氧化，放出高达 297 千焦/克的能量（介于脂肪与碳水化合物之间），可为机体所利用。成人一般 1 小时可氧化乙醇约 10 毫升，曾有报告说 1 日内最多氧化 380 毫升。

提示：因酒精有毒性，所以大量饮酒会导致酒精中毒。

1. 急性中毒：轻者不过兴奋及呕吐，不需特殊治疗。重者陷入昏睡状态，应洗胃或注射咖啡因，也可用麻黄碱、苯丙胺等，并注意保温。

2. 慢性中毒：嗜酒成癖者对乙醇产生耐受性，饮量渐大，但有一定限度，一般只超过正常 3～4 倍，这是吗啡不能比拟的。

3. 因饮酒后皮肤有温暖感而将酒视为御寒药，实属不当。因寒冷时皮肤血管收缩属保护性反射，饮酒后抑制了血管运动中枢，皮肤血管扩张而使大量的热量损失，更增加冻死的危险性。

茶

茶在我国早已被广泛应用，茶有治病的功效，别名：茶叶、茗，分为苦茶、腊茶、细茶、花茶、绿茶、红茶等。历代医家的论述都有不少独到之处。《神农本草经》就记载："茶味苦，饮之使人思益、少卧、轻身明目。"又说："神农尝百草，日遇七十二毒，得茶而解之。"《本草纲目》中也说："茶主治喘急咳嗽，去痰垢。"又说："茶苦而寒，最能降火……火为百病，火降，则上清矣。"《唐本草》说："茶味甘苦，微寒无毒，去痰热，消宿食，利小便。"张仲景还明确指出："茶治便脓血甚效。"古时高濂在《遵生八笺》中说："每食已，辄以浓茶漱口，烦腻顿去而脾胃自清。凡肉之在齿间者，得茶漱涤之，乃尽清宿，不觉脱去，不烦剌挑也。"

化学成分：茶叶里含有咖啡因、茶碱、茶多酚、黄嘌呤、无色花青苷、可可豆碱、紫云英苷、槲皮素、麦角固醇、胡萝卜素及维生素 A、B 族维生素、维生素 C 等有机化合物达 450 种以上，宏量矿物质和微量元素也有 20 余种。

现代医家还在不断研究发现茶的许多新奇功效。巴基斯坦学者最近得出研究报告："体内失水代谢物沉积于毛细血管壁阻碍体液流动，使细胞代谢变慢，人便开始变老；而绿茶则能有效地清除这种失水代谢物，推迟或终止细胞的失水过程，延缓机体的衰老，使生命得以延续，使皮肤变得细嫩柔软。"中、美科学家多次合作的流行病调查和实验研究证实，微量元素硒是一种抗癌元素。美国国家癌症研究所指出："世界上凡是食物中含硒较高的地区，胃癌、肺癌、膀胱癌、结肠癌的发病率都很低，适量的硒能降低一些癌症的发病率。而在同一地区的食物中，茶叶中的硒含量是最高的。"日本学者对广岛原子弹爆炸区幸存者的调查及动物实验表明，惯于喝绿茶的幸存者恢复快、存活率高、血液病发病率低。另外，冷水茶可治糖尿病，这一研究成果已得到世界卫生组织的确认。研究表明，茶叶中含有能促进降糖激素——胰岛素合成的物质。人们的研究还发现，茶能预防龋齿、感冒和肥胖病，能抵抗烟草的三大毒害。0.5％的茶水浸泡过的肉类保鲜保质期可延长一倍（这是新加坡国立大学达斯教授用中国茶研究得出的最新结果),尤其茶预防肾上腺素氧化的作用比维生素 E 还要高出 18 倍。茶叶中的茶多酚不但能吸收进入人体的放射性锶,而且还能将已经深入骨髓(可致骨癌)的放射性锶吸出来排出体外,因此被誉为"原子时代的饮料"。

药用功效:

1. 古人早就总结出茶有提神益思、消食解腻、利尿解毒、减肥健美、清心明目等功效。

2. 近代研究茶叶有增速心搏、增强心室收缩的作用,其强度是绿茶最强,青茶次之,红茶最弱。

3. 茶叶内的复合体儿茶酚制剂(即茶丹宁)既是有效的毛细血管壁加强剂,又是甲状腺活动的有效调节剂。

4. 试验证明给静脉注射茶丹宁可有效控制外周炎症现象的发展。

5. 茶叶中所含的茶丹宁有降压作用,尤其降低收缩压作用明显。

6. 常饮茶对痢疾杆菌、霍乱弧菌均有明显的抑制作用,尤其第一次更显著。

7. 茶对黄曲霉素所致的肝癌有抑制作用,对体外培养以及胃腺癌细胞有明显的细胞毒作用,尤其绿茶效果明显。

8. 绿茶的多酚类化合物抗氧化能力很强,能明显抑制 TPA 的促癌作用,对肿瘤有预防作用。

9. 茶叶中的儿茶素有防龋效果,对肝脏有保护作用。

10. 乌龙茶对高胆固醇血症及动脉粥样硬化斑块的形成有良好的防治作用。

11. 茶叶的碘、氟可防治甲亢,促进人体骨髓、牙齿、毛发、指甲的健康发育。

12. 茶有抗放射损伤作用,也是原子时代的最佳饮料。

13. 饮茶可利尿排毒,增进肾脏功能,对肝炎、肾炎和白血病有较好的辅助治疗作用。

14. 绿茶具有促进造血,防治恶性贫血的作用。

15. 饮茶还能增强辨色能力,对防治夜盲也有功效。

16. 茶叶种类繁多,品种不同,作用各异,故须知:红茶暖胃,绿茶止痢,花茶止渴,青茶除腻,苦茶降火,菊花茶清肝,乌龙茶健身,绞股蓝茶抗癌。

17. 饮用时应注意:早饮提神,午饮消食,晚饮难睡,冷饮伤胃,饱饮胀肚,久饮浓茶伤身,夏季暑热宜饮绿茶,冬季胃寒宜饮红茶。

提示:

1. 临睡前不宜喝浓茶以免引起失眠。

2. 常喝浓茶会影响牙齿的洁白。

3. 吃安眠药及含铁的补血药时,不宜用茶水送服,以免影响药效。

4. 饮茶宜清淡,忌浓忌多。

5. 茶具要经常清洁。

6. 用矿泉水泡茶最好,不宜用开水泡茶。

7. 茶以热饮为宜。

8. 胃寒者不宜饮绿茶，更不能饮冷茶水。

醋

醋可按各酿造地分山西老陈醋、四川保宁醋、辽宁速酿醋、北京熏醋、镇江醋等。按色泽分有白醋、红醋两种，按原料又分称糯米醋、大麦醋、小麦醋、曲醋、糖醋、桃醋、杏醋、柿醋等（入药者多用米醋）。别名：米醋、食醋、香醋、酸醋，古称醯、酢、苦酒等。

人类食用醋的历史非常悠久，有人认为有一万多年了。有关醋的记载至少也有三千多年，它和食盐一样，属于最古老的调味品。我国在数千年前就已掌握谷物酿醋的技术。三千多年前周公所著《周礼》中就有关于酿醋的记载，春秋战国时期已有专属酿醋的作坊。

醋在人们的日常生活中有十分广泛的用途，烹调菜肴时加醋，去腥解腻又增加菜肴的色香味，并且还能使其中的营养成分免受损失，使动物性食品中的钙质溶解，易为人体所吸收利用。用醋渍食物，既增加食物风味，又有防腐作用。人们最常吃的醋拌凉菜，不仅味鲜可口，还能帮助杀菌，避免肠道传染病的发生。

醋的主要成分：1％～5％的醋酸（乙酸），此外还含成分有乳酸、葡萄酸、琥珀酸、氨基酸、糖分、甘油、醛类化合物和盐类等。醋的一般组成为浸膏质、灰分、挥发酸、不挥发酸和还原糖，具体物质有高级醇类。近年来国内外科学家发现醋中也有抗癌物质。

葱姜蒜·酒茶醋速效小偏方

现代科学研究证实，醋中的挥发性物质及氨基酸等能刺激人的大脑神经中枢，使消化液分泌增多、使消化功能加强；醋中包含的丰富营养物质，可提高肝脏的解毒及新陈代谢能力，从而减少肝病的发生；醋是碱性食品，可以中和人体中的酸性物质，维持人体内环境的酸碱平衡；醋能抑制和降低人体衰老过程中过氧化脂质的形成，减少老年斑，延缓衰老，延长寿命。

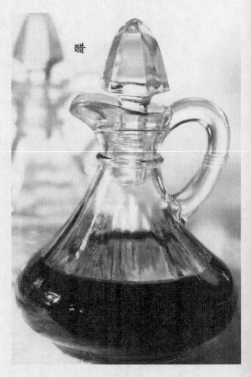

醋

醋中氨基酸除促使人体内过多的脂肪转变为体能消耗外，还可使食糖与蛋白质等新陈代谢顺利进行，具有很好的减肥作用；醋中醋酸、乳酸、氨基酸、甘油和醛类对人体皮肤有柔和的刺激作用，能使小血管扩张，增加皮肤血液循环，杀死皮肤上的细菌，使皮肤光润，因而具有美容护肤的功效。此外，醋还能解酒防醉、治疗便秘、防治糖尿病，常食醋可使人精力充沛，体质强壮，对人的身心健康十分有益。

药用功效：

①灭病毒，防感冒；②溶钙质，治结石，治骨质增生；③散瘀血，止出血；④驱风寒，逐湿邪；⑤除疮毒，消痈肿；⑥治烫伤，愈疤

痕;⑦疗皮肤,美容颜;⑧理诸药,降食毒;⑨疗虫毒,止疼痛;⑩驱蛔蛲,灭滴虫;治霍乱,疗痢疾,助睡眠,降血压;疗妇病,治儿疾;止诸痛,安心身;急救、抗癌亦常用。

提示:①醋虽至善至美,但切不可多食,又必须对症下药,否则"伤人肌脏",既伤筋骨,又伤脾胃;②脾胃有病,胃酸过多、十二指肠溃疡勿多食醋;③风寒咳嗽、外感症痢初起皆忌醋;④骨伤者醋外敷切不可过久;⑤佝偻病儿不宜用醋,以免诸骨变形软弱;⑥就其配伍而言,服茯苓丹参者忌醋,服乳汁及乳养之儿忌食醋。

第二篇　内科病良方

内科疾病从字面上就可以看出是身体内部因为细菌或病毒的入侵而引发的病症。按系统分有呼吸系统,消化系统,心血管系统,泌尿系统,内分泌系统,血液系统等几十个病种,本章通过一些简单的小偏方可以让你轻松治愈一些疾病。

感冒

方一:

【组成】　葱白、白米各适量,食醋少许。

【制配】　将葱白洗净切碎与米煮粥,粥煮好后放入少许的醋,热服取汗。

【主治】　感冒。

方二:

【组成】　葱白2～3根。

【制配】　将葱白洗净生吃,用热酒送下。

【主治】　感冒。

方三:

【组成】　生姜适量。

【制配】　将生姜洗净切碎加等量青茶煎,每次服6克,不限时。

【主治】　风寒感冒。

方四:

【组成】　生姜30克,连须葱白10根,黄酒适量。

【制配】　用黄酒将生姜、连须葱白同煎,顿服。夏季用半量。

【主治】　风寒感冒。

方五:

【组成】　人参、生姜各80克,蜂蜜100克,米酒1.8升。

【制配】　前2味切片,置容器中,添加,每日振摇1～2次,密封浸泡7～10日,去渣留液,入蜂蜜溶解。口服,不拘时候,随量饮用。

【主治】　气虚感冒。

方六:

【组成】　肉桂10克,白酒20毫升。

【制配】　肉桂洗净,研为细末。温饮。每日一次,取肉桂末用白酒冲服。

【主治】　感冒身寒,全身疼痛;脘腹胀痛,满闷不舒;冷气攻心,恶心呕吐;寒疝

葱姜蒜·酒茶醋速效小偏方

腹痛。

方七：

【组成】 防风 50 克，苍耳子 10 克，糯米 1000 克，酒曲 150 毫升。

【制配】 前 2 味粗碎，置容器中，加清水 3 升，武火煎取 2 升，去渣留液，入糯米、曲末搅匀，密封，置阴凉干燥处，常规酿酒，酒熟后去糟留液。

【主治】 外感风寒。

方八：

【组成】 生姜 100 克，大蒜 400 克，柠檬 3～4 个，蜂蜜 70 克，白酒 800 毫升。

【制配】 大蒜蒸熟，柠檬、生姜去皮，三物均切成薄片，与蜂蜜同置同期中，添加白酒，每日振摇 1～2 次，密封浸泡 90 日，去渣留液。

【主治】 祛风散寒解表。

方九：

【组成】 红茶 5～10 克，生姜汁 3 克，白酒适量。

【制配】 茶叶加清水，文火煎熬 5 分钟，成浓涩茶汤，置容器中，添加白酒，入生姜汁混匀。口服。不拘时候，代茶饮用。

【主治】 祛风散寒解表。

头痛

方一：

【组成】 川芎、白芷各 60 克，糯米甜酒 600 毫升。

【制配】 将前 2 味粗碎放入容器中，加入糯米甜酒，隔水文火蒸 20～30 分钟，去渣留液。睡前口服，每日 1 次，每次 30～40 毫升。

【主治】 肝风偏头痛，或感冒头痛。

方二：

【组成】 白芷、薄荷各 50 克，白酒 600 毫升。

【制配】 将前 2 味切碎置容器中，加入白酒，每日振摇 1～2 次，密封浸泡 5～7 日，去渣留液。

【主治】 外感疼痛。

方三：

【组成】 全蝎、藿香、麻黄、细辛各 18 克，薄荷 50 克，白酒 1.5 升。

【制配】 将前 5 味捣末置容器中，加白酒，每日振摇 1～2 次，密封浸泡 7～10 日，去渣留液。空腹温饮，每日 3 次，每次 5～10 毫升。

【主治】 偏正头痛。

方四：

【组成】 当归 50 克，川芎。白芷各 30 克，细辛 5 克，白酒 500 毫升。

【制配】 将前 4 味切片置容器中，加白酒，每日振摇 1～2 次，密封浸泡 5～7 日，去渣留液。口服，每日 2 次，每次 15～30 毫升。

【主治】 头痛。

方五：

【组成】 海桐皮、五加皮、独活、薏苡仁、防风、全蝎、杜仲、牛膝、生地黄各90克,白酒1.5升。

【制配】 将前9味捣碎置容器中,加白酒,每日振摇1～2次,密封浸泡5～7日,去渣留液。空腹温饮。每日2～3次,每次10～15毫升。

【主治】 顽固性偏头痛。

方六：

【组成】 细辛3克,南沙参、川芎各30克,蔓荆子10克,米酒300毫升。

【制配】 将前4味粗碎置容器中,加1升清水以文火煎至700毫升,添加米酒,再煎数沸,去渣留液。口服。每日3次,每次20～30毫升。

【主治】 偏头痛。

方七：

【组成】 新鲜猪脑2只,生姜汁1小杯,黄酒100毫升。

【制配】 将猪脑洗净,置容器中,加姜汁、黄酒,隔水蒸熟。温饮,每日1次,每次1剂,吃脑饮酒。

【主治】 头痛。

方八：

【组成】 黄连30克,白酒180毫升。

【制配】 将前1味粗碎置容器中,加白酒,文火煎至60毫升,去渣留液。口服。每日3次,每次1/3剂。

【主治】 顽固性神经性头痛。

方九：

【组成】 蔓荆子120克,菊花、防风、薄荷各60克,川芎40克,黄酒1升。

【制配】 将前5味捣末置容器中,加黄酒,每日振摇1～2次,密封浸泡7日,去渣留液。空腹温饮。每日3次,每次15～20毫升。

【主治】 风热性头痛、头昏、偏头痛、高血压性头痛。

急、慢性支气管炎

方一：

【组成】 醋50毫升,豆腐500克,植物油50克,葱白适量。

【制配】 油烧热后,加葱盐少许,再倒入豆腐,并压成泥状翻炒,加醋和少量清水,继续翻炒,起锅趁热当菜吃,徐徐咽下。

【主治】 风寒咳嗽、急慢性支气管炎。

方二：

【组成】 绿茶15克,鸡蛋2个。

【制配】 用茶叶水煮鸡蛋至蛋熟,去壳再煮至水干,食蛋,不拘时。

【主治】 风寒咳嗽、急慢性支气管炎。

方三：

【组成】 茶叶、干菊花各2克,沸水。

【制配】 将茶叶和干菊花放在杯中,用开水冲泡 6 分钟,每天饭后饮 1 杯。

【主治】 干咳。

方四:

【组成】 绿茶 1 克,桑叶 5～15 克,菊花 15 克,甘草 5 克。

【制配】 将茶叶、桑叶、菊花、甘草放一起加水 350 毫升,煮沸 5 分钟,分 3 次饭后服用,每日 1 剂。

【主治】 肺热咳嗽。

方五:

【组成】 萝卜 250 克,白糖、米醋适量。

【制配】 将萝卜洗净,去皮,切薄片,加入米醋和白糖拌匀,佐餐。

【主治】 咳嗽。

方六:

【组成】 核桃仁 50 克,白酒 400 毫升。

【制配】 核桃仁去皮去杂质,捣碎,放入酒坛,倒入白酒,密封,隔天搅拌一次,15 日后即成。日服三次,每次 15 克。

【主治】 适用肾虚性咳喘。

方七:

【组成】 大蒜 10 克,红糖 10 克,醋 20 毫升。

【制配】 将大蒜去皮捣烂,和糖一起放入醋中浸泡 3 日,去渣,每次半汤匙,温开水冲服,每日 3 次。

【主治】 慢性支气管炎、咳嗽。

方八:

【组成】 鸡蛋 1 个,茶叶 5～10 克,香油适量。

【制配】 用香油炸茶叶,茶叶以不炸焦为度,速加 1 个鸡蛋,煎熟即服,每日 1 剂,10 剂为 1 疗程,间隔 2 天再进行下 1 疗程,一般 3～4 个疗程后便有显著疗效。治疗期间忌食辛辣等刺激性及异味食物。

【主治】 老年多年咳嗽。

方九:

【组成】 米醋 15 毫升,金银花 5 克,桔梗 2 克。

【制配】 将米醋加水 30 毫升煮沸后加入金银花、桔梗再煮 3～4 分钟,滤出药液,另取 1 个生鸡蛋打一小孔,倒出蛋清与醋药汁搅匀,放火上熬成膏,用时用筷子挑一小块入口,每隔 20 分钟含化一次。

【主治】 咳嗽。

肺部疾病

方一:

【组成】 绿茶 2 克,瓜蒌 5 克,甘草 3 克。

【制配】 瓜蒌、甘草加水 600 毫升,煮沸 5 分钟,然后将绿茶放入再煮 3 分钟,每日

1 剂。

【主治】 肺炎。

方二：

【组成】 紫皮大蒜 60 克,米醋适量。

【制配】 蒜去皮捣烂加米醋适量,用砂锅煎熬,饭后 1 次服完。

【主治】 肺脓肿初起,症状为恶寒、发热、咳嗽。

方三：

【组成】 大蒜 5 头,醋 250 毫升,薏苡仁 120 克。

【制配】 将大蒜去皮与醋和薏苡仁文火炖成浓汁,分多次服用。

【主治】 咳吐脓血痰之肺脓肿。

方四：

【组成】 陈醋 250 毫升,薏苡仁 120 克。

【制配】 将陈醋与薏苡仁放入锅中用慢火炖浓汁趁热服。

【主治】 肺脓肿。

方五：

【组成】 醋 500 毫升,白糖 250 克,紫皮独头蒜若干。

【制配】 将醋和白糖入锅煮沸后冷却,放在一个大瓶子里,然后将洗净晾干的紫皮独头大蒜放里面浸泡 10～20 日后,每日 2～3 次,食蒜饮汁各适量,长期食用。

【主治】 对多种癌症,尤其呼吸系统的癌症,长期作为辅食服用可见良效。

方六：

【组成】 金荞麦 250 克,黄酒 1.25 升。

【制配】 前 1 味切碎,置容器中,添加黄酒,密封,文火蒸煮至 1 升,去渣留液。口服。每日 3 次,每次 8 毫升。

【主治】 肺脓疡,病情迁延,脓包不易破溃,高热持续不退。

方七：

【组成】 苇茎 30 克,鱼腥草 60 克,金银花 20 克,冬瓜仁 24 克,桔梗 12 克,甘草 9 克,桃仁 10 克,黄酒 5 升。

【制配】 前 7 味粗碎,置容器中,加清水 2 升,文火煎至减半,候冷,添加黄酒,每日振摇 1～2 次,密封浸泡 3 日,去渣留液。口服。每日 3 次,每次 30～100 毫升。

【主治】 肺痈已溃或未溃。

方八：

【组成】 薏苡仁、芡实各 25 克,白酒 500 毫升。

【制配】 前 2 味粗碎,置容器中,添加白酒,每日振摇 1～2 次,密封浸泡 15 日,去渣留液。口服。每日 2 次,每次 10～15 毫升。

【主治】 肾虚早泄,小便频数;脾虚泄泻,白带过多,水肿,脚气病;湿阻经络,四肢拘急,肌肉酸重,关节疼痛;湿热壅滞,肺痈,肠痈。

方九：

【组成】 连翘 18 克,金银花、鲜芦根各 30 克,冬瓜仁 15 克,瓜蒌仁 12 克,杏仁、桑叶各 10 克,薄荷、桔梗各 6 克,生甘草 9 克,黄酒 4 升。

【制配】 前 10 味药切碎,置容器中,加清水煎成浓汁,再添加黄酒,文火煮沸,候冷,每日振摇 1～2 次,密封浸泡 3 日,去渣留液。口服。每日 3 次,每次 30～80 毫升。

【主治】 肺痈初期。

🌿 哮喘

方一:

【组成】 生姜、冰糖各 500 克,陈酒 500 毫升。

【制配】 生姜切细末,加酒煮沸 20 分钟,再加冰糖,用筷子不停地搅拌成膏,贮于玻璃瓶中备用。青少年每晨服 1 匙,老年人饭前服 1 匙,温开水送服。

【主治】 支气管哮喘。

方二:

【组成】 醋 60 毫升,露蜂房 30 克,大蒜 10 克。

【制配】 将大蒜去皮同醋、露蜂房入锅加水同煮内服,每日 2 次,连服 15 日。

【主治】 支气管哮喘。

方三:

【组成】 鸡蛋 12 个,细白糖 500 克,高粱酒一大瓶。

【制配】 将 12 个鸡蛋黄(蛋清不要)和白糖、高粱酒混合后置于清洁玻璃缸内,缸口封严,闷 5 日即可食用,每天早、中、晚各服一小茶杯,16～17 日服完即可治愈。

【主治】 哮喘。

方四:

【组成】 鸡蛋若干个,米醋适量。

【制配】 米醋煮蛋,蛋熟后去壳再煮 3 分钟。每次一个,每日服 2 次。

【主治】 适用于季节性哮喘。

方五:

【组成】 人参 9 克,蛤蚧 1 对,低度白酒 1 升。

【制配】 前 2 味焙干打碎,置容器中,添加白酒,每日振摇 1～2 次,密封浸泡 7 日,去渣留液。空腹口服。每日 2 次,每次 20 毫升。

【主治】 补肺益肾,止咳平喘。

方六:

【组成】 千日红的花头 10 个,黄酒 3 升。

【制配】 前 1 味粗碎,置容器中,加黄酒,文火煎沸,去渣留液。口服。每日 3 次,每次 10～20 毫升。

【主治】 支气管哮喘,痢疾。

方七:

【组成】 大枣 60 克,胡桃仁、甜杏仁、酥油各 30 克,蜂蜜 80 克,白酒 500 毫升。

【制配】 胡桃仁、大枣捣碎。甜杏仁浸泡后去皮尖,文火煮 4～5 沸,晒干并捣碎。酥油、蜂蜜同置容器中,添加白酒溶解,再入前 3 味,每日振摇 1～2 次,密封浸泡 7 日,去渣留液。空腹口服。每日 2 次,每次 20 毫升。

【主治】 肺肾两虚,咳嗽气喘,声低乏力,呼长吸短,痰多涎沫,腰痛脚软,老人便秘,久痢;皮肤粗糙,容颜憔悴,未老先衰,须发早白。

方八:

【组成】 牛膝 30 克,五味子 15 克,补骨脂 50 克,胡桃仁 100 克,熟地黄、山茱萸各 24 克,山药 40 克,白酒 1 升。

【制配】 前 7 味粗碎,置容器中,添加白酒,每日振摇 1～2 次,密封浸泡 30 日,去渣留液。睡前口服。每日 1 次,每次 10 毫升。

【主治】 虚喘,呼吸急促,气道阻塞,提不能升,咽不能降,呼吸不相接续。

方九:

【组成】 花椒、白芷、旋覆花各 60 克,肉桂 25 克,白酒 1 升。

【制配】 旋覆花布包,花椒微炒。前 4 味捣碎,置容器中,添加白酒,每日振摇 1～2 次,密封浸泡 5～7 日,去渣留液。口服温饮。每日 2 次,每次 10～20 毫升。

【主治】 肾虚耳鸣,咳逆喘急,头目昏痛。

眩晕

方一:

【组成】 绿茶、菊花、槐花各 3 克。

【制配】 将绿茶、菊花、槐花共同放入一水杯中用沸水冲泡,每日数次,多次饮用。

【主治】 眩晕。

方二:

【组成】 绿茶 1 克,香蕉肉 200 克,食盐 0.3 克,蜂蜜 25 克。

【制配】 将绿茶、香蕉肉、食盐、蜂蜜同置大碗中,搅拌后加开水 300 毫升,泡 5 分钟再服,日服 1 剂。

【主治】 眩晕。

方三:

【组成】 绿茶 2 克,天麻 3～5 克。

【制配】 将切片的天麻和绿茶用开水浸泡大半杯,立即加盖 5 分钟后热饮,头汁饮完略留余汁,再泡再饮。

【主治】 眩晕。

方四:

【组成】 嫩茶叶适量。

【制配】 将茶叶焙干研细末,吹入鼻腔,每日数次。

【主治】 眩晕或气虚外感所致头晕耳鸣。

方五:

【组成】 芝麻 30 克,米醋 30 毫升,蜂蜜 30 克,鸡蛋清 1 个。

【制配】 将芝麻炒黄研成末和米醋、蜂蜜、鸡蛋清混合调匀,分作 6 份,每次服 1 份,开水冲服,每日 3 次。

【主治】 肝肾不足所致眩晕。

方六:

【组成】 醋 10 毫升。

【制配】 将醋倒入杯中,另入等量温开水。乘车、船前顿服。

【主治】 晕车、晕船。

方七:

【组成】 杜仲叶 10 克,绿茶 3 克。

【制配】 将上 2 味有沸水冲泡,每日一剂,代茶饮。

【主治】 适于高血压眩晕。

方八:

【组成】 当归 30 克,桂圆肉 180 克,甘菊花 30 克,枸杞子 60 克,白酒 1500 毫升,米酒 500 毫升。

【制配】 将当归、桂圆、甘菊花、枸杞子放入容器,倒入白酒和米酒,浸泡 20 日。日服 2 次,每次 20～30 毫升。

【主治】 适用于头晕眼花,血虚乏力。

方九:

【组成】 人参 9 克,枸杞子、五味子各 30 克,白酒 500 毫升。

【制配】 将前 3 味捣碎置容器中,加入白酒,每日振摇 1～2 次,密封浸泡 7 日,去渣留液。睡前口服。每日 1 次,每次 10～15 毫升。

【主治】 眩晕。

惊悸、怔忡

方一:

【组成】 桂圆肉 30 克,莲子 30 克,酸枣仁 30 克,米醋 20～30 毫升,水 500 毫升。

【制配】 将桂圆肉、莲子、酸枣仁与水共煮熟后,倒入米醋再煮 3～5 分钟,每晚食用 1 碗,长服有效。

【主治】 夜眠不安,心慌及心律不齐。

方二:

【组成】 花生仁 40 克,大米 40 克,嫩花生叶 50 克,醋 20～30 毫升。

【制配】 首先将花生仁和大米捣研为末,加嫩花生叶共捣研为细末,加水 1 碗半,煮粥 1 碗,加醋,每晚睡前 1 次食完。

【主治】 神经官能症心悸、失眠。

方三:

【组成】 茶树根 30～60 克,糯米、酒、清水各适量。

【制配】 将茶树根和糯米、酒加入清水用小火煎,睡前服。

【主治】 心力衰竭。

动脉硬化

方一：

【组成】 花生米（带衣）500 克，米醋适量。

【制配】 将花生米浸泡在米醋内 7 天以上（时间越长越好），每天搅动 1 次，每晚临睡前嚼食花生米 3～5 粒，连服 7～10 天为 1 疗程。另外，每日早晚各服 10 粒，长期坚持，有助于血管软化。

【主治】 动脉硬化。

方二：

【组成】 香菇、醋各适量。

【制配】 香菇除去柄根，清水洗净后置广口瓶中加醋浸泡，盖紧置冰箱冷藏 15 日以上，经常食用能降低胆固醇，改善高血压和动脉硬化症状。

【主治】 降血脂、降血压、动脉硬化。

方三：

【组成】 天麻、黄芪、党参、何首乌、五味子、枸杞子、茯苓、白砂糖、白酒各适量。

【制配】 将上药粗碎放入容器中，添加白酒，每日振摇 1～2 次，密封浸泡 14 日。

【主治】 动脉硬化。

方四：

【组成】 制何首乌 100 克，菟丝子、桑椹各 36 克，墨旱莲、金樱子、熟地黄、透骨草各 50 克，牛膝、女贞子、黄芪、肉桂、豨莶草、桑叶各 25 克，白酒 5 升。

【制配】 将前 13 味粗碎放入容器中，加入白酒，每日振摇 1～2 次，密封浸泡 21 日，去渣留液。口服。每日 2 次，每次 10～20 毫升。

【主治】 脑动脉硬化。

方五：

【组成】 松叶 150 克，竹叶 75 克，蜂蜜 90 克，白酒 1.5 升。

【制配】 将前 2 味切碎、晾干，放入容器中，加入蜂蜜、白酒搅匀，每日振摇 1～2 次，密封浸泡 30 日，去渣留液。口服。每日 2 次，每次 10～20 毫升。

【主治】 冠心病，神疲乏力，动脉硬化。

高血压

方一：

【组成】 大蒜、白酒各适量。

【制配】 用白酒浸泡去皮大蒜，15 日后食用。

【主治】 高血压。

方二：

【组成】 大蒜、糖、醋各适量。

【制配】 每天清晨空腹吃糖醋中浸泡 7～15 日的大蒜 1～2 瓣并饮汁，连用 15 日。

【主治】 高血压。

葱姜蒜·酒茶醋速效小偏方

方三：

【组成】 茶叶、菊花、山楂各 10 克。

【制配】 将茶叶,菊花、山楂放一杯子中用沸水冲泡,代茶常饮,每日 1 剂。

【主治】 高血压。

方四：

【组成】 绿茶、菊花、槐花各 3 克。

【制配】 将绿茶、菊花、槐花放一杯子中用沸水冲泡,加盖泡 5 分钟,常代茶饮用。

【主治】 高血压。

方五：

【组成】 绿茶 1 克,苹果皮 50 克,蜂蜜 25 克。

【制配】 将苹果皮洗净,加清水 450 毫升,煮沸 5 分钟,加入蜂蜜和绿茶即可,分 3 次温服,日服 1 剂。

【主治】 高血压。

方六：

【组成】 绿茶 6 克,杜仲叶 6 克。

【制配】 将绿茶、杜仲叶放入一杯子中用沸水冲泡,闷 5 分钟后饮用,每日 1 剂。

【主治】 高血压合并心脏病。

方七：

【组成】 绿茶 50 克,龙胆草 30 克。

【制配】 将绿茶、龙胆草共研细末,温开水冲服,每次 3 克,每日 2 次。

【主治】 主治高血压,口苦、烦躁、失眠、便秘。

方八：

【组成】 香蕉 50 克,茶水 50 毫升,蜂蜜少许。

【制配】 将香蕉去皮捣烂与蜂蜜、茶水调匀,代茶饮用。

【主治】 高血压,动脉硬化,冠心病。

方九：

【组成】 泡过的茶叶。

【制配】 将泡过的茶叶在阳光下晒干,装入枕芯做枕头,长期使用。

【主治】 高血压,偏头痛。

高脂血症

方一：

【组成】 米醋 180 毫升,新鲜鸡蛋 1 个。

【制配】 鸡蛋洗净泡入醋中,待鸡蛋壳软化后,加蜜 100 毫升,1 日分 3 次服完,10 日为 1 疗程(蛋必须现泡现吃)。

【主治】 高脂血症。

方二：

【组成】 绿茶 2 克,菊花 10 克,山楂片 25 克,清水 400 毫升。

【制配】 将绿茶、菊花、山楂放入有 400 毫升水的锅中煮沸 5 分钟,分 3 次温服,加开水复泡续饮,日服 1 剂。

【主治】 高脂血症。

方三:

【组成】 醋、花生米各适量。

【制配】 将花生米在醋中浸泡 24 小时,每日早晚各服 10 粒,既降低胆固醇又软化血管、降低血压。

【主治】 高胆固醇血症。

方四:

【组成】 绿茶 6 克,大黄 2 克。

【制配】 将绿茶、大黄用沸水冲泡,代茶常饮。

【主治】 高脂血症。

方五:

【组成】 荷叶、山楂、乌龙茶、六安茶各适量。

【制配】 将荷叶、山楂、乌龙茶、六安茶晒干,研成细末用开水冲泡代茶饮。

【主治】 高脂血症。

方六:

【组成】 绿茶 6 克,草决明 20 克。

【制配】 将绿茶、草决明用沸水冲泡,代茶饮。

【主治】 大便干燥、口舌干之高脂血症。

方七:

【组成】 茶叶 3 克,陈葫芦 15 克。

【制配】 将陈葫芦晒干研末与茶叶用沸水冲泡,代茶常饮。

【主治】 高脂血症。

方八:

【组成】 绿茶 10 克,荷叶 10 克。

【制配】 将绿茶、荷叶用沸水冲泡,代茶频饮。

【主治】 高脂血症。

方九:

【组成】 黄芪 30 克,灵芝、茯苓各 15 克,郁金 10 克,茶叶 6 克。

【制配】 将黄芪、灵芝、茯苓、郁金、茶叶用水煎取汁,煮沸后浸泡茶叶。

【主治】 高血脂,脂肪肝。

冠心病

方一:

【组成】 兔血、茶末各 200 克,乳香末 100 克。

【制配】 将茶末、乳香末放入兔血中捣烂制成黄豆大的药丸,每日温醋化服 1 丸。

【主治】 冠心病。

方二：

【组成】 老茶树的粗壮老根适量。

【制配】 将茶树根洗净切片，每日 30～90 克，加糯米酒适量，盛入瓦罐内，加水，用慢火煎煮 2 次，取 2 次浓汁，每晚睡前温服，30 日为 1 疗程，可连服 4～5 个疗程。

【主治】 高血脂，脂肪肝。

方三：

【组成】 茶叶 5 克，山楂 10 克，益母草 10 克。

【制配】 将茶叶、山楂、益母草放入口杯中用沸水泡饮，每日饮用。

【主治】 冠心病。

方四：

【组成】 绿茶 1 克，山楂片 25 克，清水 400 毫升。

【制配】 将绿茶、山楂片放入 400 毫升水的锅中煮沸 5 分钟，分 3 次温服，可加开水续泡饮，每日 1 剂。

【主治】 冠心病。

方五：

【组成】 茶叶 10 克，去皮香蕉 50 克，蜂蜜少许。

【制配】 用开水冲泡茶叶，香蕉捣烂，加入蜂蜜调成茶水当茶饮，每日 1 剂。

【主治】 冠心病、动脉硬化。

方六：

【组成】 茶叶 1 克，干心莲 3 克。

【制配】 将茶叶、干心莲放入口杯中用沸水浸泡，5 分钟即可，饭后饮用，可续泡再饮，直至无味。

【主治】 冠心病。

方七：

【组成】 茶叶 10 克，山楂 10 克，菊花 10 克。

【制配】 将茶叶、山楂、菊花放入口杯中用沸水泡饮，每日饮用。

【主治】 冠心病。

方八：

【组成】 去盐分的海蜇头 100 克，去皮切片荸荠 100 克，红糖 30 克，醋 10 毫升。

【制配】 将海蜇头、荸荠、红糖、醋一起放入瓦锅内水煎。每日 1 次口服，连服 15～20 日。

【主治】 冠心病阴虚阳亢者，症见心胸疼痛时，或胸痛兼胸闷、心悸头晕、心烦不寐、盗汗、口干或面有潮热。

方九：

【组成】 大蒜、花生米、桂花各适量。

【制配】 将大蒜、花生米、桂花放入醋中浸泡 24 小时，每日起床后吃 10～15 粒；或每日晚上醋浸花生米 10～15 粒，次晨连醋一起服完。

胃脘痛

方一：

【组成】干姜丝 3 克,绿茶 1 克。

【制配】将干姜丝、绿茶用开水冲泡 15 分钟后喝下,每日 3 次。

【主治】急性胃肠炎、胃脘痛。

方二：

【组成】大蒜、醋各适量。

【制配】将大蒜去皮放进醋内浸泡,每餐吃 6 瓣,每日 3 次。

【主治】急性胃肠炎。

方三：

【组成】干姜末 3～5 克。

【制配】每次用温酒送服,每日 1 次。

【主治】胃脘疼痛。

方四：

【组成】绿茶 1 克,玫瑰花 5 克,蜂蜜 25 克。

【制配】将绿茶、玫瑰花、蜂蜜用 300 毫克水煎服。

【主治】神经官能症之胃痛。

方五：

【组成】沧州金丝小枣、乌龙茶各适量。

【制配】用开水冲泡小枣和乌龙茶,代茶饮。

【主治】胃痛。

方六：

【组成】大蒜、米醋各适量。

【制配】用醋煮大蒜趁热食之。

【主治】胃痛。

方七：

【组成】生姜 100 克,米醋 250 毫升。

【制配】生姜切细丝,浸泡在米醋中,装瓶内加盖密封,每次空腹服 10 毫升。

【主治】胃痛。

方八：

【组成】生姜 60 克,醋、红糖各适量。

【制配】醋泡姜 24 小时,取姜加红糖开水冲泡服。

【主治】胃痛。

方九：

【组成】炮姜 30 克,香附 60 克。

【制配】将炮姜、香附晒干研为细末,每次 9 克,米汤送服。

【主治】气滞胃痛。

葱姜蒜·酒茶醋速效小偏方

慢性胃炎

方一：

【组成】 制半夏、黄芩各 30 克，人参、黄芪、炙甘草各 20 克，黄连 5 克，大枣 10 克，白酒 750 毫升。

【制配】 前 7 味捣碎，置容器中，添加白酒，每日振摇 1～2 次，密封浸泡 5 日，加冷白开水 500 毫升和匀，去渣留液。

【主治】 胃气不和，寒热互结，心下痞硬，不思饮食，肠鸣下利，体倦乏力。

方二：

【组成】 山楂、槟榔各 6 克，神曲、麦芽、麦冬各 9 克，姜黄 7 克，黄酒 500 毫升。

【制配】 前 6 味粗碎，置容器中，添加黄酒，密封，文火煎煮 30 分钟，去渣留液。口服。每日 2 次，每次 1/2 剂。

【主治】 慢性胃炎，胃脘胀满刺痛，食欲不振。

方三：

【组成】 白术、茯苓、菊花各 60 克，金银花叶 40 克，白酒 1.5 升。

【制配】 前 2 味捣碎，次 2 味切细，同置容器中，添加白酒，每日振摇 1～2 次，密封浸泡 7 日，去渣留液，入冷开水 1 升摇匀。空腹温饮。每日 2 次，每次 20～30 毫升。

【主治】 脾虚湿盛，脘腹胀闷不适，心悸，眩晕，腰脚沉重。

方四：

【组成】 地榆、青木香各 64 克，白酒 1 升。

【制配】 前 2 味切碎，置容器中，添加白酒，每日振摇 1～2 次，密封浸泡 30 日，去渣留液。口服。每日 2 次，每次 10～15 毫升。

【主治】 慢性胃炎，脘腹胀满疼痛，食欲不振。

方五：

【组成】 佛手 120 克，五加皮 30 克，木瓜、青皮各 12 克，木香、丁香各 6 克，栀子、陈皮各 15 克，高良姜、肉桂各 9 克，当归 18 克，冰糖 1500 克，白酒 10 升。

【制配】 前 11 味使碎，置容器中，添加白酒，文火加热 30 分钟，去渣留液，入冰糖溶解。口服。每日 2 次，每次 20～30 毫升。

【主治】 肝郁气滞，脾胃不和，胸胁满闷，心烦，气逆欲呕，食欲不振，胃脘胀痛。

反胃

方一：

【组成】 醋适量。

【制配】 将醋与开水兑饮，立止。

【主治】 反胃。

方二：

【组成】 荔枝 2 份，广木香 1 份，五灵脂 1 份，当归尾 1 份，醋适量。

【制配】 将药共研为细末，再与醋和匀。每服药末 3 克。每日服 1 次或 2 次。

【主治】 胃或十二指肠溃疡。

方三：

【组成】　绿茶 15 克,鸡蛋 2 个。

【制配】　鸡蛋洗净,与绿茶同煮,蛋熟后去壳再煮,直至水干。

【主治】　胃溃疡。

腹胀腹痛　▶▶▶

方一：

【组成】　大蒜、黄酒各适量。

【制配】　将大蒜、黄酒混在同一瓶子中煨熟,食不拘量。

【主治】　气滞腹胀。

方二：

【组成】　醋 1 杯。

【制配】　将醋放入锅中煮热后饮服。

【主治】　蛔虫性腹痛。

方三：

【组成】　醋 60 毫升,花椒 15 粒。

【制配】　用醋煮花椒,煮沸 15 分钟顿服,半小时后再服 1 剂。

【主治】　蛔虫性腹痛。

方四：

【组成】　醋、大蒜各适量。

【制配】　醋浸大蒜食之。

【主治】　寒冷腹痛。

方五：

【组成】　鲜姜 5 片,红糖 60 克,白酒少许。

【制配】　将鲜姜洗净同糖入锅水煎,然后加入少许白酒,温服。

【主治】　寒性腹痛,蛔虫性腹痛。

方六：

【组成】　大蒜 1500 克,等量酒醋。

【制配】　将大蒜去皮浸于等量酒醋中 10 日食用,痛时每日 3～5 头,连服 7 日。

【主治】　脾胃虚弱,寒气凝聚,腹脘冷痛,水肿胀满,痛闷。

方七：

【组成】　姜汁、黄酒各适量。

【制配】　将姜汁、黄酒混合内服。

【主治】　腹痛。

方八：

【组成】　黄连 90 克,干姜 30 克,当归 45 克,阿胶 45 克,醋适量。

【制配】　先将四味药研为末,加醋做成丸,大小适中。每日吃 30 粒,米汤送下。
日服 3 次。

【主治】 适用于下痢脓血,腹痛难忍。

方九:

【组成】 丁香2粒,山楂6克,黄酒50毫升。

【制配】 丁香、山楂使碎,同置容器中,添加黄酒,隔水文火蒸10分钟,去渣留液。温饮。每日1次,每次1剂。

【主治】 慢性肠炎,感寒腹痛、腹胀、吐泻。

呕吐

方一:

【组成】 姜汁适量,葡萄酒20毫升。

【制配】 将葡萄酒与姜汁调匀服。

【主治】 呕吐。

方二:

【组成】 茶叶、绿豆粉各等份,白糖少许。

【制配】 用开水将茶叶、绿豆粉、白糖冲泡,顿服。

【主治】 急性吐泻。

方三:

【组成】 生姜3克,红糖、醋各适量。

【制配】 将生姜洗净切片,浸入醋中24小时,加红糖适量,以沸水冲泡,代茶饮。

【主治】 呕吐。

方四:

【组成】 生姜3～5克,连须葱白5～7根,糯米50～100克,醋10～15毫升。

【制配】 把糯米淘净后与生姜放入砂锅内煮1～2沸后加葱白,待粥快熟时,加醋稍煮,趁热食用。

【主治】 脾胃虚寒或外感风寒所致的呕吐。

方五:

【组成】 醋、明矾、面粉各适量。

【制配】 将醋、明矾、面粉放在一起调为糊状敷两足涌泉穴,包扎固定,半小时后呕吐即可止住。

【主治】 呕吐而药难服下。

方六:

【组成】 大蒜、米醋各适量。

【制配】 醋泡大蒜(越久越好),饮泡过大蒜的醋汁。

【主治】 虫积呕吐。

方七:

【组成】 高良姜70克,藿香50克,黄酒500毫升。

【制配】 高良姜用火灸出焦香味,打碎,与藿香混匀,置容器中,添加黄酒,文火煮3～4沸,去渣留液。口服。每日2次,每次15～20毫升。

【主治】 胃寒呕吐,脘腹冷痛,霍乱吐痢。

方八:

【组成】 制半夏100克,葱白、生姜、陈皮各250克,白酒2升。

【制配】 前4味晾干、捣碎,置容器中,添加白酒,每日振摇1~2次,密封浸泡15日,去渣留液。口服。每日3~4次,每次10~15毫升。

【主治】 急性呕吐,腹胀不适。

方九:

【组成】 小茴香(茎、叶同用)300克,生姜汁9克,米酒30毫升。

【制配】 前1味捣碎、取汁,置容器中,入生姜汁、米酒混匀,文火煮沸,去渣留液。温饮。每日1次,每次1剂。

【主治】 寒冷侵袭或过食生冷,恶心呕吐,胃脘胀痛,下腹疼痛。

呃逆

方一:

【组成】 米醋100毫升,红糖9克。

【制配】 将红糖和米醋搅匀服。

【主治】 胃寒呃逆。

方二:

【组成】 醋2汤匙,白糖1汤匙。

【制配】 白糖放入醋中混溶后慢慢饮下,并再用醋少许涂擦口鼻。

【主治】 各种原因引起的呃逆,胃火所导致之呃逆尤效。

方三:

【组成】 香醋20毫升。

【制配】 把香醋与20毫升凉开水混匀1次喝下去。

【主治】 各种原因引起的呃逆。

方四:

【组成】 丁香5粒,柿蒂5个,白酒100毫升。

【制配】 前2味粗碎,置容器中,添加白酒,密封,隔水文火蒸10分钟,去渣留液。温饮。每日2次,每次10~20毫升。

【主治】 胃寒疼痛呃逆。

方五:

【组成】 干姜60克,制附子40克,白酒1升。

【制配】 前2味捣碎,置容器中,添加白酒,每日振摇1~2次,密封浸泡7日去渣留液。空腹温饮。每日3次,每次10~20毫升。

【主治】 心腹冷痛,呃逆呕吐,泄泻,痢疾,消化不良,寒饮喘咳,痰白清稀,肢冷汗出。

方六:

【组成】 红曲15克,砂仁5克,陈皮、青皮、当归各7.5克,丁香、白豆蔻、厚朴、栀

葱姜蒜·酒茶醋速效小偏方

子、麦芽、枳壳各 3 克,藿香 4.5 克,木香 1.5 克,冰糖 500 克,白酒 4 升。

【制配】 前 13 味捣碎,置容器中,添加白酒,密封,隔水文火蒸 2 小时,去渣留液,入冰糖溶解。口服。每日 2 次,每次 10～20 毫升。

【主治】 肝郁脾虚,呃逆嗳气,胸腹胀闷不适,食欲不振。

方七:

【组成】 生姜 50 克,葡萄酒 500 毫升。

【制配】 生姜捣烂,置容器中,添加葡萄酒,每日振摇 1～2 次,密封浸泡 3 日,去渣留液。口服。每日 2 次,每次 50 毫升。

【主治】 嗳气呃逆,寒性腹痛。

方八:

【组成】 熟地黄 44 克,枸杞子 40 克,山药 36 克,茯苓 32 克,山茱萸 20 克,甘草 24 克,黄酒 1 升。

【制配】 前 6 味粗碎,置容器中,添加清水 200 毫升及黄酒,文火煮 30 分钟,候冷,每日振摇 1～2 次,密封浸泡 3～5 日,去渣留液。睡前口服。每日 1 次,每次 15～30 毫升。

【主治】 阴虚阳盛,呃逆不止;胃阴不足,腰酸遗精,口燥咽干,盗汗;外感温病,余热未清,唇舌焦黑,口渴引饮。

吐血

方一:

【组成】 醋适量。

【制配】 将醋煮热倒入盆中趁热熏泡洗脚,少顷即可止血。呕吐严重者血止后应当就医诊治,不可拖延。

【主治】 吐血,消化道溃疡出血。

方二:

【组成】 米醋 200 毫升,头发灰 3 克,米酒少许。

【制配】 将米醋和头发灰调和均匀,以米酒调服。

【主治】 吐血。

方三:

【组成】 阿胶 40 克,蛋黄 4 个,黄酒 50 毫升,盐适量。

【制配】 将黄酒用文火煮沸,加阿胶化开后再加入蛋黄、盐拌匀,再煮数沸,每日早、晚各 1 次,每次随量温饮。

【主治】 吐血。

方四:

【组成】 茶叶、香油、白蜜各 120 克。

【制配】 茶叶煎水 2 壶,放入香油和白蜜煮至起泡,每日 3 次,7 日服尽。

【主治】 吐血。

方五:

【组成】 白鸡冠花、醋各适量。

【制配】　白鸡冠花,醋浸蒸 7 次,每服 6 克,热酒下。

【主治】　吐血。

腹泻

方一：

【组成】　茶叶 15 克,炮姜 3 克,盐 3 克,粳米 30 克。

【制配】　将茶叶、炮姜、盐、粳米入锅同炒,水煎服。

【主治】　腹泻。

方二：

【组成】　鸡蛋 2 个,米醋适量。

【制配】　用米醋煮鸡蛋,食之。

【主治】　腹泻。

方三：

【组成】　绿茶 6 克,姜末 3 克。

【制配】　将绿茶和姜末入杯用开水冲泡,代茶饮。

【主治】　腹泻。

方四：

【组成】　红糖、茶叶各适量。

【制配】　茶叶煎浓,加红糖煮至发黑服用。

【主治】　腹泻。

方五：

【组成】　干姜丝 3 克,绿茶 1 克。

【制配】　将干姜丝与绿茶用开水冲泡 15 分钟后饮下,每日 3 次。

【主治】　急性胃肠炎腹泻。

方六：

【组成】　醋适量。

【制配】　常喝醋。

【主治】　久泻不止。

方七：

【组成】　茶叶适量。

【制配】　将茶叶煎剂,每次 10 毫升,每日 3 次。

【主治】　急性胃肠炎腹泻。

方八：

【组成】　米醋 50 毫升,开水适量。

【制配】　以开水稀释醋,常服用。

【主治】　食积腹泻。

方九：

【组成】　大蒜 4～6 瓣,醋 1 杯。

【制配】　将大蒜去皮捣烂如泥,加醋1杯调匀,每日服3次。

【主治】　急性肠炎腹泻。

便秘

方一:

【组成】　土豆汁、米醋各一杯。

【制配】　每天早晨和中午分别喝一杯土豆汁和米醋。

【主治】　便秘。

方二:

【组成】　茶叶2克,红糖10克。

【制配】　开水冲泡茶叶和红糖10分钟,每天饭后温开水饮用1杯。

【主治】　便秘。

方三:

【组成】　切丝大葱2千克,2头捣成泥的大蒜,米醋适量。

【制配】　将大蒜、大葱、醋炒至很热,分2包趁热敷脐上,凉则换热,不可间断,6小时后其结自开。

【主治】　阳虚便秘,腹中冷痛,四肢不温,喜热怕冷,腰脊酸冷。

方四:

【组成】　茶叶3克,蜂蜜2克。

【制配】　每天饭后饮用1杯温水冲泡茶叶、蜂蜜而成的茶。

【主治】　便秘,脾胃不和。

方五:

【组成】　葱2千克,醋适量。

【制配】　将葱洗净切丝加醋炒热,分2包交替热熨脐部。

【主治】　二便不通。

方六:

【组成】　大蒜250克,50度左右的白酒500毫升。

【制配】　先将大蒜用白酒浸泡1周,然后每天饮服一小杯,约25毫升,每次同时吃下2～3个蒜瓣。如此长期治疗,病情可望好转。

【主治】　便秘。

方七:

【组成】　新鲜鸡蛋1个,醋150～180毫升,糖或蜂蜜适量。

【制配】　把醋、蛋放在大玻璃瓶中密封48小时,用筷子将软化的蛋皮挑破,搅匀再密封24小时便可服用。分5～7日服完,每日1次,每次25～30毫升,早晨空腹时加2～3倍温开水和适量糖蜜冲服,软蛋皮可一次吃下。

【主治】　各种便秘。

方八:

【组成】　上等茶叶15克,黑芝麻、大黄各60克。

【制配】 将茶叶、黑芝麻、大黄共研成细末。每次取 10 克,以开水冲服。

【主治】 便秘。

方九:

【组成】 茶叶 6 克,草决明 20 克。

【制配】 将茶叶和草决明用沸水冲泡,代茶饮用。

【主治】 便秘。

便血

方一:

【组成】 羊血 500 毫升,米醋 250 毫升。

【制配】 将羊血煮熟再加醋,每日分 3 次服用。

【主治】 消化道出血,便血。

方二:

【组成】 茶叶 3 克,柿饼 6 个,冰糖 15 克。

【制配】 将柿饼、冰糖炖熟后放些茶叶拌匀食用。

【主治】 便血。

方三:

【组成】 生地黄榆、白茅根各 50 克,赤芍 30 克,甘草 15 克,黄酒 500 毫升,白砂糖 250 克。

【制配】 前 4 味捣碎,置容器中,添加黄酒,密封,隔水文火煮 1 小时,入白砂糖溶解,再每日振摇 1 次或 2 次,密封浸泡 3 日,去渣留液。空腹口服。每日 2 次,每次 20～30 毫升。

【主治】 肠风,便血,尿血。

方四:

【组成】 刺五加 65 克,白酒 500 毫升。

【制配】 前 1 味切碎,置容器中,添加白酒,每日振摇 1～2 次,密封浸泡 10 日,去渣留液。空腹口服。每日 2～3 次,每次 20 毫升。

【主治】 肠风痔血,跌打损伤,风湿骨痛,咳嗽;容颜憔悴、早衰;腰膝酸软,体倦乏力,食欲不振,失眠多梦。

方五:

【组成】 萱草根 9 克,生姜 3 克,黄酒 50 毫升。

【制配】 前 2 味切细,入麻油炒热,添加黄酒,去渣留液。温饮。不拘时候,随量饮用。

【主治】 便血。

黄疸

方一:

【组成】 米醋 20 毫升,细茶 0.5 克,开水 300 毫升。

【制配】 将米醋同细茶一同浸泡 10 分钟,分 3 次服完,每日 1 剂,连服数日,直至痊愈。

【主治】 黄疸,症见面目、身、尿鲜黄,并伴有恶心呕吐。

方二:

【组成】 醋、生梨各适量。

【制配】 将梨去皮浸醋中常食之,直至痊愈。

【主治】 黄疸。

方三:

【组成】 绿茶 0.5～1 克,鲜白茅根 50～100 克(干品 25～50 克),鲜车前草 150 克(干品 75 克)。

【制配】 将白茅根、车前草加水 300 毫升,煮沸 10 分钟,加绿茶,分 2 次服,每日服 1 剂。

【主治】 黄疸。

方四:

【组成】 鸡蛋 1 个,米醋 60 毫升。

【制配】 将带壳鸡蛋烧炭存性,研成细末,用米醋调匀,顿服,每日 1 次。

【主治】 黄疸。

方五:

【组成】 黑矾、茶叶各 120 克,枣肉适量。

【制配】 将茶叶、黑矾研成细末与枣肉制成每颗重 9 克的药丸,每日服 1 次,每次服 3 丸。

【主治】 周身黄疸。

方六:

【组成】 绿茶 1～3 克,食醋 15 毫升。

【制配】 将绿茶、食醋同置杯中加开水 300 毫升,浸 5 分钟,分 3 次服,每日服 1 剂。

【主治】 黄疸。

方七:

【组成】 猪胆一个,白酒适量。

【制配】 将胆汁冲入白酒内,空腹温服,若嫌胆苦,可用米粉和胆汁为丸,白酒送下,每日必须服完 1 胆,连服 5 日。

【主治】 黄疸。

方八:

【组成】 丝瓜根 5～6 根,黄酒适量。

【制配】 将丝瓜根洗净捣烂。用水 200 毫升煎至 160 毫升。用黄酒冲服。

【主治】 黄疸。

方九:

【组成】 栀子、茵陈各 1 束,无灰酒 500 毫升。

【制配】　将栀子、茵陈用无灰酒煎至 400 毫升。21:00～23:00 服用。忌油腻、湿面、豆腐、生冷等物。

【主治】　黄疸。

膨胀

方一：

【组成】　米酒 7 份,黄酒 3 份,大蒜适量。

【制配】　用米酒和黄酒浸泡大蒜并蒸熟,可夏季露 1 夜,再温服,冬季则趁热服用。

【主治】　膨胀。

方二：

【组成】　鲤鱼 1 条,茶叶适量。

【制配】　把茶填满鱼腹,水煮 20 分钟,除去茶渣,吃鱼。

【主治】　膨胀。

方三：

【组成】　大蒜 250 克,白干酒或金门高粱酒 125 毫升。

【制配】　将大蒜去皮,泡在酒中,酒没蒜 1/3,约浸 1 年,愈久愈好,早晚空腹各饮 1 小杯。

【主治】　胃癌腹中积块,并可防治其他癌症发生。

噎膈

方一：

【组成】　大蒜 100～400 克,醋 250 毫升,韭菜汁少许。

【制配】　用醋煮大蒜,煮熟服食,服后呕出大量黏液可再用半小碗服下韭菜汁。

【主治】　食管癌。

方二：

【组成】　威灵仙 1 把,醋、蜂蜜各适量。

【制配】　将威灵仙、醋、蜂蜜共煎 5 分钟取汁服之,吐出宿痰效佳。

【主治】　食管癌。

方三：

【组成】　马钱子、醋各适量。

【制配】　将马钱子研末,调醋敷患处。

【主治】　直肠癌。

方四：

【组成】　南沙参、丹参各 9 克,茯苓、砂仁、川贝母各 5 克,郁金、杵头糠各 3 克,荷叶蒂 2 个,黄酒 500 毫升。

【制配】　前 8 味粗碎,同置容器中,添加黄酒,煮至 300 毫升,去渣留液。口服。每日 2 次,每次 40～50 毫升。

【主治】　噎嗝。

方五：

【组成】 浙贝母、砂仁、木香、陈皮各 6 克，白酒 500 毫升，白砂糖 300 克。

【制配】 前 4 味切成薄片或捣碎，同置容器中，添加白酒、白砂糖，密封，隔水文火蒸 30 分钟，候冷，去渣留液。清晨口服。每日 1 次，每次 20～30 毫升。

【主治】 吞咽时如有物梗塞，食欲不振，脘满。

方六：

【组成】 荸荠 60 克，厚朴、陈皮、白蔻仁、橘红各 15 克，白砂糖、冰糖、蜂蜜各 60 克，白酒 1.5 升。

【制配】 前 5 味粗碎，同置容器中，添加白酒、白砂糖、冰糖、蜂蜜溶解，每日振摇 1～2 次，密封浸泡 14 日，去渣留液。口服。每日 3 次，每次 30～50 毫升。

【主治】 噎嗝轻症，饮食不下，食后呕吐，胸部哽咽不舒。

胃下垂

方一：

【组成】 生姜、陈皮、大枣各 20 克，人参 100 克，白酒 1 升。

【制配】 将生姜洗净切片同陈皮、大枣、人参放入白酒中浸泡 3～6 个月，每次服 5 毫升。

【主治】 胃下垂。

方二：

【组成】 黄鳝鱼 2 条，大蒜 2 头。

【制配】 将黄鳝鱼加水炖至将熟，加 1 杯酒，稍炖即成，吃鱼喝汤。

【主治】 胃下垂，症属脾胃虚弱，兼见气滞，症见脘腹胀满，消化不良，食欲不振，倦怠、消瘦等。

直肠脱垂

方一：

【组成】 葱白 3 根，茴香 9 克，烧酒 1 杯。

【制配】 首先将葱白、茴香一起煮，煮开后与酒合服。

【主治】 脱肛。

肠梗阻

方一：

【组成】 大黄 9 克，槟榔 8 克，使君子、苦楝皮各 15 克，黄酒 500 毫升。

【制配】 前 4 味使碎，置容器中，加入白酒，每日振摇 1～2 次，密封浸泡 7 日，去渣留液。空腹温饮。每日 2 次，每次 20～30 毫升。

【主治】 蛔虫性肠梗阻。

方二：

【组成】 木瓜、牛膝各 50 克，白酒 500 毫升。

【制配】 前 2 味粗碎，置容器中，加入白酒，每日振摇 1～2 次，密封浸泡 7 日，去渣留液。口服。每日 2 次,每次 10～15 毫升。

【主治】 粘连性肠梗阻。

方三:

【组成】 沉香 6 克,蜂蜜、猪脂各 120 克,低度白酒 300 毫升。

【制配】 前 3 味粗碎,置容器中,添加白酒,密封浸泡 2 日,去渣留液。空腹温饮。每日 2 次,每次 15～20 毫升。

【主治】 将气止痛,补中益气,润肠通便。

方四:

【组成】 麦麸 500 克,皂荚 250 克,葱白 10～15 根,生姜 30 克,白酒 150 毫升。

【制配】 前 4 味粗碎,置热锅中,文火炒约 15 分钟,再将白酒徐徐兑入混匀,装入布袋。

【主治】 肠梗阻。

血尿

方一:

【组成】 茶叶 5 克,白茅根 10 克。

【制配】 将白茅根、茶叶加水共煮饮之,每日 1 次。

【主治】 血尿。

方二:

【组成】 食盐少许,甜蓼、白酒各适量。

【制配】 先将甜蓼洗净捣泥,拌酒盐,做成饼贴脐上,胶布固定,干则再换,连续用 1 个月。

【主治】 急性肾小球肾炎所致血尿。

方三:

【组成】 苋菜 250 克,甜酒适量。

【制配】 将苋菜捣烂拌甜酒,隔水炖 1 小时,1 次食完。

【主治】 血尿。

尿频

方一:

【组成】 滑石 35 克,甘草 5 克,绿茶适量。

【制配】 将滑石、甘草加 350 毫升水煮沸 10 分钟后加入绿茶,分 3 次服。

【主治】 尿频、尿少、尿急。

淋证

方一:

【组成】 醋、盐各适量。

【制配】 将醋和盐入杯中调匀服用,次数不拘。

【主治】 小便急满,欲解而不出,或点滴而出。

方二：

【组成】 蚯蚓 20～30 条,黄酒适量。

【制配】 将蚯蚓焙干研末,每次服 9 克,黄酒白开水各半送服。

【主治】 小便淋浊,疼痛异常。

方三：

【组成】 白醋 250 毫升,贯众 1500 克。

【制配】 先用醋将贯众酒溇,然后放入木炭烧红的铁锅内烧成灰色粉末,细筛后(未烧成粉者可放回锅内再烧),收入干燥瓶中备用,每日 3 次,每次 2 克,白糖水送服。

【主治】 尿浊。

泌尿系结石

方一：

【组成】 大蒜 5 头,白酒 500 毫升。

【制配】 将蒜捣碎,浸泡在白酒中,浸泡 8～10 日,每次半茶匙,每日服 3 次。

【主治】 肾结石、尿路结石。

方二：

【组成】 米醋 150 毫升。

【制配】 每日 3 次分服。

【主治】 输尿管结石。

方三：

【组成】 石韦 30 克,川木通 6 克,车前子、瞿麦、茯苓各 12 克,滑石、冬葵子、金钱草、海金沙各 30 克,鸡内金 9 克,甘草 6 克,黄酒 1 升。

【制配】 鸡内金研末;另 11 味亦研末,并放入容器中,加黄酒以文火煎至 800 毫升,去渣留液,加入鸡内金末搅匀。口服。每日 3 次,每次 1/3 剂。

【主治】 砂石淋。

方四：

【组成】 金钱草 150 克,延胡素 90 克,鸡内金、郁金、芒硝、滑石各 100 克,胡桃仁 80 克,白酒 1 升。

【制配】 将金钱草粗碎放入容器中,加水以文火煎 2 次,取汁。其余 6 味捣碎放入容器中,加白酒,每日振摇 1～2 次,密封浸泡 5～10 日,去渣留液,与金钱草汁混匀。空腹口服。每日 3 次,每次 20～30 毫升。

【主治】 泌尿系统结石。

方五：

【组成】 金钱草 100 克,海金沙 30 克,黄酒 500 毫升。

【制配】 前 2 味使碎,放入容器中,加黄酒,以文火煎至 400 毫升,去渣留液。口服。每日 3 次,每次 1/3 剂。

【主治】 砂淋。

方六：

【组成】 胡桃仁 220 克,鸡内金、滑石各 10 克,金钱草 250 克,冰糖 120 克,白酒

1 升。

【制配】 将胡桃仁、鸡内金入麻油炸酥、研末,与滑石、冰糖同置容器中,加白酒,每日振摇 1～2 次,密封浸泡 3～5 日,去渣留液。口服。每日 2～3 次,每次用金钱草 50 克煎水冲服酒 15～30 毫升。

【主治】 泌尿系结石。

泌尿系感染

方一:

【组成】 茶叶 30 克,海金沙 60 克,生姜、甘草各适量。

【制配】 先将菜叶、海金沙共研成细末,然后将生姜和甘草入锅煎汤,汤调药末 10 克顿服。

【主治】 急性泌尿系感染,小便不畅。

方二:

【组成】 绿茶 1～1.5 克,沙梨 200～250 克。

【制配】 先将沙梨洗净切片(连皮),加水 1000 毫升,煮沸后加入绿茶即可,每日 1～2 剂,分 4 次温饮。亦可沙梨洗净榨汁,调茶温饮。

【主治】 泌尿系感染发热。

方三:

【组成】 茶叶 5 克,竹叶 10 克。

【制配】 将茶叶、竹叶用沸水冲泡,每日代茶饮。

【主治】 急性尿路感染,小便淋漓、涩痛不畅。

方四:

【组成】 盐、醋各适量。

【制配】 将盐少许醋适量混合均匀,口服,不拘次数。

【主治】 尿路感染,或欲解不出者。

方五:

【组成】 通草 3 克,灯芯草 3 克,白茅根 30 克,绿茶 6 克。

【制配】 将上面 4 种材料有沸水冲泡。代茶饮。

【主治】 适用于尿路感染,小便淋涩不通。

方六:

【组成】 鲜车前草 30 克,黄酒 100 毫升。

【制配】 将鲜车前草粗碎放入容器中,加黄酒,文火煎煮 30 分钟,去渣留液。口服。每日 2 次,每次 1/2 剂。

【主治】 热淋,小腹胀满。

方七:

【组成】 生地黄榆、白茅根各 50 克,川木通、车前子各 30 克,低度白酒 500 毫升。

【制配】 将前 4 味切碎放入容器中,加入白酒,隔水文火煮 30 分钟,密封浸泡 2 日,去渣留液。口服。每日 3 次,每次 15～30 毫升。

葱姜蒜 · 酒茶醋速效小偏方

【主治】 热淋,血淋,血尿。

方八:

【组成】 茄叶 20～30 克,黄酒 100 毫升。

【制配】 前 1 味洗净,熏干,研末。温饮。每日 2 次,每次用温热黄酒冲服药末10 克。

【主治】 血淋疼痛。

方九:

【组成】 石南藤 30 克,白酒 500 毫升。

【制配】 将石楠藤切碎放入容器中,加入白酒,每日振摇 1～2 次,密封浸泡 10 日,去渣留液。口服。每日 2 次,每次 10 毫升。

【主治】 热淋茎中痛。

肾炎

方一:

【组成】 黑鱼 1 条,茶叶 6 克。

【制配】 将黑鱼去内脏洗净,把茶叶装鱼腹内,文火煮 1 小时,喝汤吃鱼。

【主治】 急性肾小球肾炎水肿及其他原因所致的水肿。

方二:

【组成】 鲜车前草 150 克,绿茶 1 克,鲜白茅根 50～100 克。

【制配】 将车前草、白茅根洗净加水 300 毫升,煮沸 10 分钟后加绿茶,分 2 次服,每日服 1 剂。

【主治】 急性肾炎。

方三:

【组成】 茶叶、车前子各 9 克,鲜鲫鱼 1 条。

【制配】 把茶叶、车前子装入洗净的鱼腹内,用纸包好,外涂黄泥,文火烧焦去泥,把鱼研成细粉,每次服 1 汤匙,每日 2 次,黄酒冲服。

【主治】 急慢性肾炎。

方四:

【组成】 甘薯 250～500 克,米醋 1 杯。

【制配】 将甘薯洗净切块,加米醋、水适量,煮熟食之。

【主治】 急慢性肾炎之全身水肿。

方五:

【组成】 大鲤鱼 1 条,醋 60 毫升。

【制配】 将鱼加醋煮干后食鱼,每日 1 次。

【主治】 急性肾炎、肾病综合征水肿。

方六:

【组成】 茶叶 6 克,去鳞及内脏的大鲤鱼 1 条,醋 30 毫升。

【制配】 将鲤鱼和茶叶入锅加水炖熟,空腹吃。

【主治】 慢性肾炎,水肿。

方七:

【组成】 茶叶 1 克,玉米须 30 克。

【制配】 将茶叶和玉米须用沸水冲泡,每日代茶饮。

【主治】 肾炎水肿、高血压及一般水肿。

方八:

【组成】 鳖肉 500 克,大蒜 60 克,白糖、白酒各适量。

【制配】 将洗净的鳖肉同大蒜、白糖和白酒入锅加水炖熟食之。

【主治】 慢性肾炎。

方九:

【组成】 鱼肚一具,荷包蛋和柳叶茶各适量。

【制配】 先把鱼肚在火上焙干,然后碾成细末,分成数份将鱼肚末夹在煎好的荷包蛋(煎得老些)中,趁热吃下,每日 2 次不间断。与此同时,将从柳树上摘下的鲜柳叶泡在水中,每日代茶饮用。

【主治】 肾炎。

水肿

方一:

【组成】 大鲤鱼 1 条,醋 60 毫升。

【制配】 将鲤鱼去鳞及内脏,放醋煮熟后吃鱼,每日 1 次。

【主治】 肝硬化腹水、水肿、小便不利。

方二:

【组成】 茶叶 6 克,万年青 30 克。

【制配】 将茶叶、万年青入锅煎水,代茶饮。

【主治】 心脏性水肿。

方三:

【组成】 茶叶 10 克,粳米 50 克,白糖适量。

【制配】 茶煎浓汁 100 毫升,去渣,入粳米、白糖,加水 400 毫升,煮为粥,每日 2 次温服。

【主治】 心脏性水肿。

方四:

【组成】 茶叶 2 克,莲子、红糖各 10 克。

【制配】 将莲子浸泡后加红糖煮烂,冲茶,天天饮之。

【主治】 肾炎水肿。

方五:

【组成】 绿茶 1～2 克,茯苓 5～10 克,蜂蜜 25 克。

【制配】 将茯苓研成细末加 500 毫升水,边煮边搅,沸后加入茶、蜂蜜,分 2 次服,每日服 1 剂。

【主治】 一般性水肿。

方六：

【组成】 鲤鱼 1 条,醋适量。

【制配】 将鲤鱼焙灰,以醋调匀,敷肿处,以愈为度。

【主治】 下肢水肿。

方七：

【组成】 茶叶 60 克,鲫鱼 500 克。

【制配】 将茶叶纳入宰杀去内脏的鱼腹中,蒸熟食。

【主治】 全身水肿。

方八：

【组成】 鲜海带 120 克(干品 60 克),醋适量。

【制配】 用醋煮海带至烂熟,1 次食完。

【主治】 各种类型的水肿。有胃酸过多及十二指肠溃疡者忌用。

方九：

【组成】 桑白皮 100 克,桑椹 250 克,糯米 5000 克,酒曲适量。

【制配】 将桑白皮切碎,加 10 升水,以文火煎至减半,入桑椹同煮至 3.5 升,去渣留液。糯米加水蒸熟,待温与药汁、酒曲拌匀,密封,至阴凉干燥处常规酿酒,酒熟后去糟留液。口服。每日 2～3 次,每次 30～50 毫升。

【主治】 肝肾亏虚,水热交阻,水肿,头眩,小便不利。

癃闭

方一：

【组成】 食盐、醋各适量。

【制配】 将食盐炒热,醋调敷脐中,艾绒搓成黄豆大点燃灸之。

【主治】 小便不通。

遗尿

方一：

【组成】 仙茅、山药各 15 克,益智仁 10 克,白酒 500 毫升。

【制配】 将前 3 味粗碎置容器中,加白酒,每日振摇 1 次,密封浸泡 10 日,去渣留液。口服。每日 2 次,每次 10～20 毫升。

【主治】 遗尿。

方二：

【组成】 雄鸡肝 60 克,肉桂 30 克,白酒 750 毫升。

【制配】 将前 2 味粗碎置容器中,加白酒,每日振摇 1～2 次,密封浸泡 7 日,去渣留液。每日睡前口服 1 次,每次 10～20 毫升。

【主治】 遗尿,遗精。

方三：

【组成】 吴茱萸 30 克,肉桂 20 克,益智仁 50 克,白酒 500 毫升。

葱姜蒜·酒茶醋速效小偏方

【制配】 将前 3 味切片放入容器中,加白酒,每日振摇 1～2 次,密封浸泡 7 日,去渣留液。口服。每日 2～3 次,每次 15～30 分钟。

【主治】 遗尿,小便频数。

方四:

【组成】 小茴香、桑螵蛸各 30 克,菟丝子 20 克,白酒 500 毫升。

【制配】 前 3 味使碎,置容器中,加白酒,每日振摇 1～2 次,密封浸泡 7 日,去渣留液。空腹口服,每日 2 次,每次 10～20 毫升。

【主治】 遗尿,小腹不温,腰膝酸困。

失眠 ▶▶▶

方一:

【组成】 绿茶 15 克,枣仁粉 12 克。

【制配】 早 8 点前用开水冲泡绿茶分 2 次喝完,8 点后忌饮茶水,晚上临睡前冲服枣仁粉。

【主治】 失眠。

方二:

【组成】 米醋 1 匙。

【制配】 将米醋加入 1 杯冷开水中,睡前服。

【主治】 失眠。

方三:

【组成】 合欢皮 100 克,黄酒 500 毫升。

【制配】 将前 1 味粗碎置容器中,入黄酒密封,每日振摇 1～2 次,14 日后开封,去渣留液。口服。每日 2 次,每次 15～20 毫升。

【主治】 失眠。

方四:

【组成】 党参、生地黄、茯苓各 4.5 克,白术、白芍、当归、红曲各 3 克,川芎 1.5 克,桂花 25 克,桂圆肉 12 克。白酒 750 毫升,冰糖 75 克。

【制配】 将前 10 味粗碎置容器中,加入白酒密封,每日振摇 1～2 次,5 日后启封,去渣留液。可随量饮用,不拘时候。

【主治】 失眠。

方五:

【组成】 枸杞子 45 克,酸枣仁 30 克,五味子 25 克,香橼 20 克,何首乌 18 克,大枣 15 枚,白酒 1 升。

【制配】 将前 6 味粗碎置容器中,加入白酒密封,每日振摇 1～2 次,浸泡 7 日启封,去渣留液。睡前口服。每日 1 次,每次 20～30 毫升。

【主治】 心烦失眠,神经衰弱。

方六:

【组成】 补骨脂 60 克,白酒适量。

【制配】 将前 1 味研末,以白酒冲服。口服。每日 1 次,每次 6 克。

【主治】 失眠。

方七:

【组成】 枸杞子 250 克,熟地黄、黄精各 50 克,百合、远志各 25 克,白酒 5 升,白砂糖 500 克。

【制配】 将前 5 味研末置容器中,加入白酒,隔水文火蒸至酒液沸腾,待冷密封,每日振摇 1～2 次,30～40 日启封,去渣留液,加白砂糖溶解。口服。每日 2 次,每次 10～15 毫升。

【主治】 失眠多梦。

方八:

【组成】 茯苓 60 克、白酒 500 毫升。

【制配】 将前 1 味捣碎置容器中,加白酒密封,每日振摇 1～2 次,浸泡 15 日启封,去渣留液。口服。每日 2 次,每次 10～30 毫升。

【主治】 健忘失眠。

方九:

【组成】 莲子 100 克,白酒 1 升。

【制配】 将前 1 味去皮、粗碎,置容器中,加入白酒密封,每日振摇 1～2 次,15 后启封,去渣留液。口服。每日 2 次,每次 20 毫升。

【主治】 心悸失眠。

脑血管意外、卒中

方一:

【组成】 巴豆 50 克、食醋适量。

【制配】 巴豆研末以其 1/3 与食醋拌调成厚糊状备用,用时取巴豆糊纳入脐孔中,上加薄姜片,再点燃黄豆大艾炷置姜片上灸之,连续灸至患者苏醒为止。

【主治】 卒中闭症,突然昏倒,不省人事,口噤不开,手足厥冷,面白唇暗,两手握固或大小便失禁。

方二:

【组成】 皂角末 50 克,米醋适量。

【制配】 将皂角末和米醋调和成糊,敷脐中和颊车穴上(左歪敷左侧,右歪敷右侧),敷药后令患者侧卧,在穴位药糊上放绿豆大艾炷,点燃灸之,每穴灸 5～10 壮,1 日 1～2 次。

【主治】 卒中口眼斜。

方三:

【组成】 老陈醋 20 毫升,3 年酱汁 250 毫升,人乳汁 250 毫升。

【制配】 将陈醋、酱汁、人乳汁和搅,纱布过滤取汁,分 6 次服,1～2 日服完。

【主治】 卒中不语,舌根涩硬。

方四:

【组成】 大蒜 100 克,白酒适量。

【制配】 用白酒泡蒜,2周后服用。

【主治】 卒中。

方五:

【组成】 生姜60克,醋500毫升。

【制配】 将生姜洗净切片同醋入锅共煎洗患肢,每日1次。

【主治】 卒中肢体麻木。

方六:

【组成】 鸡蛋壳内软皮、黄酒各适量。

【制配】 将软皮研末,黄酒送服,每日3次,每次1只。

【主治】 半身不遂。

方七:

【组成】 鸡蛋1个,老陈醋200毫升。

【制配】 将鸡蛋擦干净,泡在醋内48小时,待蛋壳软化后调匀,收存备用。每日清早空腹喝1次(喝时添1勺蜂蜜),分5次服完,连服10次为1个疗程。

【主治】 脑血管意外、卒中半身不遂。

方八:

【组成】 穿山甲尾片(炒成珠)60克,精制马钱子6克,熟附片3克,僵蚕3克,醋适量。

【制配】 混匀备用。淡醋汤送服,每次3克,每日1次。

【主治】 脑血管意外、卒中半身不遂。

方九:

【组成】 生附子(或盐附子)、醋各少许。

【制配】 将生附子研末,用醋调如饼状,敷足心涌泉穴。

【主治】 卒中昏迷,高热不语,下肢不温。

神经痛

方一:

【组成】 谷粒50克,醋250毫升。

【制配】 将醋煮沸,加入谷粒,再煮10分钟,毛巾纱布浸湿热敷或擦洗患处。

【主治】 肋间神经痛。

方二:

【组成】 烤烟叶10克,醋250毫升。

【制配】 将醋煮沸,然后加入烤烟叶再煮10分钟,用毛巾蘸湿热敷。

【主治】 肋间神经痛。

方三:

【组成】 醋糟1500克。

【制配】 将醋糟炒烫,装布袋,热敷患处,睡前敷1~2小时。

【主治】 腰腿痛。

方四：

【组成】 茶汁 200 毫升,醋 80 毫升。

【制配】 在茶汁里加入 80 毫升醋,顿服。

【主治】 腰腿痛。

方五：

【组成】 生乌头细末 250 克,醋 500 毫升。

【制配】 将乌头末和醋调成稀糊入砂锅内熬至酱色,摊于布上 5 毫米厚,贴于痛处,每日换药 1 次。

【主治】 坐骨神经痛。

方六：

【组成】 大蒜、醋各适量。

【制配】 醋浸大蒜 50 天每天吃 3 瓣,并饮醋汁(用水稀释 3 倍),其效甚佳。

【主治】 神经痛。

方七：

【组成】 独活、桂枝、地枫皮、五加皮各 15 克,枫荷梨 30 克,白马骨、绣花针各 15 克,牛膝、淫羊藿、石菖蒲、大血藤、甘松、延胡索各 9 克,全蝎、蜈蚣各 3 克,50 度白酒 1.6 升。

【制配】 将前 15 味切碎置容器中,加入白酒密封浸泡,每日振摇 1~2 次,密封浸泡 7~10 日,去渣留液。口服。每日 2 次,每次 10~15 毫升。

【主治】 关节炎,坐骨神经痛。

方八：

【组成】 黄芪、当归各 60 克,制川乌、制草乌、红花各 15 克,伸筋草、地龙、寻骨风各 10 克,米酒 1 升。

【制配】 将前 8 味研末置容器中,加入米酒密封浸泡,每日振摇 1~2 次,30 日启封,去渣留液。空腹口服,每日 2 次,每次 10~20 毫升。

【主治】 坐骨神经痛。

方九：

【组成】 狗胫骨 500 克,当归、大血藤、威灵仙、百步舒、杜仲、延胡索、大枣、茜草各 120 克,制川乌、制草乌、细辛各 15 克,三棱、莪术各 30 克,红花 10 克,牛膝 100 克,白酒 4 升。

【制配】 将前 1 味捣碎,余药切碎,同置容器中,加入白酒密封浸泡,每日振摇 1 次或 2 次,20~30 日启封,去渣留液。空腹口服,每日 3 次,每次 15~30 毫升。

【主治】 坐骨神经痛。

痹症

方一：

【组成】 3 年陈醋 5 升、葱白若干。

【制配】 将醋入锅煎 5 沸,切大量葱白煮 1 沸,滤出,以布染,趁热裹之。

【主治】 风寒顽痹。

方二：

【组成】 附子、肉桂各适量。

【制配】 将附子、肉桂的醋糟外敷。

【主治】 风湿性诸疾患。

方三：

【组成】 葱、姜各500克，上等醋适量。

【制配】 将葱、姜洗净捣烂取汁，加先已烧开的上等醋适量，熬成膏，摊布上，贴患处。

【主治】 风寒湿痹。

方四：

【组成】 制川乌、制何首乌各60克，制草乌24克，地枫皮、千年健各36克，白酒1升。

【制配】 将前5味粗碎置容器中，加白酒密封浸泡，每日振摇1～2次，5～7日后启封，去渣留液。每日2～3次，口服，每次10～15毫升。

【主治】 风湿性关节炎，类风湿关节炎。

方五：

【组成】 制川乌、制草乌各20克，细辛15克，川芎、木瓜各30克，羌活10克，80%乙醇500毫升。

【制配】 将前6味粗碎置容器中，加入乙醇，隔水加热30分钟，去渣留液。外用。每日1乙醇，隔水加热30分钟，去渣留液。外用，每日1～2次，每次将酒温热，用纱布蘸洗患处30分钟，洗后避风2小时。

【主治】 风寒湿侵型类风湿关节炎。

方六：

【组成】 蝮蛇、乌梢蛇各4条，眼镜蛇、蕲蛇各1条，赤链蛇50克，白酒5升。

【制配】 将五蛇蒸熟置容器中，加白酒密封，每日振摇1～2次，浸泡45日，酒至半时再添酒至足数，去渣留液。口服。每日2次，每次20～25毫升。

【主治】 风湿性及类风湿关节炎。

方七：

【组成】 当归120克，土茯苓、威灵仙各90克，生地黄、木防己、红花各60克，木瓜30克，高粱酒1.5升，蝮蛇、眼镜蛇、赤链蛇各500克。

【制配】 将前7味捣碎置容器中，加酒密封浸泡21日，去渣留液。另将三蛇分别加酒酿制，21日后沥出，在将三蛇酒与药汁等量混合。口服。每日3次，每次10～15毫升。

【主治】 类风湿关节炎及其他关节炎。

方八：

【组成】 全蝎、当归、牛膝各50克，川芎40克，红花45克，白芥子30克，麝香1克，白酒 2.5 升。

【制配】 将前 6 味切碎混匀,置容器中,加白酒密封浸泡,每日振摇 1～2 次,30 日启封,去渣留液,入麝香末混匀。睡前口服,每日 1 次,每次 30 毫升。

【主治】 类风湿关节炎,关节游走性疼痛。

方九:

【组成】 全蝎、蜈蚣各 9 克,乌梢蛇 30 克,白酒 500 毫升。

【制配】 将前 3 味捣碎置容器中,加白酒密封浸泡,每日振摇 1～2 次,14 日～30 日启封,去渣留液。口服。每日 1 次,每次 20 毫升。

【主治】 类风湿关节炎。

腰痛

方一:

【组成】 羊脊骨 1 具,白酒少许,大蒜、薤白各适量。

【制配】 先将羊骨槌碎煮,和蒜、薤白共食,并饮白酒少许。

【主治】 肾虚腰痛。

方二:

【组成】 茶水 200 毫升,醋 40 毫升。

【制配】 将茶和醋调匀顿服,每日 3 次。

【主治】 腰痛。

方三:

【组成】 大蒜汁、葱汁、生姜汁、米醋、米粉各适量。

【制配】 将大蒜、葱、生姜各汁同米醋和米粉混合,煎熬成膏,涂于布上,贴于痛处。

【主治】 腰痛、腿痛、肩周炎。

方四:

【组成】 茶叶适量,醋 200 毫升。

【制配】 将茶叶煎取 500 毫升,加醋 200 毫升共煎,分 2 次服。

【主治】 腰痛。

方五:

【组成】 生鸡蛋 3 个,米醋 500 毫升。

【制配】 用砂锅将醋烧开放入带壳鸡蛋,煮 8 分钟取出,睡前食蛋 3 个,每日如此,至愈为止。

【主治】 腰痛。

方六:

【组成】 杜仲 60 克,白酒 1000 毫升。

【制配】 将杜仲切碎,放入白酒浸泡 7 日。

【主治】 日服两三次,每次服 10～20 克。

方七:

【组成】 醋 300 毫升。

【制配】 将醋倒入盆中,加热水半盆,将毛巾浸入热醋液中。

【主治】 热敷腰或腿痛处。

腰腿痛

方一:

【组成】 干姜 50 克,苍术 10 克,当归 15 克,白酒适量。

【制配】 将干姜、苍术、当归共研细末,再以酒调成糊,敷患处,用装有 2 只 60~100 瓦白炽灯的烤箱烤约 30 分钟,每日 1 次,2 周 1 疗程。

【主治】 寒湿性腰腿痛。

方二:

【组成】 醋 250~300 毫升。

【制配】 热水半盆,加醋,浸透毛巾,热敷小腿肚。

【主治】 两腿疼痛。

方三:

【组成】 醋 500~1000 毫升,拌小麦麸 1~1.5 千克。

【制配】 炒热装袋扎口,趁热敷患处,冷后再炒,每日 2~3 小时。

【主治】 风湿性腰腿痛。

方四:

【组成】 杜仲 15 克,苍术 10 克,鹿角霜 10 克,白酒 500 毫升。

【制配】 将杜仲、苍术、鹿角霜研成粗粉,置容器中,另入白酒,密封 7 日,去渣即成。每日服 2 次,每次 20 克,七日为一疗程。

【主治】 风湿性腰痛。

方五:

【组成】 白花蛇 1 条,天麻 50 克,秦艽 50 克,羌活 50 克,当归 50 克,防风 50 克,五加皮 50 克,白酒 1500 毫升。

【制配】 将上述原料研碎,放入容器中,倒入白酒密封 20 天后去渣,即成,每日服 2 次,每次 10 克。

【主治】 风湿性腰腿痛、卒中后遗症。

腰肢痛

方一:

【组成】 老姜、香附末、葱、面粉、水酒各适量。

【制配】 将老姜、香附末、葱捣烂为泥,加面粉、水酒调匀。以药泥敷患处。

【主治】 腰扭伤。

方二:

【组成】 胡桃 4 个(去壳),乳香、沉香、木香、母丁香、大茴香、干姜、杜仲(去丝)、没药、菟丝子酒制、破故纸酒炒各等份,黄酒适量。

【制配】 将上述材料共研成细末,炼蜜为丸,如绿豆大。黄酒送下。

【主治】 腰痛。

方三：

【组成】 蒜 400 克，桃仁、豉各 250 克，好椒 30 克，烈酒 2000 毫升。

【制配】 将蒜拍碎，桃仁去皮尖炒研，豉炒香后，将此 3 味药用白布包好放入净器中，用烈酒 2000 毫升浸之，密封。秋冬 7 日，春夏 3 日后开取。初服 10 毫升，渐增至 20 毫升，每日随量饮用 3～4 次，常令有酒气。如酒尽，再添酒 15 毫升，加好椒 30 克。

【主治】 初感腿脚软弱乏力。

方四：

【组成】 醋适量。

【制配】 用纱布浸醋热敷患处。

【主治】 腰背痛。

方五：

【组成】 女贞子 250 克，低度白酒 500 毫升。

【制配】 将女贞子洗净，放入酒中浸泡 3～4 周。每次饮 1 小杯，每日 1～2 次。

【主治】 肾阴虚腰痛，腰腿酸软疼痛，肢体乏力，久立，遇劳则痛增，卧则减轻，心烦失眠，口燥咽干，面色潮红，手足心热，舌红，脉弦细数。

方六：

【组成】 小麦麸 1000～1500 克，醋 500～1000 毫升。

【制配】 用醋将小麦麸拌和共炒，趁热入布袋内扎口。热敷患处，凉后再炒，每日 2～3 次。

【主治】 风湿性腰腿痛。

方七：

【组成】 醋糟 1500 毫升。

【制配】 将醋糟炒热（以不烫皮肤为度），装小布袋中，敷患处。睡前敷 1～2 小时。

【主治】 腰肢痛。

方八：

【组成】 茶叶、醋各适量。

【制配】 煎茶 500 毫升，加醋 200 毫升，共煎成汤。分 2 次饮服。

【主治】 腰痛难转。

方九：

【组成】 黄芪、黄精、熟地黄、党参、杜仲、枸杞子各 8 克，当归 4 克，川芎 3 克，大枣 10 克，何首乌、菟丝子各 5 克，白酒 500 毫升。

【制配】 前 11 味研末，加入白酒，每日振摇 1～2 次，密封浸泡 14 日，去渣留液。口服。每日 1 次，每次 20～30 毫升。

【主治】 腰腿疼痛。

中暑

方一：

【组成】 茶叶适量。

【制配】 用沸水浸泡茶叶,趁热饮服。

【主治】 中暑。

方二:

【组成】 绿茶 1 克,蜂蜜 25 克,开水 300～500 毫升。

【制配】 用开水浸泡绿茶和蜂蜜 5 分钟后温饮,或煎服,日服 1 剂。

【主治】 中暑。

方三:

【组成】 茶叶 10 克,食盐 5 克。

【制配】 将茶叶和盐放入 1000 毫升开水浸泡,代茶饮。

【主治】 夏季头晕。

方四:

【组成】 茶叶 9 克,甘菊花 15 克,藿香、生甘草各 10 克。

【制配】 将茶叶、甘菊花、藿香、生甘草用开水冲泡,代茶饮。

【主治】 中暑及暑毒。

方五:

【组成】 茶叶 6 克,藿香、佩兰各 9 克。

【制配】 将茶叶、藿香、佩兰用沸水冲泡,代茶饮。

【主治】 暑热,吐泻。

方六:

【组成】 西瓜汁 100 毫升,陈醋 10 毫升。

【制配】 将西瓜汁和陈醋用水煎服。

【主治】 中暑。

方七:

【组成】 菊花茶、鲜青蒿、鲜佩兰各 5 克。

【制配】 将菊花、鲜青蒿、鲜佩兰放入茶具内,倒入开水浸泡,代茶饮服。

【主治】 中暑。

方八:

【组成】 菊花 10 克,龙井茶 5 克。

【制配】 将菊花、龙井茶放入茶杯内,开水冲泡,泡 10 分钟后服。

【主治】 中暑。

方九:

【组成】 金银花 2 克。

【制配】 将金银花放入茶杯内,开水浸泡一会儿,代茶饮服。

【主治】 中暑。

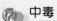 **中毒**　　　　　　　　　　　　　　　　　　　▶▶▶

方一:

【组成】 醋少许。

【制配】 呼吸窒塞,饮醋少许。

【主治】 煤气中毒。

方二:

【组成】 浓茶适量。

【制配】 浓茶灌服。

【主治】 煤气中毒。

方三:

【组成】 浓茶、醋各一碗。

【制配】 将醋和浓茶混合分 3 次服下,每 30 分钟 1 次。

【主治】 煤气中毒。

方四:

【组成】 食醋 50 毫升。

【制配】 将 50 毫升食醋加等量开水,缓缓服之。

【主治】 煤气中毒。

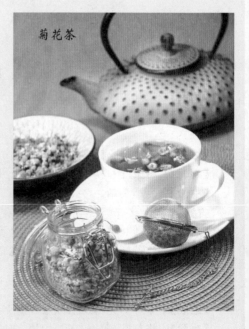

菊花茶

方五:

【组成】 浓茶 1 杯,白糖适量。

【制配】 将浓茶和白糖搅匀后饮服。

【主治】 香烟中毒,症见头晕、头痛、胸闷、疲劳、多汗、呕吐、失眠。

方六:

【组成】 浓茶、石菖蒲各适量。

【制配】 将浓茶和石菖蒲混合后大量饮服。

【主治】 煤气中毒。

方七:

【组成】 乌梅肉 3 克,野菊花 2 克,天冬 1 克,绿茶适量。

【制配】 上面 4 种材料一同煮沸,再小火煮半小时,代茶饮。

【主治】 适于气体中毒。

中恶

方一:

【组成】 生姜汁、黄酒各适量。

【制配】 将生姜汁和黄酒煎沸后待温服下,点燃艾条悬灸丹田、百会、气海穴。

【主治】 中恶。

方二:

【组成】 葱白 1 把,黄酒适量。

【制配】 将葱白洗净捣烂同黄酒一起炒热,装布袋中包严扎牢,趁热熨脐窝,冷后再炒再熨,直至患者苏醒为止。

【主治】 房事后晕厥。

虚劳

方一：

【组成】 麻雀 5 只，葱白 3 根，小米 50 克，酒 1 小杯。

【制配】 将麻雀去毛除内脏炒熟，入酒煮少时，加水 1.5 碗，下米煮粥欲熟加葱白，调味后空腹食之。

【主治】 虚劳阳虚。

方二：

【组成】 陈醋 250 毫升，大枣 120 克。

【制配】 用陈醋煮大枣至醋干，分 2～3 次将枣吃完。

【主治】 气虚血瘀久治不愈的脱肛症。

方三：

【组成】 猪油、生姜各 30 克，黄酒 60 毫升。

【制配】 先煎姜取浓汁，加黄酒、猪油，文火煎沸约 1 小碗，分 3 次服。

【主治】 体虚，气血不足，皮毛枯燥。

方四：

【组成】 绿茶 1 克，浮小麦 200 克，大枣 30 克，莲子 25 克，生甘草 10 克。

【制配】 将浮小麦、大枣、莲子、生甘草加水 1500 毫升，先煎至麦熟再加绿茶即可，每次服 100 毫升，口服 3～4 次，可复煎服。

【主治】 脾胃虚弱，纳呆，便溏。

方五：

【组成】 葱根、豆豉、米酒各适量。

【制配】 将葱根洗净同豆豉和米醋入锅煮汤，温服。

【主治】 虚劳烦热。

方六：

【组成】 糯米酒、鸡肉、红枣（去核）、生姜各适量。

【制配】 将生姜洗净切片同糯米酒、鸡肉、红枣共蒸至鸡肉熟烂后食用。

【主治】 产后虚弱或病后体弱。

方七：

【组成】 去皮大蒜 200 克，白酒 60 毫升，冰糖 200 克。

【制配】 先蒸大蒜，然后加入白酒、冰糖，30 日后饮，每次取 5 毫升，加浓缩果汁适量，再加凉开水，每日饮 1～2 次。

【主治】 虚劳。

神经衰弱

方一：

【组成】 手掌参、党参各 15 克，黄精 30 克，白酒 500 毫升。

【制配】 将前 3 味粗碎置容器中，加入白酒密封浸泡，每日振摇 1～2 次，30 日启封,去渣留液。口服。每日 2 次,每次 10~20 毫升。

【主治】 神经衰弱。

方二:

【组成】 天麻 3 克,人参 15 克,三七 10 克,杜仲 20 克,白酒 1 升。

【制配】 将前 4 味研末置容器中,加白酒密封浸泡,每日振摇 1~2 次,7 日启封,去渣留液。口服。每日 1~2 次,每次 10~15 毫升。

【主治】 神经衰弱,神倦乏力。

方三:

【组成】 人参果 50 克,白酒 500 毫升。

【制配】 将前 1 味粗碎置容器中,加白酒密封浸泡,每日振摇 1~2 次,10~15 日启封,去渣留液。口服。每日 2 次,每次 10~20 毫升。

【主治】 神经衰弱。

方四:

【组成】 巴戟天、淫羊藿各 100 克,白酒 600 毫升。

【制配】 将前 2 味切碎置容器中,加白酒密封浸泡,每日振摇 1~2 次,7 日启封,去渣留液。口服。每日 2 次,每次 10~15 毫升。

【主治】 神经衰弱,末梢神经炎。

贫血

方一:

【组成】 绿茶 1 克,桂圆肉 20 克。

【制配】 先将桂圆肉加盖蒸 1 小时备用。用时按上方组成加开水 400 毫升冲泡,分 3 次温服,每 1~2 日 1 剂。

【主治】 贫血。

方二:

【组成】 白糖 60 克,茶叶 5 克,红枣 10 枚。

【制配】 将茶叶泡开取汁,大枣加白糖 10 克、加适量水煮至枣烂,倒入茶汁拌匀食用。

【主治】 贫血。

方三:

【组成】 绿茶适量。

【制配】 冲泡茶水,不拘量常饮。

【主治】 贫血。

方四:

【组成】 茶叶 5 克,丹参、黄精各 10 克。

【制配】 将茶叶、丹参、黄精研粗末,沸水冲泡,焖 10 分钟后饮用,每日 1 剂。

【主治】 贫血和白细胞减少。

方五:

【组成】 绿茶 3 克,白术 15 克,甘草 6 克。

【制配】 将白术、甘草加水 600 毫升,煮沸 10 分钟后加绿茶,分 3 次温服,再泡再服,每日 1 剂。

【主治】 白细胞减少。

方六:

【组成】 新鲜猪血 200 克,米醋 15～20 毫升。

【制配】 先将猪血加清水煮熟,稍凉后加入米醋即可,每日空腹服一次。

【主治】 贫血。

方七:

【组成】 桂圆、何首乌、鸡血藤各 150 克,白酒 1500 毫升。

【制配】 将鸡血藤和何首乌切小块,与桂圆、白酒一同置容器中密封,10 日后过滤即成。每日服 2 次,每次 20 克。

【主治】 适用于贫血和神经衰弱。

方八:

【组成】 山药 500 克,葡萄干 250 克,白酒 3 升。

【制配】 将前 2 味粗碎放入容器中,加白酒,每日振摇 1～2 次,密封浸泡 30 日,去渣留液。口服。每日 2 次,每次 10～20 毫升。

【主治】 贫血。

方九:

【组成】 龙眼肉 250 克,大枣、熟地黄、生地黄各 50 克,黄酒 1 升。

【制配】 将前 4 味粗碎放入容器中,加黄酒,文火煮沸 3～5 分钟,待冷,每日振摇振摇 1～2 次,密封浸泡 60 日,去渣留液。口服。每日 3 次,每次 10～20 毫升。

【主治】 贫血,低血压,血虚,头晕。

糖尿病 ▶▶▶

方一:

【组成】 绿茶、鲫鱼各 100 克。

【制配】 将鲫鱼去鳃、内脏,留下鱼鳞,腹内装满绿茶,放盘中,上蒸锅清蒸熟透即可。每日 1 次,淡食鱼肉。

【主治】 糖尿病。

方二:

【组成】 蓝茶。

【制配】 一次沏 4～8 克,每日早晚喝一杯。

【主治】 糖尿病。

方三:

【组成】 蒜末、米醋各适量。

【制配】 用温水将海带洗净,再用凉水发泡,等黏液泡掉后,放进开水里焯一下,捞起来放点蒜末、米醋、麻油等即可食用。

【主治】 糖尿病,高血糖。

方四：

【组成】 鸡蛋 5 个，醋 400 毫升。

【制配】 将鸡蛋打碎，加醋 150 毫升，搅拌后放置 36 小时，再把剩下的醋倒入搅匀。每天早晚各服 15 毫升。

【主治】 糖尿病。

方五：

【组成】 黄豆 100 克，醋 110 毫升。

【制配】 将黄豆洗净晾干，然后浸入醋中，8 天后即可服用。每次 30 粒，每日 3～6 次。

【主治】 糖尿病。

方六：

【组成】 凤眼草 100 克，黄酒 1 升。

【制配】 将前 1 味研末置容器中，加入黄酒密封浸泡，每日振摇 1～2 次，10 日启封，去渣留液。口服。每日 2 次，每次 15～20 毫升。

【主治】 糖尿病。

方七：

【组成】 石斛、川芎各 30 克，麦冬 24 克，生地黄、玄参各 50 克，山药、黄芪各 60 克，苍术、葛根各 20 克，知母、黄柏各 15 克，低度白酒 1.5 升。

【制配】 将前 11 味捣碎置容器中，加入白酒密封浸泡，每日振摇 1～2 次，5～7 日启封，去渣留液。

【主治】 燥热伤阴型糖尿病。

方八：

【组成】 黄芪、生地黄、丹参、玄参各 30 克，葛根、苍术各 15 克，山茱萸、天花粉各 20 克，低度白酒 600 毫升。

【制配】 将前 8 味捣碎置容器中，加白酒密封浸泡，每日振摇 1～2 次，7 日后启封，去渣留液。口服。每日 3 次，每次 15～30 毫升。

【主治】 气阴两虚型糖尿病。

方九：

【组成】 枸杞子 1500 克，山药 500 克，生地黄 300 克，麦冬、黄精各 200 克，糯米 2000 克，酒曲 300 克。

【制配】 将前 5 味研末置容器中，加 3 升水文火煮数百沸，待冷去渣留液。入蒸熟的糯米，待温，入酒曲末拌匀，密封，常规酿酒，酒熟后去糟留液。

【主治】 糖尿病。

癌症疼痛

方一：

【组成】 硼砂 10 克，白矾 15 克，冰片 45 克，95％乙醇 500 毫升。

【制配】 冰片粗碎，加入乙醇，搅至冰片溶解，再投硼砂、白矾溶解，去渣留液。外用。在癌瘤引起之疼痛处擦用,次数视病情而定。

【主治】 癌症疼痛。

方二:

【组成】 水红花子 20 克,木香 1.5 克,阿魏、急性子、大黄各 15 克,甘遂 9 克,巴豆 10 粒,白酒 500 毫升。

【制配】 前 7 味捣碎,与白酒同纳猪膀胱内,扎口,每日振摇 1～2 次,密封浸泡 7 日。外用。敷痛处,痛止停药。

【主治】 癌症疼痛。

方三:

【组成】 黄药子 300 克,虻虫、全蝎、蜈蚣各 30 克,白酒(60 度)1.5 升。

【制配】 前 4 味粗碎,加入白酒密封,埋入地下 7～10 日后取出,静置 1 日,去渣留液。口服。每日 3 次,每次 20～30 毫升。

【主治】 癌症疼痛。

方四:

【组成】 麝香 0.2 克,冰片 50 克,白酒 400 毫升。

【制配】 前 2 味置容器中,加入白酒搅匀,每日振摇 1～2 次,密封浸泡 7 日,去渣留液。外用。用棉签蘸本酒擦疼痛明显处或痛处周围穴位。

【主治】 癌症疼痛。

方五:

【组成】 麝香 9 克,夜明砂 60 克,牛黄 3 克,白酒 150 毫升。

【制配】 前 3 味粗碎,加入白酒,每日振摇 1～2 次,密封浸泡 7 日,去渣留液。口服。不拘时候,随量饮用。

【主治】 癌症疼痛。

第三篇　外科病良方

外科疾病分为五大类:创伤,感染,肿瘤,畸形和功能障碍。这些疾病往往需要以手术或手法处理作为主要手段来治疗。而祖国医学就是可以通过简单的中草药还有一些小食物让可能需要手术治疗的疾病好转。本章就要为大家介绍一些简便易行的治病方法。

疖肿

方一:

【组成】 鲜鲫鱼 200～250 克,绿茶 20～25 克。

【制配】 将鲫鱼去鳞、鳃、内脏后,再在鱼腹内装入绿茶,置碗入锅,清蒸至鱼熟。不加盐食之。

【主治】 糖尿患者患疖者。

方二:

【组成】 蟾酥、乳香、朱砂、醋各适量。

【制配】 蟾酥与乳香、朱砂制成蟾酥丸。将丸研细以醋调敷患处。

【主治】 疖。

方三：

【组成】 五倍子 10 克,蜡、醋各适量。

【制配】 将五倍子焙干,研末,以蜡、醋调匀。涂患处四周。

【主治】 疖。

方四：

【组成】 大黄、天花粉各 5 克,黄柏、七叶一枝花、苍术、桃仁各 4 克,黄芩、栀子、甘草、防风、白芷、天南星、陈皮、厚朴、樟脑、赤芍、牡丹皮、姜黄各 3 克,乳香、没药、薄荷各 2 克,醋适量。

【制配】 将上述材料共研细末。食醋调敷,每日 2～3 次。

【主治】 疖。

方五：

【组成】 蟒蛇油、黄醋各适量。

【制配】 将蛇油入铜锅内熬热,将黄醋加入搅匀。油纸摊膏,贴患处 10 余日。

【主治】 疖。

方六：

【组成】 大蒜 20 克、醋 20 毫升。

【制配】 将大蒜捣烂,取汁 20 毫升与等量醋同置锅内,文火煎成膏状外敷患处,每日换药 1 次。

【主治】 疖肿。

方七：

【组成】 陈小麦、米醋各适量。

【制配】 陈小麦浸泡水磨,取淀粉,将淀粉炒焦研成细粉,以醋调成糊,涂于患部。

【主治】 治多发性疖,疖肿初起未溃。

方八：

【组成】 芙蓉叶粉、醋、蜂蜜各等份。

【制配】 将芙蓉叶粉同醋和蜂蜜共调成膏状,外敷,每日换 2 次。

【主治】 疖肿及脓头痱子。

方九：

【组成】 小麦 1 千克,醋适量。

【制配】 将小麦用水浸泡 3 天,捣烂取沉淀物晒干,用文火炒焦研粉,用醋调成糊状,敷患处,每日 2 次。未溃者敷患处,已溃者敷患处四周。

【主治】 疖肿、丹毒、疔疮和痈疽。

痈

方一：

【组成】 生附子、米醋各适量。

【制配】 将生附子用米醋磨汁,调匀,敷于患处四周。

【主治】 痈疽初起。

方二:

【组成】 10％大蒜浸酒,0.25％普鲁卡因溶液各适量。

【制配】 伤口切开或扩创后,用 10％大蒜浸酒(2/3)加入 0.25％普鲁卡因溶液(1/3)冲洗脓腔,蒜液纱条充填,次日换敷料。

【主治】 化脓性软组织感染。

方三:

【组成】 全株大葱、醋各适量。

【制配】 将大葱洗净捣烂,以醋调和,炒热敷患处。

【主治】 痈疮肿痛。

方四:

【组成】 大蒜 125 克,硭硝 60 克,大黄末 30 克,醋 60 毫升。

【制配】 将大蒜去皮与硭硝共捣成糊状。先用凡士林涂患处,再敷以蒜糊 3 毫米,纱布包扎固定。1 小时后去掉敷药,用温水洗净,再敷以醋调大黄末,6～8 小时去药。一般 1～2 次即愈,必要时可再敷 1 次。

【主治】 痈疽和深部脓肿。

方五:

【组成】 醋、麻雀粪各适量。

【制配】 将醋和麻雀粪混合后敷于痈疽之上,即可溃破。

【主治】 痈疽不溃。

方六:

【组成】 葱白 30 克,米粉 120 克。

【制配】 将葱白洗净切细,与米粉同炒成黑色,共捣为细末,用量视需要而定,每次用时,以醋调和后摊纸上,贴患处,24 小时换 1 次,以痈消为度。

【主治】 痈疖硬肿,无头,不变色。

方七:

【组成】 大黄末 25 克,鸡蛋清、醋各适量。

【制配】 以鸡蛋清调大黄末和匀,再用醋调,敷患处。

【主治】 痈肿。

方八:

【组成】 蛇蜕、醋各适量。

【制配】 将蛇蜕烧存性研面,醋调涂痈上,干即愈。

【主治】 痈肿。

方九:

【组成】 鹅蛋 1 个,醋适量。

【制配】 将鹅蛋壳烧存性研细末,醋调敷患处。

【主治】 痈肿。

疔疮

方一：

【组成】 米醋 250 毫升,乳香末、没药末各 6 克,淀粉 60 克,厚牛皮纸适量。

【制配】 先将米醋放于砂锅内煮沸,再将乳香、没药放入,搅匀,随搅随下淀粉,待成糊状后便倒在牛皮纸上涂抹,面积要大于患部,待药糊稍凉时趁温敷患部,然后用纱布包扎固定。

【主治】 疔、痈、丹毒、蜂窝组织炎等急性外科炎症。

方二：

【组成】 食醋 40 毫升。

【制配】 将醋放杯中炖热,将患指浸在醋中 10 分钟左右取出,每日浸泡数次。

【主治】 蛇头疔初起。

方三：

【组成】 蒜、醋各适量。

【制配】 蒜捣成糊状,纱布包之拧汁,加等量醋,置锅中小火煎成膏状敷患处,每日换 1 次,5～7 日为 1 疗程。疔疮化脓与否都可以用。

【主治】 疔疮。

瘿

方一：

【组成】 黄药子、海藻各 1200 克,浙贝母 900 克,白酒 7.5 升。

【制配】 将前 3 味研末置容器中,加白酒,隔水文火煮沸,再密封浸泡 10 日,去渣留液。口服。每日 3 次,每次 10～15 毫升。

【主治】 瘿。

方二：

【组成】 急性子 50 克,白酒 500 毫升。

【制配】 将前 1 味粗碎置容器中,加白酒密封浸泡,每日振摇 1～2 次,3 日启封,去渣留液。口服。每日 3 次,每次 10～15 毫升。

【主治】 瘿瘤,噎食不下。

方三：

【组成】 柳根、糯米各 750 克,细曲 50 克。

【制配】 将前 1 味粗碎置容器中,加 3 升清水文火煮至减半,入熟糯米、细曲拌匀密封,至阴凉干燥处,常规酿酒,酒熟后去槽留液。空腹温饮,每日 3 次,每次 10～15 毫升。

【主治】 瘿瘤。

方四：

【组成】 海藻、昆布各 500 克,白酒 2.5 升。

【制配】 将前 2 味粗碎置容器中,加白酒密封浸泡,每日振摇 1～2 次,7 日启封,去渣留液。口服。不拘时候,随量饮用。

【主治】 瘿瘤。

方五:

【组成】 海藻 15 克,昆布 10 克,沉香、制雄黄各 3 克,白酒 500 毫升。

【制配】 将前 4 味粗碎置容器中,加入白酒密封浸泡,每日振摇 1～2 次,10 日启封,去渣留液。饭后温饮。每日 2 次,每次 10～20 毫升。

【主治】 瘿瘤。

方六:

【组成】 紫菜 100 克,黄药子 50 克,60 度高粱酒 50 毫升。

【制配】 将前 2 味粗碎置容器中,加酒密封浸泡,每日振摇 1～2 次,10 日启封,去渣留液。口服。每日 2 次,每次 15～20 毫升。

【主治】 瘿瘤。

血栓闭塞性脉管炎

方一:

【组成】 土蜂房、醋各适量。

【制配】 用土蜂房煅研细末,以醋调搽,可迅速痊愈。

【主治】 脱疽。

方二:

【组成】 蜈蚣 4 条,全蝎 3 克,鹿茸、大蒜各 5 克,白酒 100 毫升。

【制配】 将鹿茸、蜈蚣、全蝎和大蒜放入白酒中,至少浸泡 15 日后饮用,每次热饮一盅(约 40 毫升),15 天为 1 疗程。

【主治】 疼痛较剧烈的血栓闭塞性脉管炎。

方三:

【组成】 绿茶 2 克,赤芍 15 克,甘草 5 克。

【制配】 将赤芍和甘草加水 1 升,煮沸 15 分钟,加入绿茶,分 5 次温服。

【主治】 脉管炎。

方四:

【组成】 制狼毒 120 克,制马钱子、木鳖子、白芥子、五灵脂、制天南星、制草乌、制川乌、穿山甲、猪牙皂各 30 克,大戟、甘遂、肉桂、麻黄、干姜各 15 克,白酒 1 升。

【制配】 将前 15 味捣碎,加白酒,密封浸泡,每日振摇 1～2 次,7 日启封,去渣留液。外用。每日 1 次。

【主治】 脉管炎。

方五:

【组成】 爬山猴 350 克,白酒 1 升。

【制配】 将前 1 味粗碎,加白酒密封浸泡,每日振摇 1～2 次,7 日启封,去渣留液。口服。每日 3 次,每次 10～15 毫升。

【主治】 虚寒型脉管炎。

方六：

【组成】 丹参、红花各 60 克,制附子 45 克,细辛 15 克,土鳖虫、川芎、苏木各 30 克,大枣 20 枚,白酒 1.5 升。

【制配】 将前 8 味粗碎,加白酒密封浸泡,每日振摇 1～2 次,15 日启封,去渣留液。口服。每日 2 次,每次 20～30 毫升。

【主治】 血栓闭塞性脉管炎。

方七：

【组成】 重楼、当归尾、桑寄生、走马胎、威灵仙各 30 克,桂枝、红花、桃仁、牛膝、皂角刺各 15 克,三花酒 3 升。

【制配】 将前 14 味捣碎,加酒密封浸泡,每日振摇 1～2 次,21 日启封,去渣留液。口服。每日 4～6 次,每次 20～30 毫升。药渣可外敷患处。

【主治】 血栓闭塞性脉管炎。

方八：

【组成】 当归尾 30 克,吴茱萸、桃仁、皂角刺、红花各 15 克,炮姜 10 克,白酒 1.5 毫升。

【制配】 将前 6 味捣碎,加白酒密封浸泡,每日振摇 1～2 次,7 日启封,去渣留液。口服。每日 2～3 次,每次 10～20 毫升。药渣可敷患处。

【主治】 血栓闭塞性脉管炎(阴寒型或气滞血瘀型)。

丹毒

方一：

【组成】 醋、荞麦面各适量。

【制配】 将醋和荞麦面共调,敷患处,早晚更换 1 次。

【主治】 小儿丹毒、火疖子。

方二：

【组成】 醋、大黄末(麦粉)各适量。

【制配】 以醋调大黄末涂之,或以醋调麦粉糊,涂敷患处。

【主治】 无名肿毒。

方三：

【组成】 黑醋 3000 毫升,蜜糖 600 克,五倍子粉 1.54 克。

【制配】 用砂锅将黑醋、蜜糖煮沸,然后加入五倍子粉搅熬成膏,收瓶备用,用时取膏敷患处。

【主治】 丹毒。

臁疮

方一：

【组成】 鸡蛋 7 个,米醋适量。

【制配】 醋泡鸡蛋 7 昼夜,倒掉醋用鸡蛋擦涂患处,每日 3 次,以愈为度。

【主治】 臁疮。

方二：

【组成】　绿豆、醋各适量。

【制配】　将绿豆用文火炒黑，研为细末，用适量醋调匀敷患处，每3天换药1次，现调现敷。

【主治】　臁疮。

方三：

【组成】　陈久鳖甲、老醋各适量。

【制配】　将鳖甲煅枯，研成细末，用老醋调匀敷患处，再以稻草烧火外烘，候毒水流尽，其药即凝于疮上，待其自行脱落，1次即愈。

【主治】　臁疮久不愈合。

痔疮

方一：

【组成】　蒸馏水、食醋各500毫升。

【制配】　二者混匀，装瓶封口，高压灭菌30分钟。患者侧卧位灌汤20～30毫升，徐徐注入肠腔，后静卧10分钟，每日1次，连用2～3次，出血便止。

【主治】　痔疮出血。

方二：

【组成】　赤小豆500克，醋、酒各适量。

【制配】　先洗净赤小豆，用醋煮熟晾干，再用白酒浸至酒尽为止，晾干研末，以白酒送服，每次5克，每日服3次。

【主治】　内痔出血。

方三：

【组成】　羊血250克，米醋300毫升，盐少许。

【制配】　待羊血凝固后用开水烫一下，将血污水倒出，切成小方块，用米醋煮熟，加适量细盐调味，只吃羊血，不饮醋汤。

【主治】　内痔出血。

方三：

【组成】　香菜、醋、香菜子各适量。

【制配】　用香菜煮汤熏洗，同时用醋煮香菜子，将布浸湿，趁湿热覆盖患部。

【主治】　痔疮肿痛、肛门脱垂。

方四：

【组成】　生马钱子数枚，醋适量。

【制配】　将马钱子和醋同置于瓦片上磨汁，涂患处，每日1～3次。

【主治】　外痔。

方五：

【组成】　地瓜藤250克，白酒500毫升。

【制配】　将地瓜藤切碎，放入容器，倒入白酒密封，浸泡7日即成。每日服2次，每次 30 克。

【主治】 痔疮。

方六：

【组成】 嫩竹 120 克，白酒 1000 毫升。

【制配】 将嫩竹剪碎，放入容器，倒入白酒，密封 12 天即成，中间最好搅拌两次。

【主治】 便秘，痔疮。

方七：

【组成】 穿山甲 30 克，人指甲 5 克，三花酒适量。

【制配】 将前 2 味粗碎、研为末。口服。每日 2 次，每次取 1～1.5 克药末，用 10～15 毫升酒送服。

【主治】 内痔。

方八：

【组成】 大茄子 1 枚，黄酒 750 毫升。

【制配】 将前 1 味用锡纸包裹煨熟，加黄酒密封浸泡，每日振摇 1～2 次，3 日启封，去渣留液。空腹温饮。每日 3 次，随量饮用。

【主治】 久痔便血。

方九：

【组成】 生地黄榆 30 克，蒲公英 20 克，土茯苓、生大黄各 15 克，黄酒 300 毫升。

【制配】 将前 4 味粗碎置容器中，加清水 450 毫升，文火煎至 150 毫升，再加酒煮沸，去渣留液。口服。每日 3 次，每次 15～20 毫升。

【主治】 痔疮肿痛便血。

瘰疬

方一：

【组成】 大蒜 50 克，陈醋 100 毫升，海带 250 克。

【制配】 将大蒜去皮，同陈醋和海带煮汤服食，隔日 1 次，可常服食。

【主治】 结节型颈淋巴结核。

方二：

【组成】 五倍子 15 克，蜂蜜 50 克，陈醋 10 毫升。

【制配】 将五倍子、蜂蜜同入锅内，以炭火焙干为细末，以陈醋调敷患处。

【主治】 瘰疬。

方三：

【组成】 陈醋 500 毫升，花椒 10 克，猪苦胆汁适量。

【制配】 将胆汁、陈醋共熬如膏状，先用花椒煮水洗净患处，再将药膏抹于纱布敷患处，每日换 1 次。

【主治】 瘰疬。

方四：

【组成】 海带 250 克，醋 100 毫升。

【制配】 将海带和醋入锅煮汤食,隔日1次,常食。

【主治】 瘰疬。

方五:

【组成】 鲜刀豆壳30克,鸭蛋1个,白酒100毫升。

【制配】 将前1味粗碎置容器中,加鸭蛋、白酒、清水煮至蛋熟。每日口服1次,每次1剂,吃蛋喝汤。

【主治】 瘰疬。

方六:

【组成】 鲜仙人掌250克,羌活、杏仁各30克,白酒1升。

【制配】 将前3味捣碎置容器中,加入白酒密封浸泡,每日振摇1～2次,7日启封,去渣留液。睡前温饮。每日1次,每次10～15毫升。

【主治】 瘰疬。

方七:

【组成】 玄参、磁石(烧令赤,使醋淬七遍,研细水飞)各150克,白酒1升。

【制配】 玄参切碎,与磁石同置容器中,加白酒密封浸泡,每日振摇1～2次,7日启封,去渣留液。睡前温饮。每日1次,每次10～15毫升。

【主治】 瘰疬寒热,先从颈腋诸处起者。

方八:

【组成】 白头翁根150克,白酒1升。

【制配】 将白头翁根切段置容器中,加白酒密封,隔水煮数沸,置阴凉处2～3日,去渣留液。饭后口服。每日2次,每次10～20毫升。

【主治】 瘰疬日久生疮,溃后流水青稀,久不收口。

方九:

【组成】 老蛇盘60克,白酒500毫升。

【制配】 将前药捣碎置容器中,加白酒密封浸泡,每日振摇1～2次,5～7日启封,去渣留液。口服。每日2次,每次10～15毫升。

【主治】 瘰疬。

急性肠梗阻　▶▶▶

方一:

【组成】 大蒜120克,硭硝30克为一组药;生大黄60克研为末、醋60毫升为另一组药。

【制配】 先把前1组的药共捣烂,敷于脐和最痛处,敷前先用2～4层凡士林纱布保护皮肤,敷2小时取下,并用温开水洗净蒜汁,再把后1组的药调成糊速敷于脐上和最痛处6小时。

【主治】 早期单纯性肠梗阻,动力性、粪石性、蛔虫性、粘连性不完全或部分完全性肠梗阻,肠胃尚未坏死,血压正常,脉搏不快,以及早期肠扭转。

方二:

【组成】 葱白2500克,醋少许。

【制配】 把葱切碎和醋共炒极热,用布包好熨脐部,冷即换热,不间断治疗,以腹部变软或有矢气为度。

【主治】 急性肠梗阻。

方三:

【组成】 大黄9克,槟榔8克,使君子、苦楝皮各15克,黄酒500毫升。

【制配】 前4味使碎,置容器中,加入白酒,每日振摇1~2次,密封浸泡7日,去渣留液。空腹温饮。每日2次,每次20~30毫升。

【主治】 蛔虫性肠梗阻。

方四:

【组成】 木瓜、牛膝各50克,白酒500毫升。

【制配】 前2味粗碎,置容器中,加入白酒,每日振摇1~2次,密封浸泡7日,去渣留液。口服。每日2次,每次10~15毫升。

【主治】 粘连性肠梗阻。

方五:

【组成】 沉香6克,蜂蜜、猪脂各120克,低度白酒300毫升。

【制配】 前3味粗碎置容器中,添加白酒,密封浸泡2日,去渣留液。空腹温饮。每日2次,每次15~20毫升。

【主治】 急性肠梗阻。

方六:

【组成】 麦麸500克,皂荚250克,葱白10~15根,生姜30克,白酒150毫升。

【制配】 前4味粗碎,置热锅中,文火炒约15分钟,再将白酒徐徐兑入混匀,装入布袋。

【主治】 肠梗阻。

疝气

方一:

【组成】 食盐、醋、艾绒各适量。

【制配】 将盐炒热,取醋适量调涂脐中,上以艾绒搓成黄豆大,燃火灸之。

【主治】 小儿疝气、尿闭不通。

方二:

【组成】 米醋1碗,青皮15克。

【制配】 用1碗米醋煎青皮直至醋干,再加水2碗煎为1.5碗,温热服之。

【主治】 小肠疝气。

方三:

【组成】 鸡蛋2个,醋500毫升。

【制配】 将2个鸡蛋用500毫升醋浸泡1天,次日将醋、蛋倒入锅中,煮至醋剩1/2,趁热吃蛋饮汤,食后应避风寒,汗出其效更佳。

【主治】 小肠疝气、小肠及睾丸坠痛。

方四：

【组成】 艾绒、醋各适量。

【制配】 将艾绒浸醋,令仰卧硬板床上,暴露脐部,疝手法复位后,将浸醋艾填入脐孔,以满为度,用胶布固定,20 日为 1 疗程。

【主治】 脐疝。

方五：

【组成】 干蛋壳、老酒各适量。

【制配】 将孵出小鸡后的若干蛋壳煅炭存性研末,每服 9 克,老酒送下。

【主治】 小肠疝气。

方六：

【组成】 吴茱萸 9 克,小茴香 15 克,木香 3 克,生姜 5 克,淡豆豉 30 克,黄酒 200 毫升。

【制配】 前 5 味粗碎,加入黄酒,文火煎至 100 毫升,去渣留液。温饮。每日 2 次,每次 1/2 剂。

【主治】 疝气。

方七：

【组成】 花椒、延胡素、小茴香各 6 克,白酒 150 毫升。

【制配】 前 3 味粗碎,加入白酒,密封浸泡 2～3 日,去渣留液。空腹温饮。每日 1 次或 2 次,每次 20～30 毫升。

【主治】 疝痛。

方八：

【组成】 肉桂、制乳香、制没药、木香、闹羊花、羌活各 15 克,川芎、延胡素、紫荆皮、五加皮、牡丹皮、郁金、乌药各 90 克,白酒 500 毫升。

【制配】 前 13 味捣末,加入白酒,文火煮沸,去渣留液。口服。每日 2 次,每次 10～15 毫升。

【主治】 疝气。

方九：

【组成】 灯笼草根、小茴香各 15 克,白酒 30 毫升。

【制配】 前 2 味粗碎、研末。口服。每日 1 次,每次用白酒送服药末 1 剂。

【主治】 疝气。

挫擦扭伤 ▶▶▶

方一：

【组成】 带根韭菜 1 把,醋适量。

【制配】 将韭菜洗净捣烂如泥,炒热加醋少许,热贴伤处,用布扎紧,次日换 1 次。

【主治】 手足关节挫伤。

方二：

【组成】 热醋适量。

【制配】 将热醋涂患处,每日 3 次。

【主治】 淤血红肿(未破未伤筋骨)。

方三:

【组成】 醋适量。

【制配】 将醋涂受伤处。

【主治】 外伤轻出血。

方四:

【组成】 浓茶水适量。

【制配】 用泡好的浓茶水洗涤伤口,可消炎杀菌。

【主治】 皮肤擦伤。

方五:

【组成】 干茶渣适量。

【制配】 将干茶渣焙至微焦,撒敷于小伤口上。

【主治】 外伤小伤口出血。

方六:

【组成】 连根韭菜 100 克,醋适量。

【制配】 将韭菜洗净捣烂,加醋炒热,用纱布裹,趁热敷患处,连敷多次。

【主治】 扭伤胁痛或因气郁胁痛。

烫伤、烧伤、晒伤

方一:

【组成】 米醋适量。

【制配】 用米醋擦洗患处,可止痛、防起疱、防感染。

【主治】 轻度烫伤。

方二:

【组成】 大黄末、醋各适量。

【制配】 将大黄末和醋调匀敷患处。

【主治】 烫伤、烧伤,红肿灼痛起疱。

方三:

【组成】 鸡蛋 1 个,白酒 15 毫升。

【制配】 用鸡蛋清与酒调匀,敷患处,每日 3～4 次。

【主治】 烧伤、烫伤。

方四:

【组成】 5％食醋溶液适量。

【制配】 用醋溶液浸洗烧伤部位,洗后患处灼热刺痛颜面部潮红等症状立即消除,如已形成腐蚀性溃疡者,亦可自行结痂愈合。

【主治】 石灰烧伤。

方五:

【组成】 白酒 15 毫升,大蒜 2 头,鸡蛋 1 个。

【制配】 将大蒜捣泥与白酒、蛋清调匀,涂于患处。

【主治】 烧伤、烫伤。

方六:

【组成】 浓茶叶、苹果汁或醋各适量。

【制配】 浓茶汁涂患处或浓茶汁加水洗澡泡洗患处,洗后外涂苹果汁或醋。

【主治】 皮肤晒伤。

方七:

【组成】 细盐适量。

【制配】 用手指蘸细盐末,揉搓伤处,可使半脱皮顺利脱落(应在红肿消失之后进行)。

【主治】 皮肤晒伤。

方八:

【组成】 黑醋 250 毫升,五倍子 100 克,蜈蚣 1 条,蜂蜜 18 克。

【制配】 将黑醋、五倍子、蜈蚣、蜂蜜混合搅匀,敷疤痕处,用黑布包扎,4 日换药 1 次,至疤平症消,能活动为止。

【主治】 烧伤疤痕。

方九:

【组成】 绿茶 1 克,甘草 5 克。

【制配】 将甘草加水 500 毫升,煎沸 5 分钟后加绿茶,分 3 次温饮,每日 1 剂。

【主治】 皮肤晒伤。

金疮(刀斧伤、枪伤)

方一:

【组成】 茶叶适量。

【制配】 将茶叶捣烂敷于伤口。

【主治】 金疮。

方二:

【组成】 鸡蛋壳、红药水各适量。

【制配】 将蛋壳研细粉后高压消毒,烘干,用时先清洗伤口,涂红药水,再撒蛋壳粉适量,用消毒纱布包扎。

【主治】 外伤出血。

方三:

【组成】 鸡蛋清 1 份,鲜韭菜根、鲜葱、烧酒各适量。

【制配】 将葱、韭菜根洗净捣烂,取汁去渣,加酒和蛋清调匀,再加适量面粉搅拌成糊。取药糊敷伤处,每次敷 12 小时左右。

【主治】 刀伤、枪伤。

方四:

【组成】 芥末 50 克,醋适量。

葱姜蒜·酒茶醋速效小偏方

【制配】 将芥末用水润湿,加水调成糊状。抹在纱布上敷于患处,敷药3小时后取下,隔2~3日再更换1次。

【主治】 跌打损伤,淤血肿痛。

方五:

【组成】 鸡蛋55克,南岭莞花125克,白酒250毫升。

【制配】 先将南岭莞花研为细末,炒至略焦,加酒湿润炒干,连炒7日。最后1次以余下之酒倒在锅内,将鸡蛋打入煮熟取出。尽酒量饮,余渣敷于痛处,经一宿后除去,食蛋并饮酒(以不醉为度)。此方为内服与外敷相结合,治疗跌打损伤(应无骨折)效果良好。但应注意,南岭莞花有毒,不可内服。

【主治】 金疮。

方六:

【组成】 醋250毫升,冻豆腐适量。

【制配】 醋煮沸,将冻豆腐(冬天冻完后,阴干;若冬天天用,则化开除去水分)切成2立方厘米方块纱布包好,放进沸醋里煮5分钟。将豆腐取出敷患处。然后重新加热再敷,越烫效果越好(以不烫伤皮肤为度)一般每日1次,10日为一疗程。

【主治】 脚底部络伤及趾腱膜损伤。

方七:

【组成】 绿豆、醋各适量。

【制配】 将绿豆研粉,调醋敷患处。

【主治】 跌打损伤瘀肿。

方八:

【组成】 醋适量。

【制配】 将醋加热。外擦患处,每日3次。

【主治】 跌打损伤淤肿,未伤筋骨、未破。

方九:

【组成】 白背三七30克,白酒500毫升。

【制配】 前1味经九蒸十晒,加入白酒,每日振摇1~2次,密封浸泡15~20日,去渣留液。温饮。每日2次,每次10毫升。

【主治】 外伤出血。

破伤风

方一:

【组成】 大蒜1头,威灵仙25克,麻油5克,热酒适量。

【制配】 将大蒜去皮,同威灵仙和麻油同捣烂,热酒冲服,汗出即愈。

【主治】 破伤风。

方二:

【组成】 去皮大蒜20克,黄酒500毫升。

【制配】 黄酒煮蒜至极烂(勿加水),食蒜喝汤1大碗,卧床盖被,汗出透则愈(宜防风寒)。

【主治】 破伤风,金疮卒中。

方三:

【组成】 连须葱白 500 克,黑扁豆 45 克,棉籽 90 克,高粱酒 75 毫升。

【制配】 将棉籽炒焦至酱紫色,碾碎去壳,连须葱白加水 4～5 碗熬汤,酒加温,黑扁豆在大铁勺内炒至 90％焦时离火,温酒倒入铁勺内,过滤,酒色变成酱紫色,加入棉籽,再放葱、酒,搅如稀饭样,饮服,服后盖被发汗,余下的葱汤连服 1～2 日,忌食生冷腥物。

【主治】 破伤风。

方四:

【组成】 生穿山甲 1 片,黄酒适量。

【制配】 前 1 味炙黄,研末。温饮。每日 1 次,每次 1 剂,黄酒冲服。

【主治】 破伤风。

方五:

【组成】 蝉蜕 180 克,天麻、蚕蛹各 9 克,蜈蚣 2 条,全蝎、琥珀各 6 克,黄酒 250 毫升。

【制配】 前 6 味粗碎,加入黄酒,文火煎沸,去渣留液。温饮。每日 1 次,每次 1 剂。

【主治】 破伤风。

方六:

【组成】 独头蒜 1 个,威灵仙 25 克,芝麻 5 克,米酒 50 毫升。

【制配】 前 3 味粗碎,加入米酒,文火煎沸,去渣留液。温饮。每日 1 次,每次 1 剂。

【主治】 破伤风。

方七:

【组成】 蜜蜡 6～9 克,白酒 20～30 毫升。

【制配】 前 1 味粗碎,加入白酒,搅至蜜蜡溶解。温饮。每日 1 次,每次 1 剂。

【主治】 破伤风。

狂犬咬伤 ▶▶▶

方一:

【组成】 醋适量。

【制配】 用醋擦洗患处。

【主治】 狂犬咬伤。

方二:

【组成】 七星剑草 15 克,米酒 50 毫升。

【制配】 前 1 味切碎,加入清水 100 毫升,文火煎微沸,再加米酒,文火煎微沸,去渣留液。温饮。每日 1 次,每次 1 剂。

【主治】 疯狗咬伤。

方三：

【组成】 华山矾根二层皮 25 克,米酒 60 毫升。

【制配】 前 1 味捣烂、浸汁,冲入米酒搅匀。口服。每次 1 剂。咬伤第 1 日服一次,以后每隔 10 日服 1 次,连服 9 次。

【主治】 疯狗咬伤。

方四：

【组成】 板蓝根 200 克,黄酒 250 毫升。

【制配】 前 1 味切碎,加入黄酒,隔水文火炖沸 3～5 分钟,去渣留液。口服。每日 3 次,每次 20～30 毫升。

【主治】 疯狗咬伤。

方五：

【组成】 草兰根 60 克,黄酒 300 毫升。

【制配】 前 1 味切碎,加入黄酒,文火煮至 150 毫升,去渣留液。口服。每日 3 次,每次 1/3 剂。

【主治】 疯狗咬伤。

方六：

【组成】 荔枝草 45 克,黄酒 500 毫升。

【制配】 前 1 味切碎,加入黄酒,文火煎至 250 毫升,去渣留液。口服。每日 3 次,每次 30～35 毫升。

【主治】 疯狗咬伤。

毒蛇咬伤

方一：

【组成】 大蜗牛 12 克,明矾 3 克,蒲公英 60 克,夏枯草 30 克,醋适量。

【制配】 将大蜗牛去壳同明矾、蒲公英和夏枯草共捣烂如泥,然后用醋调匀敷患处。

【主治】 蛇咬伤(有伤口)。

方二：

【组成】 醋适量。

【制配】 用醋擦洗患处。

【主治】 蝮蛇咬伤。

方三：

【组成】 白芷、雄黄、酒、蒜各适量。

【制配】 将白芷、雄黄煎沸急饮,白芷宜多,雄黄酒汁宜浓,尽量多饮,常令酒气不断,并多食生熟大蒜,使毒不内攻入腹。

【主治】 毒蛇咬伤。

方四：

【组成】 浓茶汁 100 毫升,东风菜根 300 克。

【制配】 将东风菜根洗净捣烂取汁与浓茶汁混匀,1次服下,药渣敷于伤口周围。

【主治】 毒蛇咬伤。

方五:

【组成】 绿茶 3 克,甘草 10 克,白花蛇舌草 100 克(鲜品 250 克)。

【制配】 将甘草和白花蛇舌草用文火煎至 400 毫升,去渣加入绿茶,分 4 次服,每日服 1 剂。

【主治】 毒蛇咬伤。

方六:

【组成】 干九龙吐珠 120 克,白酒 800 毫升。

【制配】 前 1 味切碎,加入白酒,每日振摇 1~2 次,密封浸泡 14 日,去渣留液。外用。不拘时候,每次用纱布蘸本酒湿敷,同时口服 15 毫升。

【主治】 毒蛇咬伤。

方七:

【组成】 山扁豆、金牛草、瓜子金、无患子、乌桕根各 25 克,老君须 250 克,菊三七 9 克,甘草 15 克,白酒 1 升。

【制配】 前 8 味粗碎,加入白酒,每日振摇 1~2 次,密封浸泡 7 日,去渣留液。口服。每日 4 次,每次 10~15 毫升。

【主治】 毒蛇咬伤。

方八:

【组成】 白酒 50 毫升。

【制配】 隔水加热。外用。不拘时候,每次用消毒棉球蘸本酒涂擦。

【主治】 毒蛇咬伤。

方九:

【组成】 救必应、木防己、青蒿、入地金牛、半边莲、七星剑草各 60 克,大黄、制草乌、制雄黄、重楼各 30 克,制半夏、制天南星、制川乌、麻黄、山慈姑各 15 克,细辛 7.5 克,五灵脂 22.5 克,白酒 2.5 升。

【制配】 前 17 味粗碎,加入白酒,每日振摇 1~2 次,密封浸泡 7 日,去渣留液。口服。每日 3 次,每次 20~30 毫升。

【主治】 毒蛇咬伤。

毒蜘蛛咬伤

方一:

【组成】 生姜汁、羊乳、植物油各适量。

【制配】 先用姜汁调植物油擦伤处,再饮羊乳。

【主治】 毒蜘蛛咬伤,蝎子蜇伤。

方二:

【组成】 大葱 1 根,蚯蚓 1 条。

【制配】 将大葱去尖头,蚯蚓放入葱叶中,紧握两头,勿泄气,频摇动,待化为水后点咬伤处。

【主治】 毒蜘蛛咬伤，遍身成疮。

方三：

【组成】 生姜汁、轻粉各适量。

【制配】 将生姜汁和轻粉调如糊状，涂于咬伤处。

【主治】 毒蜘蛛咬伤。

方四：

【组成】 生姜汁、葛根各等份。

【制配】 将葛根研成细末，以姜汁调成糊，涂于咬伤处。

【主治】 毒蜘蛛咬伤。

方五：

【组成】 生姜汁、胡粉各适量。

【制配】 将生姜汁、胡粉调匀涂伤处。

【主治】 毒蜘蛛咬伤。

方六：

【组成】 生姜30克。

【制配】 将生姜捣烂涂于患处。

【主治】 毒蜘蛛咬伤，蝎子蜇伤。

方七：

【组成】 大蒜、艾叶各适量。

【制配】 将大蒜去皮切薄片，摊于伤处，铺艾点燃灸至不痛为止。

【主治】 毒蜘蛛咬伤，蝎子蜇伤。

方八：

【组成】 炮姜1块。

【制配】 将炮姜切片贴于咬伤处。

【主治】 毒蜘蛛咬伤。

方九：

【组成】 大蒜、米醋各适量。

【制配】 将大蒜去皮捣为泥，以米醋调匀，涂于咬伤处。

【主治】 毒蜘蛛咬伤。

蜂虫蜇咬伤

方一：

【组成】 细茶叶适量。

【制配】 沸水泡细茶取汁洗患处。每日几次，连续数日，以愈为度。

【主治】 毛虫蜇伤及蜂蜇、蜈蚣咬伤。

方二：

【组成】 芽茶、明矾各适量。

【制配】 将芽茶和明矾共研细末,凉开水调服 9 克,或涂伤口。

【主治】 蚊虫叮咬伤。

方三:

【组成】 清醋适量。

【制配】 急饮清醋 1～2 碗。

【主治】 毒蜂蜇伤。

方四:

【组成】 浓醋适量。

【制配】 将醋湿敷患处,并不断加醋以保持湿润。

【主治】 蜂蜇伤。

方五:

【组成】 盐水适量。

【制配】 用盐水涂患处,每日数次。

【主治】 蜂蜇伤。

蜈蚣咬伤

方一:

【组成】 醋、生铁各适量。

【制配】 用醋磨生铁敷之。

【主治】 蜈蚣咬伤。

方二:

【组成】 茶水适量。

【制配】 常饮茶水。

【主治】 蜈蚣中毒,恶心呕吐、腹痛腹泻、全身乏力、昏迷、呼吸急促、周身发冷。

方三:

【组成】 蒜、醋各适量。

【制配】 将蒜去皮捣烂,拌醋外敷。

【主治】 蜈蚣咬伤,局部瘀点,红肿剧痛,甚至头痛、眩晕、呕吐、发热、谵语、全身麻木、抽搐昏迷。

蝎子蜇伤及其他毒虫咬伤

方一:

【组成】 明矾末、醋各适量。

【制配】 将明矾末与醋调成糊状敷伤处。

【主治】 蝎子蜇伤。

方二:

【组成】 茶叶适量。

【制配】 将准备好的茶叶蘸湿捣烂,敷虫叮咬处或者将茶叶冲泡后清洗患处。

【主治】 毒虫叮咬、蜂蜇。

方三：

【组成】 醋、石灰各适量。

【制配】 用醋调石灰涂患处。

【主治】 蝼蛄咬伤。

腰椎间盘突出

方一：

【组成】 大葱6克,姜12克,石菖蒲、艾叶、透骨草各60克,蛋清、白酒各适量。

【制配】 将大葱、姜洗净,同石菖蒲、艾叶、透骨草共捣烂,调蛋清、白酒敷患处,然后温灸。

【主治】 腰椎间盘突出。

方二：

【组成】 生草乌、生川乌各10克,马钱子12克,三七20克,醋适量。

【制配】 将生草乌、生川乌、马钱子、三七、醋研细末同敷患处。治疗期间,应卧床休息,不宜过分活动。

【主治】 腰椎间盘突出。

颈椎病

方一：

【组成】 香蕉1只,胡萝卜150克,苹果200克,鸡蛋1只,牛奶、醋各100毫升,蜂蜜适量。

【制配】 香蕉去皮切成2段,胡萝卜、苹果切成碎片,放入果汁机内,加蛋黄、牛奶、醋制成汁,蜂蜜作调料,常食有效。

【主治】 肩背酸痛。

方二：

【组成】 纱布浸醋(以不滴为度)。

【制配】 将浸过醋的纱布敷患处后,用红外线照射30~40分钟,若治疗中纱布干了,可补热醋1次,每日1次,15次为1疗程,两个疗程之间休息3~5日。

【主治】 颈椎病。

骨髓炎

方一：

【组成】 推车虫7只,大麦1勺,醋适量。

【制配】 将推车虫、大麦共研细末,醋调敷患处。

【主治】 骨髓炎。

方二：

【组成】 连头大葱白250克,蒜500克。

【制配】 将葱白洗净同大蒜共捣烂,放入1500克醋中,熬成膏。取膏贴患处。

【主治】 骨髓炎。

脱肛

方一：

【组成】 生姜 7 片,茶叶适量。

【制配】 将茶叶和生姜片入锅,加水煎汤或沸水冲泡。每日 1～2 剂,趁热饮服。

【主治】 下痢脱肛。

方二：

【组成】 红枣 200 克,陈醋 400 毫升。

【制配】 将红枣洗净,用陈醋煮枣,直至醋干。分 2～3 次吃完。

【主治】 脱肛。

方三：

【组成】 黄芪 60 克,黄酒 500 毫升。

【制配】 将黄芪研碎,置于容器,加入黄酒,密封浸泡 7 日,每日摇晃数次。每日服 2 次,每次 20 克。

【主治】 气虚脱肛。

跌打损伤

方一：

【组成】 红花、凤仙花各 50 克,白矾少许,白酒 100 毫升。

【制配】 前 3 味粗碎,加入白酒,密封浸泡 1～2 日,去渣留液。外用。每日 1 次,每次用纱布浸酒敷肿胀处。

【主治】 跌打损伤。

方二：

【组成】 三七、血竭、琥珀各 120 克,大黄、桃仁、泽兰、红花、当归、制乳香、制没药、秦艽、续断、杜仲、骨碎补、土鳖虫、苏木、无名异、自然铜、制马钱子各 150 克,重楼 90 克,三花酒 15 升。

【制配】 前 20 味粗碎,加入三花酒,每日振摇 1～2 次,密封浸泡 60 日,去渣留液。口服。每日 1～2 次,每次 15～20 毫升。

【主治】 跌打损伤。

方三：

【组成】 紫荆皮、牡丹皮、五加皮、郁金、乌药、川芎、延胡索各 30 克,桂枝、木香、制乳香、闹羊花、羌活各 15 克,白酒 500 毫升。

【制配】 前 12 味切碎,加入白酒,文火煮约 1 小时,去渣留液。口服,不拘时候,随量饮用。

【主治】 跌打损伤。

方四：

【组成】 土鳖虫(烧灰、存性)15 克,白酒 250 毫升。

【制配】 前 1 味研末,加入白酒,每日振摇 1～2 次,密封浸泡 3 日,去渣留液。温饮。不拘时候,随量饮用。

【主治】　跌打损伤。

方五：

【组成】　山姜根、茜草根各 25 克,鸡血藤根 50 克,牛膝、泽兰各 15 克,白酒 500 毫升。

【制配】　前 5 味切碎,加入白酒,每日振摇 1～2 次,密封浸泡 7 日,去渣留液。口服。每日 2 次,每次 25～50 毫升。

【主治】　跌打损伤。

方六：

【组成】　红花、桃仁、秦艽、续断、木香、砂仁、威灵仙各 15 克,当归、五加皮、牛膝各 45 克,骨碎补、胡桃仁、杜仲各 30 克,白酒 5 升。

【制配】　前 13 味切碎,加入白酒 2.5 升密封,隔水文火煮 4 小时,待冷加入剩余白酒,每日振摇 1～2 次,密封浸泡 3 日,去渣留液。口服。每日 2 次,每次 15～30 毫升。

【主治】　跌打损伤。

方七：

【组成】　凤仙花 90 克,当归尾 60 克,白酒 500 毫升。

【制配】　前 2 味粗碎,加入白酒,每日振摇 1～2 次,密封浸泡 7 日,去渣留液。口服。每日 2～3 次,每次 20～30 毫升。

【主治】　跌打损伤。

方八：

【组成】　丁香、当归各 30 克,川芎、红花各 90 克,三七 15 克,凤仙花、苏木各 45 克,乌梢蛇 25 克,白酒 1.7 升。

【制配】　前 8 味粗碎,加入白酒,每日振摇 1～2 次,密封浸泡 60 日,去渣留液。口服。每日 1 次,每次 15 毫升。

【主治】　跌打损伤。

方九：

【组成】　见血飞 30 克,青风藤、大血藤、小血藤各 15 克,白酒 500 毫升。

【制配】　前 4 味粗碎,加入白酒,每日振摇 1～2 次,密封浸泡 10 日,去渣留液。口服。每日 2 次,每次 10～15 毫升。

【主治】　跌打损伤。

骨折　▶▶▶

方一：

【组成】　制川乌、制草乌、透骨草、伸筋草、艾叶、山奈各 20 克,红花、桃仁、冰片、细辛、桂枝各 10 克,制乳香 40 克,95％乙醇 2.5 升。

【制配】　前 12 味研末,加入乙醇,每日振摇 1～2 次,密封浸泡 15～30 日,去渣留液。外用。每日 2 次,每次取药酒 20 毫升,加开水至 2 升,趁热熏洗患处。

【主治】　骨折。

方二：

【组成】　小茴香、樟脑各 15 克,丁香、红花各 10 克,白酒 300 毫升。

【制配】 前4味粗碎,加入白酒,每日振摇1～2次,密封浸泡10日,去渣留液。外用。每日2～3次,每次用消毒棉球蘸本酒涂擦患处。

【主治】 骨折。

方三:

【组成】 肉桂60克,当归、红花各30克,50％乙醇400毫升。

【制配】 前3味粗碎,加入乙醇,每日振摇1～2次,密封浸泡7～10日,去渣留液。口服。每日7～10次,每次用消毒棉球蘸本酒涂擦患处。

【主治】 骨折。

方四:

【组成】 制没药、地龙、降香、桑枝、白芷、苏木、土鳖虫、制乳香各32克,黄酒2.5升。

【制配】 前8味粗碎,加入黄酒,每日振摇1～2次,密封浸泡5日,去渣留液。睡前温饮。每日1次,每次10～15毫升。

【主治】 骨折。

脱位

方一:

【组成】 当归、枸杞子各45克,三七、熟地黄、木瓜、五加皮各30克,续断23克,沉香7.5克,黄芪22克,人参、何首乌、羌活、独活各15克,红花4.5克,冰糖250克,高粱酒2.5升。

【制配】 前15味捣碎,加入酒,每日振摇1～2次,密封浸泡15日,去渣留液,入冰糖溶解。口服。每日2次,每次30毫升。

【主治】 脱位。

方二:

【组成】 制草乌10克,当归、白芷各7.5克,白酒500毫升。

【制配】 前3味研末。温饮。每日1次,每次用白酒冲服药末2克。

【主治】 脱位。

颈椎病

方一:

【组成】 龟甲5克,蛤蚧10克,蕲蛇30克,白酒600毫升。

【制配】 前3味粗碎,加入白酒,文火煮沸,去渣留液。口服,每日3次,每次10～20毫升。

【主治】 神经根型颈椎病。

方二:

【组成】 茄皮120克,鹿角霜60克,烧酒500毫升,红砂糖适量。

【制配】 前2味粗碎,加入烧酒,每日振摇1～2次,密封浸泡10日,去渣留液,入红砂糖溶解。口服。每日3次,随量饮用。

【主治】 颈椎病。

🌀 肩周炎

方一：

【组成】 蜈蚣 3 条，全蝎、蜣螂、穿山甲、土鳖虫各 6 克，红花、海风藤、络石藤、桂枝、威灵仙各 15 克，制川乌、制草乌、川芎各 10 克，姜黄、制乳香、制没药各 9 克，白酒 1 升。

【制配】 前 16 味捣碎，加入白酒，每日振摇 1～2 次，密封浸泡 7～10 日，去渣留液。温饮。每日 3 次，每次 20～30 毫升。

【主治】 肩周炎后期。

方二：

【组成】 当归、枸杞子、制何首乌、杜仲、山茱萸各 15 克，制草乌、土鳖虫各 9 克，全蝎、自然铜、姜黄各 6 克，蜈蚣 2 条，红花 5 克，白酒 2 升。

【制配】 前 12 味粗碎，隔水文火煮 10 分钟，待冷加入白酒，每日振摇 1～2 次，密封浸泡 10 日，去渣留液。口服。每日 1～2 次，每次 10～30 毫升。

【主治】 肩周炎。

🌀 骨质增生

方一：

【组成】 制川乌、制草乌、制附子、桂枝、川芎、白芍、木瓜各 50 克，当归、红花、透骨草、炮穿山甲各 30 克，延胡索 70 克，蜈蚣 10 条，土鳖虫 20 克，甘草 10 克，55 度白酒 2.5 升。

【制配】 前 15 味粗碎，加入白酒，每日振摇 1～2 次，密封浸泡 15 日，去渣留液。口服。每日 2 次，每次 5～15 毫升。病在下部食前服，病在上部食后服。

【主治】 各部位骨质增生。

方二：

【组成】 伸筋草、透骨草、杜仲、桑寄生、赤芍、海带、积雪草各 15 克，地枫皮、千年健、木防己、秦艽、茯苓、黄芪、党参、白术、陈皮、佛手、牛膝、红花、川芎、当归各 9 克，枸杞子 6 克，细辛、甘草各 3 克，白酒 1.75 升。

【制配】 前 24 味粗碎，加入白酒，每日振摇 1～2 次，密封浸泡 14 日，去渣留液。口服。每日 3 次，每次 10～20 毫升。

【主治】 颈椎或腰椎骨质增生。

方三：

【组成】 肉苁蓉 20 克，秦艽、淫羊藿、狗脊、骨碎补、熟地黄各 15 克，桑寄生、三七、威灵仙、制附子各 10 克，白酒 1 升。

【制配】 前 10 味粗碎，加入白酒，每日振摇 1～2 次，密封浸泡 14 日，去渣留液。口服。每日 2 次，每次 10～20 毫升。

【主治】 骨质增生。

方四：

【组成】 红花、制何首乌各 55 克，当归、鸡血藤各 80 克，白酒 1 升。

【制配】 前 4 味洗净，加入白酒，每日振摇 1～2 次，密封浸泡 10 日，去渣留液。口服。每日 2 次，每次 10～20 毫升。

【主治】 骨质增生疼痛。

方五：

【组成】 威灵仙、淫羊藿、五加皮、狗脊、防风、骨碎补、五味子、白芍、土鳖虫、生地黄、枸杞子、紫石英各 20 克,白酒 2 升。

【制配】 前 12 味粗碎,加入白酒,每日振摇 1～2 次,密封浸泡 30 日,去渣留液。口服。每日 3 次,每次 20～30 毫升。

【主治】 骨质增生。

方六：

【组成】 威灵仙、透骨草、杜仲、牛膝、穿山甲、丹参、白芥子各 30 克,白酒 2 升。

【制配】 前 7 味研末,加入白酒,每日振摇 1～2 次,密封浸泡 20 日,去渣留液。口服。每日 3 次,每次 15～20 毫升。

【主治】 骨质增生。

方七：

【组成】 熟地黄、骨碎补各 30 克,淫羊藿、肉苁蓉、鹿衔草、鸡血藤、莱菔子、延胡索各 20 克,白酒 2 升,白砂糖 100 克。

【制配】 前 8 味粗碎,加入白酒,每日搅拌 1～2 次,密封浸泡 7 日,去渣留液,入白糖溶解,在密封浸泡 14 日,每日振摇 1～2 次。口服。每日 2 次,每次 10～20 毫升。

【主治】 骨质增生。

方八：

【组成】 夏枯草 50 克,食醋 1000 毫升。

【制配】 将夏枯草放入醋中浸泡 2～4 小时,再煮沸 15 分钟,先熏后洗患处 20 分钟,每日 1～3 次,每剂可用 2 天。

【主治】 骨刺、跟骨刺。

方九：

【组成】 醋 1000 毫升。

【制配】 醋加热至脚可浸入,每日 30～40 分钟,如醋温下降,应再次加热,一般须连浸 10～15 日,足跟痛才开始逐渐减轻,所以需要连续浸 1～2 个月。

【主治】 跟骨刺。

关节疼痛

方一：

【组成】 鲜松叶 50 克,当归 75 克,白酒 1.5 升。

【制配】 前 2 味捣碎,加入白酒,每日振摇 1～2 次,密封浸泡 7 日,去渣留液。佐餐服,随量饮。

【主治】 关节疼痛。

方二：

【组成】 羊胫骨 2 根,白酒 2 升。

【制配】 前 1 味敲碎,加入白酒,每日振摇 1～2 次,密封浸泡 10～15 日,去渣留液。口服。每日 3 次,每次 10 毫升。

【主治】 关节疼痛。

方三:

【组成】 黄芪、肉桂、巴戟天、石斛、泽泻、茯苓、柏子仁、花椒各 45 克,炮姜 40 克,防风、独活、党参、白芍、制附子、制川乌、茵芋、制半夏、细辛、白术、制甘草、天花粉、山茱萸各 15 克,白酒 1 升。

【制配】 前 22 味研末,加入白酒,每日振摇 1～2 次,密封浸泡 7 日,去渣留液。口服。每日 3 次,每次 20 毫升。

【主治】 关节疼痛。

方四:

【组成】 白术、制附子、细辛、独活、秦艽、山药、杏仁各 9 克,磁石 50 克,防风、巴戟天、肉桂、麻黄各 12 克,炮姜 30 克,薏苡仁 18 克,生地黄 15 克,白酒 1 升。

【制配】 前 15 味粗碎,加入白酒,每日振摇 1～2 次,密封浸泡 7 日,去渣留液。空腹温饮。每日 2 次,随量饮用。

【主治】 关节疼痛。

方五:

【组成】 松叶 160 克,麻黄、防风、制附子、独活、牛膝、生地黄各 30 克,秦艽、肉桂各 20 克,白酒 1.5 升。

【制配】 前 9 味捣末,加入白酒,每日振摇 1～2 次,密封浸泡(春秋 7 日,冬 10 日,夏 5 日),去渣留液。空腹温饮。每日 3 次,每次 10～15 毫升。

【主治】 关节疼痛。

方六:

【组成】 防风、茜草、苍术、老鹳草各 25 克,白酒 1 升。

【制配】 前 4 味切碎,加入白酒,每日振摇 1～2 次,密封浸泡 7 日,去渣留液。口服。每日 3 次,每次 15 毫升。

【主治】 关节疼痛。

方七:

【组成】 防风、当归、秦艽、肉桂、葛根各 20 克,麻黄 15 克,羌活、川芎各 10 克,白酒 250 毫升。

【制配】 前 8 味切碎,加入白酒,每日振摇 1～2 次,密封浸泡 7 日,去渣留液。口服。每日 2 次,每次 10～20 毫升。

【主治】 关节疼痛。

方八:

【组成】 伸筋草 100 克,白酒 1 升。

【制配】 前 1 味切段,加入白酒,每日振摇 1～2 次,密封浸泡 14 日,去渣留液。口服。每日 1 次,每次 30～50 毫升。

【主治】 关节疼痛。

方九：

【组成】 五加皮、麻黄、制川乌、制草乌、甘草、木瓜、红花、乌梅各 20 克,白酒 1 升。

【制配】 前 8 味捣碎,加入白酒,每日振摇 1～2 次,密封浸泡 10 日,去渣留液。口服。每日 3 次,每次 10 毫升。

【主治】 关节疼痛。

第四篇　传染性疾病良方

传染病是由各种病原体引起的能在人与人、动物与动物或人与动物之间相互传播的一类疾病。传染病分为甲类、乙类和丙类。甲类传染病是指:鼠疫、霍乱。乙类传染病是指:传染性非典型肺炎、艾滋病、病毒性肝炎、脊髓灰质炎、人感染高致病性禽流感、麻疹、流行性出血热、狂犬病、流行性乙型脑炎、登革热等。正是传染病的这种可扩散性,一些民间的可迅速治病的良方就显得尤为重要。

流行性腮腺炎

方一：

【组成】 大蒜 50 克,醋少许。

【制配】 将大蒜去皮捣泥,加醋少许调匀敷患处。

【主治】 腮腺炎。

方二：

【组成】 大蒜 50 克,面粉、醋各少许。

【制配】 将大蒜去皮捣烂成泥,以醋调少量面粉与蒜泥混匀,敷于肿大之处,每日 1 次。

【主治】 腮腺炎。

方三：

【组成】 大蒜 50 克,绿豆 120 克,黄豆 60 克,白糖 30 克。

【制配】 将豆淘净加水煮至豆烂,加入大蒜再煮片刻,再加白糖搅匀食用,分 2～3 次用完,连服数剂。

【主治】 热毒蕴结型腮腺炎。

方四：

【组成】 大葱 3 根。

【制配】 将大葱洗净切碎捣烂,外敷患处。

【主治】 腮腺炎。

方五：

【组成】 醋、赤小豆粉各适量。

【制配】 醋调赤小豆粉敷患处。

【主治】 腮腺炎。

方六：

【组成】 大蒜、赤小豆、马齿苋各适量。

【制配】 将大蒜去皮,同赤小豆、马齿苋研成末,用醋调和涂患处。

【主治】 腮腺炎。

方七:

【组成】 全棵鲜蒲公英 1 把,醋 15～20 毫升。

【制配】 将蒲公英洗净捣烂,加醋 15～20 毫升,调匀敷患处,干后取下再换。

【主治】 腮腺炎。

方八:

【组成】 纱布 1 块,米醋适量。

【制配】 用纱布浸泡米醋贴敷患处,每日数次。

【主治】 腮腺炎。

方九:

【组成】 老石灰、醋各适量。

【制配】 将老石灰炒 7 次,地上窨 7 次取起,用好醋调敷肿处。

【主治】 腮腺炎。

白喉

方一:

【组成】 大蒜 1 头,75％酒精适量。

【制配】 将大蒜去皮,放在酒精内浸 3～5 分钟,放入消毒器皿中捣烂如泥,取 2 厘米见方消毒纱布,涂药泥 1～2 克,贴于患者双手合谷穴,胶布固定,经 4～6 小时局部可有瘙痒及灼热感,8～10 小时出现水疱,用消毒针刺破,用药棉吸水后涂以龙胆紫液,纱布包扎。一般敷药 8 小时后,症状减轻。

【主治】 白喉。

方二:

【组成】 鲜益母草、米醋各适量。

【制配】 将益母草捣烂取汁,加适量米醋调匀,涂患处,每 1～2 小时涂 1 次。

【主治】 白喉。

肺结核

方一:

【组成】 大蒜、陈醋各适量。

【制配】 将大蒜去皮浸于陈醋中 7 天后,每次服 3 瓣,每日服 2 次,连续服用。

【主治】 肺结核。

方二:

【组成】 生姜 15 克,羊腿肉 1 千克,白萝卜 60 克,植物油、黄酒各 10 毫升,细盐 10 克,干橘皮 2 只。

【制配】 先将羊肉洗净,切片,放油锅内爆炒 5 分钟,加入生姜片、黄酒,再加冷水半碗,烧沸 10 分钟,与萝卜、橘皮一同倒入砂锅内,加冷水,煮开。加黄酒 1 匙,细盐适量,改小火慢煨至羊肉、萝卜酥烂,佐餐食。

【主治】 肺结核。

方三：

【组成】 大鳗鱼数条。

【制配】 将大鳗鱼用清水洗涤,先于锅中煮沸清水,再将鳗鱼投入,加盖煮 2～3 小时,鳗鱼浮于水面,捞取之,加食盐少许,每日 2 次,饭后服。

【主治】 肺结核。

方四：

【组成】 姜末 15 克,核桃肉 500 克,白糖 120 克,熟植物油 1000 毫升(实耗 100 毫升),甜面酱 100 克,碱 25 克。

【制配】 将核桃肉用碱水浸泡半小时后,浸水漂净,捞出沥干,置火烧至七成熟的油锅内不断炒动,至金黄色,浮出油面上捞出;锅底留油 25 毫升,加白糖 70 克,至溶化后,加入甜面酱、姜末翻炒,加水 200 毫升拌匀,倒入核桃肉,略炒离火,不断翻炒至冷却,入熟油翻炒,使汁浓缩,裹住核桃肉,佐餐服食,或作点心食用。

【主治】 肺结核。

方五：

【组成】 大蒜、陈醋各适量。

【制配】 将大蒜浸入陈醋 7 天。日服大蒜 3 头并饮糖醋汁少量可连续服用。

【主治】 肺结核、轻度支气管炎。

方六：

【组成】 西洋参、麦冬各 9 克,百部 30 克,浙贝母 15 克,黄酒 2 升。

【制配】 将诸药粗碎置容器中,加 500 毫升清水以文火煎至减半,再入黄酒煮沸,待冷密封,每日振摇 1～2 次,3 日后去渣留液。口服。每日 2 次,每次 15～30 毫升。

【主治】 肺结核。

方七：

【组成】 夏枯草 500 克,黄酒 1 升。

【制配】 将前 1 味粗碎置容器中,加黄酒,隔水文火煮至无酒味,去渣留液。空腹温饮。每日 3 次,每次 15～30 毫升。

【主治】 肺结核咯血。

方八：

【组成】 桑白皮 100 克,仙鹤草 300 克,吴茱萸根皮 150 克,黄酒 1.5 升。

【制配】 将前 3 味切片置容器中,加黄酒以文火煎至减半,再密封浸泡 1～2 日,去渣留液。空腹口服。每日 1 次,每次 50～70 毫升。

【主治】 肺结核。

肺癌

方一：

【组成】 石蝉草 250～500 克,白酒 1 升。

【制配】 前 1 味切碎,加入白酒,每日振摇 1 次或 2 次,密封浸泡 10～15 日,去渣留液。口服。每日 3 次,每次 10～15 毫升。

【主治】 肺癌。

方二:

【组成】 一枝香 60 克,石南叶 30 克,米酒 100 毫升。

【制配】 前 2 味捣碎,加入米酒,文火煎煮 30 分钟,去渣留液。温饮。每日 2 次,每次 1 剂。

【主治】 早期肺癌。

伤寒、副伤寒

方一:

【组成】 100％茶叶 10 毫升。

【制配】 将茶叶煎剂 10 毫升,口服,每日 3 次。

【主治】 伤寒。

霍乱

方一:

【组成】 生醋 250～1000 毫升。

【制配】 顿服,生醋用量多少根据病情轻重而定。

【主治】 霍乱。

方二:

【组成】 盐少许,醋适量。

【制配】 将醋放在瓷器内加热,沸时加盐,顿服。

【主治】 霍乱,病起急骤时,吐泻交替。

方三:

【组成】 生姜 180 克,无灰酒适量。

【制配】 将姜洗净切片,以无灰酒 660 毫升煎煮至约 500 毫升,顿服。

【主治】 霍乱转筋。

方四:

【组成】 干姜 3 克,茶叶 3 克。

【制配】 将干姜、茶叶共研细末,水煎顿服。

【主治】 霍乱。

方五:

【组成】 姜汁、酒各适量。

【制配】 将姜汁和酒调匀温服。

【主治】 干霍乱痛不可忍。

肝炎

方一:

【组成】 茶叶 15 克,板蓝根、大青叶各 30 克。

【制配】 将茶叶、板蓝根、大青叶入锅水煎服,每日服 2 次,连服 15 日。

【主治】 急性肝炎。

方二:

【组成】 茶叶 5 克,白菜根(去根须)10 克。

【制配】 将白菜根同茶叶入锅水煎服,每日 1 次。

【主治】 急性肝炎。

方三:

【组成】 大蒜、鲜茵陈、生姜各适量。

【制配】 将大蒜、鲜茵陈、生姜洗净捣烂取汁,每次口服 10～15 毫升,每日 2～3 次。

【主治】 急性肝炎,症见发热口渴,身目呈橘黄色,小便黄如浓茶汁,食欲减退,恶心呕吐,大便秘结,腹胀肋痛,苔黄腻,脉弦数。

方四:

【组成】 绿茶适量。

【制配】 将绿茶研末为丸(或装胶囊),每次服 9 克,每日 3 次。

【主治】 肝炎。

方五:

【组成】 绿茶 1 克,切片甘蔗 300 克。

【制配】 将甘蔗片加水 500 毫升,煮沸 15 分钟,去渣趁热加入绿茶即可,每次 100 毫升温服,4 小时服 1 次。

【主治】 慢性肝炎。

方六:

【组成】 醋 500 毫升,红糖、红枣各 500 克,明矾粉 30 克。

【制配】 将红枣加 800 毫升清水煮熟至汤尽,去皮核,留枣肉泥,加红糖、醋、明矾,共煮成汁,贮瓶备用,每日 3 次口服,每次 10 毫升。

【主治】 黄疸性肝炎。

方七:

【组成】 食醋、B 族维生素各适量。

【制配】 每日 3 次口服食醋,每次 10～15 毫升,再加 B 族维生素等保肝药,连用 15 日,疗效颇佳。

【主治】 急性黄疸性肝炎。

方八:

【组成】 米醋 1000 毫升,鲜猪肉 500 克,红糖、白糖各 200 克。

【制配】 将米醋、鲜猪肉、红糖、白糖入锅共煮 20 分钟过滤,内服,每日 3 次,每次 30～40 毫升,30 日为 1 疗程。

【主治】 肝炎。

方九：

【组成】 绿茶 1 克，鲜过路黄 10 克。

【制配】 将鲜过路黄洗净晒干，切碎烘至极干，装入瓶中备用。用时将过路黄、绿茶放入杯中，用沸水冲泡，加盖 5 分钟后便可饮用。每日饮服，饮时可略留余汁，再泡再饮，直至无味为止。

【主治】 慢性肝炎出现黄疸。

疟疾

方一：

【组成】 醋 40 毫升，小苏打（碱面）3 克。

【制配】 将醋和小苏打混匀，在发作前饮之。初发之疟忌用醋。

【主治】 疟疾。

方二：

【组成】 大蒜 40 克，酒制常山 9 克。

【制配】 将大蒜去皮，同酒制常山入锅水煎取浓汁，于发作前 2 小时内服。

【主治】 疟疾。

方三：

【组成】 独头蒜 7 个，热米酒适量。

【制配】 捣烂如泥，用热米酒冲服，每天 2 次，连服数日。

【主治】 寒热往来，寒甚热微或但寒不热，口不渴或喜热饮，精神疲惫之寒症。

方四：

【组成】 生鸡蛋 3 个，醋适量。

【制配】 将鸡蛋打入醋内搅匀，放砂锅内煮沸，待稍冷服下。

【主治】 疟疾。

方五：

【组成】 米醋 500 毫升，威灵仙 50 克。

【制配】 将威灵仙用米醋熬成稠膏，摊纱布或棉垫上，疟发前 2 小时贴脐上，保持 6～12 小时，每日 1 次，3～4 次为 1 疗程。

【主治】 疟疾。

方六：

【组成】 生大蒜 3 瓣。

【制配】 大蒜去皮捣烂，以纱布包裹，置于桡动脉上，男左女右，待包裹处皮肤起疱即止。

【主治】 寒热往来，反复发作之疟疾。

方七：

【组成】 干姜 15 克，白术 9 克。

【制配】 将生姜和白术入锅水煎温服。

【主治】 疟疾。

蛔虫病

方一：

【组成】 食醋 30 毫升。

【制配】 将醋煮热温服，6 小时 1 次，连服 2 日。

【主治】 蛔虫病。

方二：

【组成】 陈醋泡大蒜汁 2～3 碗。

【制配】 多食大蒜，或大蒜冲汁和醋混合，1 次服 2～3 碗。

【主治】 肠道寄生虫病。

方三：

【组成】 茶叶 3 克，陈醋 1 毫升。

【制配】 沸水泡茶 5 分钟，滤取茶汁加醋，每日饮 3 次。

【主治】 小儿蛔虫性腹痛。

蛲虫病

方一：

【组成】 醋 30 毫升。

【制配】 将醋加冷开水至 100 毫升，睡前保留灌肠，每日 1 次。

【主治】 蛲虫病。

方二：

【组成】 大蒜、酒各适量。

【制配】 将大蒜去皮泡入酒中密封，7 日后开封口服，每日 2～3 次。成人适宜。

【主治】 蛲虫病。

痢疾

方一：

【组成】 茶叶 2 克，水 1 碗。

【制配】 将茶煎浓服下，每日 3 次。

【主治】 痢疾、腹泻。

方二：

【组成】 浓茶 1 杯，醋小半杯。

【制配】 将浓茶和醋混合 1 次服下，每日服 2～3 次。

【主治】 痢疾。

方三：

【制配】 将绿茶和鸡蛋入锅加 300 毫升水同煮至蛋熟，蛋去壳再煎至水干，吃蛋，不拘时。

【主治】 痢疾。

方四：

【组成】 茶叶、生姜各等份。

【制配】 清水冲泡茶叶和生姜代茶频饮。

【主治】 轻症痢疾。

方五：

【组成】 大蒜1头，芝麻酱30克，醋30毫升。

【制配】 将蒜捣烂成泥，与芝麻酱、醋同食。

【主治】 细菌性痢疾。

方六：

【组成】 茶叶15克，马齿苋50克，红糖30克。

【制配】 将茶叶、马齿苋、红糖入锅水煎代茶饮，连服3～8日。

【主治】 细菌性痢疾。

方七：

【组成】 米醋、白糖、生萝卜各适量。

【制配】 将萝卜去表皮，用凉开水冲洗后，切成薄片，加米醋和白糖拌匀食用，每日2次。

【主治】 细菌性痢疾。

方八：

【组成】 醋浸蒜头适量。

【制配】 每次吃1头大蒜，每日吃3次。

【主治】 噤口痢，下痢日久不能食或呕不能食。

方九：

【组成】 青茶叶15～20克，糯米、盐各适量。

【制配】 用青茶叶泡茶饮用。病重者可加糯米30粒、盐少许一起下锅炒至黄色，加水煎熬，使味苦咸，可将汁水一起服下，轻者2次，重者2～4次。

【主治】 细菌性痢疾。

细菌性痢疾

方一：

【组成】 大黄12克，白酒250毫升。

【制配】 将前1味捣碎置容器中，加黄酒密封浸泡，每日振摇1～2次，7日启封，去渣留液。空腹口服。每日2次，每次10毫升。

【主治】 痢疾初起，里急后重。

方二：

【组成】 山楂、红砂糖各60克，白酒30毫升。

【制配】 将山楂切碎，炒至发黏，置容器中，加白酒以及200毫升水，文火煮15分钟，去渣留液，入红砂糖搅匀。空腹温饮。每日2次，每次1剂。

【主治】 急性细菌性痢疾，急性肠炎。

方三：

【组成】 金银花炭12克，大黄炭6克，板蓝根30克，白术、黄芩、连翘各12克，陈皮 6 克,赤芍、鸡内金(粉)各 18 克,黄酒 100 毫升。

【制配】 将前 8 味捣碎,文火水煎 2 次,共取汁 600 毫升,再浓缩至半置容器中,加入黄酒及鸡内金粉混匀。口服。每日 2 次,每次 60～80 毫升。

【主治】 噤口痢。

方四:

【组成】 生姜 30 克,白芍 15 克,黄酒 70 毫升。

【制配】 前 2 味使碎,同置容器中,加入黄酒,文火煮沸 10 分钟,去渣留液。口服。每日 1 次,每次 1 剂。

【主治】 细菌性痢疾。

方五:

【组成】 艾叶、陈皮各 10 克,白酒 500 毫升。

【制配】 前 2 味研末,同置容器中,加入白酒,煎至 250 毫升,去渣留液。空腹。每日 2 次,每次 10～20 毫升。

【主治】 痢疾腹痛,睡卧不安。

方六:

【组成】 地榆 100 克,制附子 15 克,白酒 800 毫升。

【制配】 将前 2 味粗碎置容器中,加入白酒密封浸泡,每日振摇 1～2 次,5 日后启封,去渣留液。温饮。每日 3 次,每次 15～20 毫升。

【主治】 休息痢。

方七:

【组成】 白芍 30 克,当归、大腹皮各 18 克,三棱、莪术、厚朴、黄连各 10 克,山楂、桃仁、神曲各 20 克,红花 12 克,木香 5 克,白酒 500 毫升。

【制配】 将前 12 味捣碎置容器中,加入白酒密封浸泡,每日振摇 1～2 次,7 日启封,去渣留液。口服。每日 2 次,每次 15～30 毫升。

【主治】 休息痢。

方八:

【组成】 路路通(煅,存性)1 个,白酒 400 毫升。

【制配】 将前 1 味研末置容器中,加入白酒,文火煮沸,待冷去渣留液。口服。每日 3 次,每次 10～20 毫升。

【主治】 细菌性痢疾。

疟病

方一:

【组成】 独头蒜 5 头,热酒适量。

【制配】 将蒜去外皮,捣成烂糊,用热酒冲服。每日服 2 次,连服 2～5 日。

【主治】 疟疾。

方二:

【组成】 干青蒿、干地骨皮各 18 克,茶叶 6 克。

葱姜蒜·酒茶醋速效小偏方

【制配】 将青蒿、干地骨皮入锅加水适量,煮沸 10～15 分钟。每日 1 剂,于疟疾发作前 2 小时 1 次服完。

【主治】 疟疾。

方三:

【组成】 蜂蜜 15～30 克,白酒适量。

【制配】 将白酒稍加热,冲入蜂蜜内调匀。疟疾发作前半小时服用,若不能掌握发作时间,则在发作当月连服 3 次。

【主治】 疟疾。

方四:

【组成】 胡桃肉 15 克,川芎 2 克,雨前茶 9 克。

【制配】 将胡桃肉、川芎、雨前茶用沸水冲泡。每日 1～2 剂,于疟疾发作前不拘时趁热频频饮服,到复发时停止。

【主治】 疟疾。

方五:

【组成】 常山 4.5 克,槟榔 3 克,丁香 1.5 克,乌梅 1 个,酒 150 毫升。

【制配】 将常山、槟榔、丁香、乌梅用酒煎煮,露一宿。第二天空腹冷服。

【主治】 久疟不止。

方六:

【组成】 鳖甲、醋、黄酒各适量。

【制配】 将鳖甲醋炙后研细末,与黄酒调和。每日 3 次,连服 2～3 日。

【主治】 疟疾。

方七:

【组成】 醋 400 毫升,小苏打(碱面)3 克。

【制配】 将醋和小苏打混合。病发前饮用。疟疾初起禁忌食醋。

【主治】 疟疾。

病毒性肝炎

方一:

【组成】 绿茶、蜂蜜各适量。

【制配】 绿茶研末,用蜂蜜调为 3 克重丸。每日服 3～4 次,每次服 1 丸,持续 2～3 周。

【主治】 急性传染性肝炎。

方二:

【组成】 白花蛇舌草(鲜品为佳)125 克,甘草 10 克,绿茶 3 克。

【制配】 将白花草、甘草入锅加水浸过药面,文火煎至 400 毫升,去渣取汁,以沸药液冲泡绿茶,即可。每日 1 剂,不限时温服。

【主治】 肝炎,肝硬化,肝癌。

方三:

【组成】 板蓝根、大青叶各 30 克,茶叶 15 克。

【制配】 将大青叶洗净,同板蓝根、茶叶混合,加水煮取汁。每日服 2 次,持续 2 周。

【主治】 急性肝炎。

第五篇 皮肤科疾病良方

皮肤疾病是最困扰人的一种病,虽不会引起生命危险,但却长期伴随,不仅让身体不适,同时可能引起心理上的一些疾病。所以,最不起眼的皮肤病反倒是最麻烦的。那么,这些发于体表的一些疾病如何用日常的茶酒醋来治愈呢,本章将把各种方法一一道来。

狐臭

方一:

【组成】 三年酽醋(陈浓醋)、石灰各适量。

【制配】 将石灰用酽醋调匀敷之。

【主治】 狐臭。

方二:

【组成】 醋 100 毫升,茴香粉 5 克。

【制配】 用醋将茴香粉调匀,涂擦腋部。

【主治】 狐臭。

方三:

【组成】 米醋 100 毫升,茴香粉 5 克。

【制配】 将米醋和茴香粉调匀涂擦。

【主治】 狐臭。

方四:

【组成】 茶叶适量。

【制配】 水煎茶叶擦洗局部并洗澡用。

【主治】 狐臭。

方五:

【组成】 丁香、小辣椒各 15 克,白芷 20 克,冰片 3 克,50％乙醇 300 毫升。

【制配】 前 4 味研末,加入乙醇,每日振摇 1～2 次,密封浸泡 10 日,去渣留液。外用。每日 2～4 次,每次用温水洗净患处,再用消毒棉球蘸本酒涂擦患处。

【主治】 狐臭。

方六:

【组成】 白矾 20 克,密陀僧、滑石各 15 克,樟脑、冰片各 5 克,95％乙醇 250 毫升。

【制配】 前 5 味研末,加入乙醇,每日振摇 1～2 次,密封浸泡 7 日,去渣留液。外用。每日 3～5 次,每次用温水洗净患处,再用消毒棉球蘸本酒涂擦患处。

【主治】 狐臭。

方七：

【组成】 洗必泰 4 克,95％乙醇 100 毫升,香水适量。

【制配】 前 1 味置容器中,加入乙醇溶解,再加香水混匀。外用。10 日 1 次,每次用消毒棉球蘸此酊涂擦患处。

【主治】 狐臭。

方八：

【组成】 藁本、川芎、细辛、杜衡、辛夷各 3 克,白酒 100 毫升。

【制配】 前 5 味研末,加入白酒,密封浸泡 1 日,文火煎 10 分钟,去渣留液。外用。不拘时候,每次用消毒棉球蘸本酒涂擦患处。

【主治】 狐臭。

多汗脚臭

方一：

【组成】 生姜、酒各适量。

【制配】 将生姜洗净切片,酒浸 24 小时后,涂擦手心或脚心,每日 2 次。

【主治】 手、脚汗多。

方二：

【组成】 陈醋 50 毫升,大蒜 100 克,花椒 20 克,苦参 10 克。

【制配】 将大蒜、花椒、苦参水煎取汁,兑入陈醋中洗脚,每晚睡前洗 1 次,2～3 次见效,7 次可收到良好效果。洗脚时,水温以 40℃左右为宜,水量以淹过踝部为好,双脚放入热水中泡 10 分钟,再用双手在足趾及足心处揉搓 2～3 分钟效果更佳。

【主治】 脚汗多。

方三：

【组成】 废茶渣适量。

【制配】 每日用废茶渣煎汤洗脚,并于每晚睡前撒废茶渣于鞋底。

【主治】 汗脚臭脚。

方四：

【组成】 水中加醋 20 毫升,大蒜 50 克。

【制配】 将大蒜去皮切片,放入醋水中稍煮沸,待温后浸两脚 10～15 分钟,每日 2 次(临睡前 1 次),连用 7～10 天,脚臭便可望消除。

【主治】 脚臭。

方五：

【组成】 茶叶适量。

【制配】 将茶叶咀嚼极烂,涂患处。

【主治】 脚趾湿烂瘙痒。

方六：

【组成】 米醋 20 毫升。

【制配】 将米醋加入温水中搅匀,两脚浸 10～15 分钟,每日中、晚睡前各浸洗

1 次,连浸 7～10 日。

【主治】 脚臭。

方七:

【组成】 石斛 60 克,丹参、当归、川芎、杜仲、防风、白术、党参、肉桂、五味子、茯苓、陈皮、黄芪、山药各 30 克,干姜、牛膝各 45 克,炙甘草 15 克,白酒 2 升。

【制配】 前 17 味研末,加入白酒,每日振摇 1～2 次,密封浸泡 7 日,去渣留液。空腹温饮。每日 2 次,初服 10～20 毫升,渐加至 30 毫升。

【主治】 脚气。

方八:

【组成】 乌药 30 克,白酒 100 毫升。入生麝香少许更佳。

【制配】 乌药用瓷片刮为屑,加入白酒,密封浸泡 1 日,去渣留液。空腹温饮。每日 2 次,每次 20～30 毫升。

【主治】 脚气。

方九:

【组成】 牛蒡跟、牛膝、续断各 150 克,桑白皮、白术、生姜各 200 克,五加皮、丹参各 180 克,细辛、肉桂各 120 克,白酒 5 升。

【制配】 前 10 味细挫,加入白酒,每日振摇 1～2 次,密封浸泡 7 日,去渣留液。口服。每日 2 次,每次 15～30 毫升。

【主治】 脚气。

稻田皮炎

方一:

【组成】 老茶叶、明矾各 60 克。

【制配】 将老茶叶、明矾加水 500 毫升浸泡煎煮。在下水田前后将手脚各浸泡 1 次,令其自然干燥,忌用肥皂洗涤。

【主治】 稻田皮炎。

方二:

【组成】 茶叶、食盐各适量。

【制配】 将茶叶入锅水煎,加食盐少许,浸泡患处。

【主治】 稻田皮炎。

方三:

【组成】 茶枯(又名茶子饼、茶油巴)300 克。

【制配】 将茶枯粉碎加水 3 升,煎沸后 30 分钟即可,待凉后分 2～3 次使用,分别盛装备用。先以煎出液反复洗涤患处,每次 10～20 分钟,再用沉渣贴敷患处,每日 2～3 次。

【主治】 稻田皮炎。

方四:

【组成】 废茶叶 10 克,明矾 20～30 克。

【制配】 茶叶加水 1500 毫升,煎取 500 毫升,加入明矾溶化,每次下田前浸泡手脚片刻,任其自干。

【主治】 稻田皮炎。

痱子

方一:

【组成】 绿茶 25 克,苦参 150 克,明矾 50 克。

【制配】 将绿茶、苦参、明矾共研末,加水 1500 毫升煮沸 10 分钟,清洗患处,每日 1 剂,洗后药液第 2 次可煮沸 15 分钟再洗。

【主治】 痱子。

方二:

【组成】 茶叶适量。

【制配】 将茶叶入锅煎汁清洗。

【主治】 痱子。

方三:

【组成】 生姜片适量。

【制配】 用切好的生姜片擦痱子,几个小时之后就会消退、消失。

【主治】 痱子。

方四:

【组成】 苦参 20 克,冰片、制雄黄、黄连 10 克,生大黄 20 克,75％乙醇 300 毫升。

【制配】 前 5 味(除冰片外)捣碎,加入乙醇,每日振摇 1～2 次,密封浸泡 2～3 日,去渣留液。外用。每日 3～4 次,每次用消毒棉球蘸本酒擦患处 2～3 分钟。

【主治】 痱子。

方五:

【组成】 鲜地龙 30 克,生茶叶 10 克,75％乙醇 200 毫升。

【制配】 前 2 味粗碎,加入乙醇,密封浸泡 3～5 日,去渣留液。外用。每日 3～4 次,每次取本酒少许揉擦患处。

【主治】 痱子。

痤疮

方一:

【组成】 大黄、硫黄各等份,茶叶适量。

【制配】 将大黄、硫黄研细末,茶水调搽。

【主治】 痤疮。

方二:

【组成】 胡萝卜、黄瓜、白菜、卷心菜、盐、醋各适量。

【制配】 将胡萝卜、黄瓜、白菜、卷心菜洗净切片(切丝),撒少许盐压实,半日后以适量香醋凉拌佐餐。

【主治】 防治痤疮,减少面部色素沉淀。

方三：

【组成】 生大黄 30 克,黄芩 10 克,黄连 9 克,冰片 30 克,75％乙醇 500 毫升。

【制配】 前 3 味切碎,加入乙醇、冰醋酸,每日振摇 1 次或 2 次,密封浸泡 10 日,去渣留液,入冰片溶解。外用。每日 1 次或 2 次,每次用消毒棉球蘸本酒擦患处。

【主治】 痤疮。

方四：

【组成】 冬瓜 1 只,白酒 500 毫升。

【制配】 前 1 味切碎,加入白酒、清水等量,文火煎至浓稠,待冷。外用。不拘时候,每次用消毒棉球蘸本酒擦患处。

【主治】 痤疮。

方五：

【组成】 苦参、百部 30 克,75％乙醇 300 毫升。

【制配】 前 2 味捣碎,加入乙醇,每日振摇 1 次或 2 次,密封浸泡 7 日,去渣留液。外用。每日 3 次,每次用消毒棉球蘸本酒擦患处。

【主治】 痤疮。

方六：

【组成】 重楼 100 克,花椒 50 克,冰片 10 克,白酒 500 毫升。

【制配】 前 1 味捣碎,与花椒、冰片混匀,加入白酒,每日振摇 1 次或 2 次,密封浸泡 15 日,去渣留液。外用。每日 3～5 次,每次用消毒棉球蘸本酒擦患处。

【主治】 痤疮。

皮肤瘙痒

方一：

【组成】 白醋、甘油各适量。

【制配】 将白醋与甘油按 28∶37 的比例混合,每日 1 次或每星期 2 次或 3 次,浴后立即涂抹皮肤。

【主治】 皮肤瘙痒。

深部真菌感染

方一：

【组成】 细辛、雄黄、百部各 15 克,高良姜、肉桂各 6 克,去皮大枫子 30 克,斑蝥 5 个,白酒 200 毫升。

【制配】 将上述材料泡成药酒。同时用药酒涂搽患部,每日 1 次或 2 次。

【主治】 神经性皮炎。

方二：

【组成】 斑蝥、雄黄各 100 克,白酒或 75％酒精适量。

【制配】 将斑蝥、雄黄放入白酒或 75％酒精内浸泡 48 小时后,过滤备用。涂患处。

【主治】 神经性皮炎和顽癣。

方三：

【组成】 食醋 500 克,苦参 20 克,花椒 15 克。

【制配】 取食醋(老陈醋最佳)放入铁锅内煮沸浓缩成 50 克,装入干净广口瓶内,再将苦参和花椒洗净放入,浸泡 1 周后可用(浸泡时间越长越好)。用温开水清洗患部,用消毒棉签蘸食醋糊剂涂搽病变部位,每日早晚各 1 次。

【主治】 神经性皮炎。

方四：

【组成】 鲜鸡蛋 3~5 个,陈醋适量。

【制配】 将鸡蛋放入大口瓶内,加入好醋,以浸没鸡蛋为度,密封瓶口,静置 10~14 天后,取出蛋打开。将蛋清和蛋黄搅和,涂患处皮肤上,经 3~5 分钟,稍涂一次,每天 2 次。如果在涂药期间,皮肤发生刺激现象时,可减少涂药次数。

【主治】 神经性皮炎。

方五：

【组成】 醋适量。

【制配】 将醋涂于患处,每日数次。

【主治】 神经性皮炎。

方六：

【组成】 木鳖子去外壳 30 克,陈醋 250 毫升。

【制配】 将木鳖子研成细末,放入陈醋内浸泡 7 天,每日摇动 1 次。用小棉签或毛刷浸蘸药涂搽受损之皮肤,每日 2 次,7 日为 1 疗程。

【主治】 神经性皮炎。

方七：

【组成】 土槿皮 200 克,升汞 2 克,苯甲酸 120 克,甘油 200 克,水杨酸 60 克,95％乙醇适量。

【制配】 木槿皮捣碎,加入乙醇,每日振摇 1 次或 2 次,密封浸泡 3 日,去渣留液,入后 4 种溶解,加乙醇至 1 升。外用。每日 1 次或 2 次,每次用消毒棉球蘸本酒涂擦。

【主治】 神经性皮炎。

方八：

【组成】 斑蝥 10 个,雄黄、硫黄、白及各 15 克,轻粉 6 克,75％乙醇 200 毫升。

【制配】 前 5 味研末,加入乙醇,每日振摇 1 次或 2 次,密封浸泡 7 日,去渣留液。外用。每日 2 次或 3 次,每次用消毒棉球蘸本酒涂擦。

【主治】 神经性皮炎。

方九：

【组成】 红花、冰片、樟脑各 10 克,白酒 500 毫升。

【制配】 前 3 味粗碎,加入白酒,每日振摇 1 次或 2 次,密封浸泡 7 日,去渣留液。外用。每日 3~4 次,每次用消毒棉球蘸本酒涂擦。

【主治】 神经性皮炎。

银屑病

方一：

【组成】 肉桂、高良姜、细辛各 1.5 克，全斑蝥 10 个，白酒 90 毫升。

【制配】 将肉桂、高良姜、细辛和全斑蝥放入白酒内，浸 6～8 日后使用。先将患处用温水洗净，再用药轻涂（注意不要涂到正常皮肤上），每日或隔日 1 次，不应间断。

【主治】 银屑病。

方二：

【组成】 茶树根 30～60 克。

【制配】 将茶树根洗净，略干后切片，加水适量煎成浓汁。每日空腹服 2～3 次。

【主治】 银屑病。

方三：

【组成】 细茶叶 6 克，水银、乳香、木香各 1.5 克，象牙末、轻粉各 3 克，麝香少许。

【制配】 将绿茶叶、水银、象牙末、轻粉、乳香、木香、麝香共研为细末。和鸡蛋、黄蜡、羊油调匀后搽擦。

【主治】 银屑病及各种癣症。

方四：

【组成】 荸荠 15 个，陈醋 90 毫升。

【制配】 把荸荠洗净去皮，切片，浸于醋中，慢火熬约 10 分钟，忌用钢铁锅，等荸荠把醋吸收并变硬时，将其捣成糊状，装瓶封严备用。将此药外敷，纱布盖严包好，每天换 1 次。

【主治】 银屑病。

方五：

【组成】 蝮蛇 1 条，人参 15 克，白酒 1000 毫升。

【制配】 将蛇置于净器中，用白酒 1000 毫升醉死，加入人参，经 7 日后取饮。不限时随量频饮。

【主治】 银屑病。

方六：

【组成】 细辛、制马钱子（不去毛）、制草乌、硫黄、冰片各 3 克，制雄黄、白矾各 6 克，75％乙醇 100 毫升。

【制配】 前 7 味研末，加入乙醇，每日振摇 1～2 次，密封浸泡 7 日，去渣留液。外用。每日 1～2 次，每次用消毒棉球蘸本酒涂患处。

【主治】 银屑病。

方七：

【组成】 蕲蛇、金环蛇、银环蛇各 25 克，乌梢蛇 100 克，眼镜蛇、木防己、七叶莲、鸡血藤、豨莶草、钻肾风各 50 克，闹羊花 125 克，石南藤 25 克，白酒 2.5 升。

【制配】 前 12 味切碎，加入白酒，每日振摇 1 次或 2 次，密封浸泡 1 年，去渣留液。口服，每日 2 次或 3 次，每次 15 毫升。或外用，每日 2 次或 3 次，每次用消毒棉球蘸本

葱姜蒜·酒茶醋速效小偏方

酒敷于最严重处。

【主治】 银屑病。

方八：

【组成】 土槿皮 620 克,紫荆皮、苦参各 310 克,大风子、苦楝皮、生地黄榆各 150 克,千金子 150 粒,斑蝥 100 只,蜈蚣 3 条,樟脑 310 克,75％乙醇 750 毫升。

【制配】 前 5 味粗碎,加入乙醇、其余药物(除樟脑外),每日振摇 1 次或 2 次,密封浸泡 1 年,去渣留液,入樟脑溶解。外用。每日 1 次或 2 次,每次用消毒棉球蘸本酒涂患处。

【主治】 银屑病。

方九：

【组成】 丁香、花椒、生半夏、生南星、生马钱子、生白附子各 3 克,黄连、雄黄各 2 克,五倍子、斑蝥各 5 克,白酒 250 毫升。

【制配】 前 10 味研末,加入白酒,每日振摇 1 次或 2 次,密封浸泡 7 日,去渣留液。外用。每日 1 次,每次用消毒棉球蘸本酒涂患处至皮肤发热、痛痒。

【主治】 银屑病。

带状疱疹

方一：

【组成】 米醋 20 毫升,青黛、枯矾各 10 克,黄连 6 克,冰片 1 克,梅花点舌丹 5 克。

【制配】 将青黛、枯矾、黄连、冰片、梅花点舌丹共研细粉,用米醋调稀粥状,将疱疹挑破,外涂,每日 2 次。

【主治】 带状疱疹。

方二：

【组成】 老茶树叶适量。

【制配】 将茶树叶研细成末,熬汁调搽,每日 2 次或 3 次,痊愈为止。

【主治】 带状疱疹。

荨麻疹

方一：

【组成】 银花 3～6 克,蝉蜕 1～3 克,绿茶、甘草各 1 克。

【制配】 将银花、蝉蜕、绿茶、甘草共研粗末,以沸水冲泡 10 分钟。或者将上药水煎汁代茶。每日 1 剂,不限时徐徐温饮。

【主治】 风疹。

方二：

【组成】 生地黄 90 克,苍术 30 克,茶叶 10 克(5 岁以下:生地黄 9 克,苍术 3～6 克,茶叶 1～3 克)。

【制配】 先将生地黄、苍术加水煎汁,并以沸药汁冲泡茶叶于壶内或杯内。每日 1 剂,不限时徐徐饮服,至全身出汗为止。

【主治】 风疹块等麻疹。

方三：

【组成】 连翘6克,牛蒡子5克,绿茶1克。

【制配】 将连翘、牛蒡子、绿茶研末,以沸水冲泡或加水煎汁均可,若煎,不宜煎沸过久。每日1剂,不限时代茶温饮。

【主治】 风疹。

方四：

【组成】 晚蚕砂60克,醇酒200毫升。

【制配】 将晚蚕砂炒黄后置于净器中,以200毫升醇酒浸泡,密封,5日后开取,去渣备用。每次空腹服1小杯。

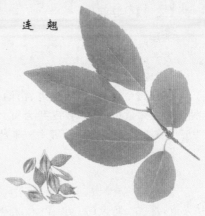
连翘

【主治】 皮肤瘙痒,瘾疹头风头痛,腹痛转筋,吐泻。

方五：

【组成】 石楠叶、地肤子、当归、独活各50克,酒15毫升。

【制配】 将石楠叶去粗茎后同地肤子、当归、独活共捣为末,收贮备用。每日服3次,每次用药5～6克,以15毫升酒相煎,数沸后候温,空腹将末同饮服。

【主治】 风毒瘾疹。

方六：

【组成】 生艾叶10克,白酒100克。

【制配】 将生艾叶、白酒入锅共煎至50克左右。顿服,每天1次,连服3天。

【主治】 荨麻疹。

方七：

【组成】 秦艽、肉苁蓉各15克,独活25克,枳壳、丹参、陆英各18克,松叶50克,清酒1升。

【制配】 将枳壳麸炒微黄,与秦艽、独活、肉苁蓉、丹参、陆菜共捣碎细,布包,置于干净的瓶中,以清酒1升浸泡封口,7日后开封,去渣备用。不限时,随量饮服。

【主治】 风疹、皮肤如虫行之状。

方八：

【组成】 蝉蜕3个,薄荷2克,黄酒5克。

【制配】 黄酒加清水250毫升,蝉蜕去土研为细末与薄荷加入酒水内,烧开。温服取微汗。

【主治】 风热型荨麻疹。

方九：

【组成】 蝉蜕15克,糯米60克,黄酒60毫升。

【制配】 将蝉蜕焙酥或晒干研细,糯米炒至焦黄。将炒糯米装入瓷缸内,加水150毫升,用文火煮15分钟,再加入蝉蜕末和黄酒,用武火煎1～2分钟即可。每晚临睡前1次服,服后盖被取微汗效果佳。

葱姜蒜·酒茶醋速效小偏方

【主治】 荨麻疹。

头癣

方一：

【组成】 白信石0.6克,新鲜生姜(如大拇指头样大小)3块,高度白酒60毫升。

【制配】 将白信石、生姜、白酒装入酒瓶内泡2日。取生姜擦患处,每次1～3分钟。力度须适中,以不破皮肤为宜。如擦破皮肤,可用紫药水涂于患处,待愈后继续用。7、8、9月天气炎热不宜用。本药有毒,只能外用,切忌内服。

【主治】 头癣。

方二：

【组成】 食醋500毫升,细辛(去苗叶)、乌嘴、莽草、续断、石南、辛夷仁、皂荚、泽兰(去苗)、白芷、防风(去叉)、白术、松叶、竹叶各60克,猪油250克,生麻油250毫升。

【制配】 诸药(除猪油、生麻油外)细锉,同食醋、油一起放入瓷瓶中浸1宿,取出用大铛先下脂油,微火煎1～2沸,余下诸药煎,候白芷色黄即膏成,去渣,以瓷盒盛。创口痒勿搔抓,一夜之后洗去再涂。

【主治】 头疮有虫,白秃疮。

方三：

【组成】 狼毒、苦参、木槿皮各30克,白酒或75％酒精150毫升。

【制配】 将狼毒、苦参、木槿皮放入白酒或75％酒精中,浸泡1周。外用涂搽,每日4～6次。

【主治】 白癣或黄癣。

方四：

【组成】 陈醋500克。

【制配】 取醋放瓷锅内用文火煎熬成膏状,不得熬糊,有黏性时收瓶备用。事先剪掉周围长发,用洗头膏浸洗头皮,刮去头皮硬痂,以能忍受为度,后用清水冲净、揩干。取药膏涂搽,每周敷药2～3次。每次用前皆需刮痂。涂后有痛感为佳。忌用铁器熬药。

【主治】 顽固性头癣。

手、足、甲癣

方一：

【组成】 大蒜2头,陈醋50毫升。

【制配】 将蒜捣烂,用醋拌好。浸泡患处。

【主治】 手癣。

方二：

【组成】 苦参、青核桃皮、木模皮各20克,酒或95％酒精300毫升。

【制配】 将苦参、青核桃皮、木模皮捣碎,加入烈酒或95％酒精300毫升,1周后用。将脚用温水洗净后,用药棉蘸汁涂搽,每日2～3次。

【主治】 脚癣经久不愈,脱皮奇痒。

方三：

【组成】 大蒜 15 克,麝香 0.5 克,15％醋酸 100 毫升。

【制配】 将大蒜捣烂为泥,与麝香和匀,加入醋酸装瓶备用。清洗患处,用消毒棉签蘸汁涂患处,每日 2 次。

【主治】 体癣及足癣。

方四：

【组成】 皂角 250 克,苦楝皮 50 克,醋 1000 毫升。

【制配】 将皂角、苦楝皮打碎,浸泡于醋内,历时 7 日,滤出药液。先用温开水洗净患处,再用此液浸泡擦洗患处 5～15 分钟。

【主治】 手足癣、甲癣。本方善治手足癣及甲癣所致的手足瘙痒,脱皮、指(趾)甲变形、增厚等症。严重感染者禁用此方。

方五：

【组成】 上荆皮根 90 克,白酒 250 毫升。

【制配】 将上荆皮根放入白酒中浸一周后外搽患处。

【主治】 足癣。

方六：

【组成】 陈醋 500 毫升,百部、藿香、明矾、石榴皮各 30 克,苦参、黄柏、蛇床子、黄精各 15 克,生杏仁、露蜂房各 10 克。

【制配】 这 10 味药水煎 25 分钟,最后入醋煎 5 分钟。趁热先熏后洗,1 剂用2日,1 日 2 次或 3 次,1 次 30 分钟,10 次为 1 疗程。如不痊愈,休息 3 日后,再按原方法熏洗。

【主治】 手癣。

方七：

【组成】 米醋 15 毫升。

【制配】 将米醋入锅煮沸待温后浸泡患处,每日 1 次或 2 次,每次 10～20 分钟。

【主治】 手、脚癣。

方八：

【组成】 大黄 100 克,米醋 1000 毫升。

【制配】 将大黄加入米醋中浸泡 10 天,用该液浸泡患手,每次 20 分钟。1 周为 1 疗程,儿童宜浸泡 10～15 分钟。

【主治】 手癣。

方九：

【组成】 木槿皮 30 克,川椒、苦参各 20 克,黄柏 10 克,陈醋适量。

【制配】 将木槿皮、川椒、苦参、黄柏入锅水煎浓缩,再加陈醋混合,外洗。

【主治】 鹅掌风。

花斑癣

方一：

【组成】 硫黄 30 克,陈醋 100 毫升。

葱姜蒜·酒茶醋速效小偏方

【制配】 将硫黄研末浸醋 1 周，以棉花蘸药液擦患处。每日 3～4 次，以轻度出血为度。

【主治】 花斑癣。

方二：

【组成】 土荆皮、丁香各 10 克，75％酒精或纯白酒 100 毫升。

【制配】 将土荆皮、丁香用酒浸 1 周后取液外涂。

【主治】 汗斑。

🌀 脓疱疮 ▶▶▶

方一：

【组成】 陈醋 120 毫升，猪胆 1 个。

【制配】 先将醋倒在小锅内熬，10 多分钟后，倒入猪胆汁；共煎至膏状，取出凉凉。先将患处用温开水洗净，再将此膏涂上，每日换 1 次或 2 次。

【主治】 黄水疮。

方二：

【组成】 干姜 10 克，栀子 30 克，冰片 3 克，醋适量。

【制配】 将干姜、栀子、冰片共研细末。用醋调匀涂患处。每日 1 次。

【主治】 黄水疮。

方三：

【组成】 白酒少许，花椒末、米醋各适量。

【制配】 将花椒粉、米醋、白酒混合搅匀，涂患处，每日 3～5 次，连用 3～5 日。

【主治】 黄水疮。

方四：

【组成】 莲房、浓茶、食油各适量。

【制配】 将莲房烤焦（烧成白灰无效），研为细末，过筛，贮瓶备用。先用浓茶将创面洗净，取末均匀撒在创面上，渗湿再撒，直至创面干燥后，用食油将痂洗净，取药末用食油调糊状，外敷创面，每日 2～3 次。

【主治】 黄水疮。

🌀 疥疮 ▶▶▶

方一：

【组成】 苦参子、土荆皮、花椒、樟皮、白及、姜、百部、槟榔各 30 克，木通 90 克，高粱酒 750 毫升。

【制配】 将上述药材共捣碎，布包，置于净瓶中，用 750 毫升高粱酒浸泡，经 3～5 日，去渣备用。

【主治】 疥疮。

方二：

【组成】 剪草、酒各适量。

【制配】 用剪草浸酒。不限时饮服。

【主治】 虱疮疥癣。

方三：

【组成】 百部根适量。

【制配】 将百部根火炙浸酒。空腹饮之。

【主治】 疥癣。

方四：

【组成】 水菖蒲1500克,米、曲各适量。

【制配】 前1味粗碎,加入清水3.5升,文火煮取500毫升,去渣留液,入米、曲密封,常规酿酒,后去糟留液。口服。不拘时候,随量饮用。

【主治】 疥疮。

方五：

【组成】 硫黄、制雄黄各50克,百部100克,苦参、花椒、樟脑各30克,密陀僧36克,蛇床子60克,冰片5克,95％乙醇800毫升。

【制配】 诸药粗碎,加入乙醇,每日振摇1次或2次,密封浸泡3～7日,去渣留液。外用。每日2次,每次用热水洗净患处,除去痂皮、拭干,再取药液涂擦。

【主治】 疥疮。

方六：

【组成】 白鲜皮19克,百部30克,苦参、川楝子、萹蓄、蛇床子、石榴皮、藜芦各10克,皂角刺、羊蹄草各20克,白酒2升。

【制配】 前10味粗碎,加入白酒,每日振摇1次或2次,密封浸泡7日,去渣留液。外用。每日1次,每晚临睡前用消毒棉球蘸本酒涂擦。

【主治】 疥疮。

方七：

【组成】 硫黄、制雄黄各50克,百部100克,密陀僧36克,蛇床子60克,冰片5克,95％乙醇800毫升。

【制配】 前6味研末,加入乙醇,每日振摇1～2次,密封浸泡3～5日,去渣留液。外用。每日2次,每次用热水洗净患处,除去痂皮、拭干,再取药液涂擦。

【主治】 疥疮。

方八：

【组成】 龟甲50克,白酒750毫升。

【制配】 前1味炒至微黄,加入白酒,每日振摇1～2次,密封浸泡30日,去渣留液。口服。每日2次,每次15～20毫升。

【主治】 疥疮。

酒渣鼻

方一：

【组成】 硫黄30克,白矾、轻粉各1.5克,白酒适量。

【制配】 将硫黄、白帆研为末与轻粉和白酒混合后,隔水煮1小时。搅匀后涂患处。

【主治】 酒渣鼻。

方二：

【组成】 麻黄、麻黄根各 30 克,白酒 500 毫升。

【制配】 用 500 毫升白酒浸泡麻黄和麻黄根,约煮 1 小时,露 1 宿,去渣,收贮备用。每日早、晚各饮 2～3 小杯,1～5 日出脓,10 余日则脓尽,渐愈。

【主治】 酒渣鼻。

方三：

【组成】 硫黄 40 克,烧酒 500 克。

【制配】 把硫黄放入烧酒中煮,逐渐添加,待干。用口涎在手心化开,搽鼻上。

【主治】 酒渣鼻。

方四：

【组成】 轻粉、硫黄各 15 克,生大黄、百部各 50 克,95％乙醇 300 毫升。

【制配】 前 4 味研末,加入乙醇,每日振摇 1～2 次,密封浸泡 6～10 日,去渣留液。外用。每日 2 次,每次用温开水洗脸,然后用棉球蘸药液涂擦 3～5 分钟。

【主治】 酒渣鼻。

方五：

【组成】 生麻黄节、生麻黄根各 80 克,白酒 1.5 升。

【制配】 前 2 味切碎,加入白酒,密封,武火煎至 30 分钟,待凉,去渣留液。口服。每日 2 次,每次 20～25 毫升。

【主治】 酒渣鼻。

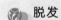 脱发

方一：

【组成】 老姜数片,高粱酒适量。

【制配】 将老姜浸泡在高粱酒中,2～3 日。用力擦无发处,半月后,头发即可再生。

【主治】 脱发。

方二：

【组成】 冬虫夏草 60 克,白酒 240 毫升。

【制配】 冬虫夏草浸酒内 7 昼夜备用。用毛刷沾酒外搽患处 1～2 分钟,早晚各 1 次。

【主治】 脱发。

方三：

【组成】 芝麻花、鸡冠花各 60 克,樟脑 1.5 克,白酒 120 毫升。

【制配】 将芝麻花、鸡冠花弄碎,浸泡于酒中,密封,15 日后过滤,再将樟脑入药酒中,使之溶化,备用。以药棉蘸药酒,涂搽脱发区,每日搽 3 次或 4 次。

【主治】 脱发。

葱姜蒜·酒茶醋速效小偏方

方四：

【组成】 醋 150 毫升。

【制配】 将醋加水 200 毫升，于火上加热，趁热洗头，每日 1 次。

【主治】 脱发，瘙痒。

方五：

【组成】 生姜、醋各适量。

【制配】 用生姜蘸醋磨汁，频搽患处。

【主治】 斑秃。

鸡眼

方一：

【组成】 大蒜 1 头，醋适量。

【制配】 将大蒜捣如泥，调醋，割鸡眼表面粗糙角膜层（以刚出血为度）用盐水（温开水 2000 毫升加生盐 5 克溶化）浸 20 余分钟，使其皮软化，抹干。将蒜泥塞满切口，用消毒纱布、绷带和胶布包好。每日或隔日换 1 次。5～7 日为 1 疗程。

【主治】 鸡眼。

方二：

【组成】 补骨脂 40 克，95％的酒精、黄酒、骨脂各适量。

【制配】 将补骨脂浸泡于酒精中，经 36 小时左右即可使用。先用温开水将鸡眼泡柔软后，用小刀削去其外皮，涂以黄酒，再涂擦骨脂，隔 2 小时涂擦 1 次，连续 3～5次，至多 10 次。

【主治】 鸡眼。

方三：

【组成】 乌梅 30 克，醋 250 毫升。

【制配】 将乌梅与醋浸泡 1～2 周或将乌梅研末浸泡 3 日。用浸液揉擦患处，每日 3 次。

【主治】 鸡眼。

方四：

【组成】 补骨脂 300 克，75％乙醇 600 毫升。

【制配】 补骨脂捣碎，加入乙醇，每日振摇 1～2 次，密封浸泡 7 日，去渣留液。外用。每日 1 次，先用温水洗净，再用小刀刮去厚皮，然后用消毒棉球蘸本酒涂擦患处。

【主治】 鸡眼。

方五：

【组成】 水杨酸 85 毫升，苯甲酸 10 克，磺胺结晶、普鲁卡因各 2～3 克，樟脑 0.2克，白砂糖适量，高粱酒适量。

【制配】 前 5 味研末，加入高粱酒、白砂糖调成膏状。外用。先用温水浸泡、拭干，再取打孔胶布贴于患处，取少量本品敷在鸡眼体上。

【主治】 鸡眼。

白癜风

方一：

【组成】 赤芍 6 克,川芎 5 克,桃仁(研碎)、红花、鲜姜(切)各 9 克,老葱(切)3 根,红枣 7 个,麝香(绢包)0.15 克,黄酒适量。

【制配】 先用黄酒 350～400 毫升将前七味药煎至 70～80 毫升时,滤去渣滓,再将麝香(绢包)入酒内煎 4～5 沸即可。每晚睡前服,其余时间服药效果不显著。1 剂药连续煎服两晚,停药一晚,以免影响食欲,如此连服 10 剂。

【主治】 白癜风。

方二：

【组成】 乌梢蛇 180 克,防风、桂心、白蒺藜各 60 克,羌活 90 克,白酒 50 毫升。

【制配】 将上述药物装入纱布袋内,扎紧口,盛入酒坛内,注入白酒,盖子盖严。每日搅拌 1 次,浸泡 7 日,即可饮用。

【主治】 风湿,血瘀,白癜风等症。

方三：

【组成】 补骨脂 30 克,菟丝子、白蒺藜各 10 克,红花、僵蚕各 6 克。

【制配】 将上述药材浸于 60 度白酒中,一周后取汁外涂。每日 1～2 次。

【主治】 白癜风。

方四：

【组成】 生姜适量,75％酒精或纯白酒适量。

【制配】 将生姜浸于 75％酒精或纯白酒内成糊状后搽敷患处。

【主治】 白癜风。

方五：

【组成】 密陀僧、陈醋各适量。

【制配】 将密陀僧捣为细末,用醋调匀后搽患处。

【主治】 白癜风。

方六：

【组成】 乌梢蛇(去头、皮、鳞片)180 克,防风、白蒺藜、肉桂、五加皮各 60 克,天麻、羌活、牛膝、枳壳各 90 克,熟地黄 120 克,白酒 2 升。

【制配】 前 1 味用黄酒浸透,去骨刺,切段,文火炒至微黄,与其余 9 味药末置容器中,加入白酒,每日振摇 1 次或 2 次,密封浸泡 7～14 日,去渣留液。口服。每日 3 次,每次 10～15 毫升。

【主治】 白癜风。

方七：

【组成】 无花果叶 6 片,白酒 150 毫升。

【制配】 前 1 味切碎,加入白酒,每日振摇 1 次或 2 次,密封浸泡 7 日,去渣留液。外用。不拘时候,每次取本酒涂擦患处。

【主治】 白癜风。

方八：

【组成】 蛇床子、苦参 40 克,土槿皮 20 克,薄荷脑 10 克,75％乙醇 1 升。

【制配】 前 4 味研末,加入乙醇 80 毫升浸泡 6 小时,再加入乙醇 920 毫升,每日振摇 1 次或 2 次,密封浸泡 7 日,去渣留液。外用。每日 2～5 次,每次用消毒棉球蘸本酒涂患处。

【主治】 白癜风。

方九：

【组成】 补骨脂 30 克,前胡 20 克,防风 10 克,75％乙醇 200 毫升,氯仿 50 毫升。

【制配】 前 2 味粗碎,加入乙醇;防风粗碎,加入氯仿。两者均每日振摇 1 次或 2 次,密封浸泡 7 日,去渣留液,后混合药液。外用。每日 2 次或 3 次,每次用消毒棉球蘸本酒涂患处至该处皮肤发红。

【主治】 白癜风。

疣

方一：

【组成】 大蒜、酒各适量。

【制配】 将大蒜捣烂放酒精中浸泡,1 周以后将上述药液倒出,用脱脂棉球蘸药液涂患处。每日 2 次,注意保护正常皮肤。若出现皮肤发红起水疱,可暂停 1～2 日再用,以愈为度。

【主治】 扁平疣。

方二：

【组成】 生姜、醋各适量。

【制配】 将生姜捣烂取汁,加醋调匀,搽患处,每日数次。

【主治】 寻常疣。

方三：

【组成】 紫皮大蒜 2 瓣,75％酒精适量。

【制配】 将大蒜捣成糊状备用。用胶布将疣根基部皮肤粘贴遮盖,经 75％酒精消毒后,用无菌刀剪破疣体的头部,以见血为度,随即用适量蒜泥敷疣体及破损处,然后用胶布包盖,一般 4～5 日后,疣即可脱落,不愈者可再治 1 次,如惧怕切破疣体,可将蒜瓣切开深擦疣体,每日 6～8 次,一般 20 余日疣体即自行脱落。

【主治】 寻常疣。

方四：

【组成】 豌豆 50 克,75％乙醇或白酒 100 毫升。

【制配】 将豌豆研碎,浸泡于酒精或白酒内 24～48 小时后,过滤。涂擦疣体上,每日 5～10 次。

【主治】 寻常疣。

方五：

【组成】 优质米醋 180 毫升,鲜鸡蛋 1 个。

【制配】 将洗净的鸡蛋放入玻璃瓶中,倒入米醋盖紧,经 48 小时后,蛋壳会被软化,用筷子将蛋皮挑破,把蛋清、蛋黄与醋搅匀即可使用。每次涂擦 2 次或 3 次。

【主治】 寻常疣。

方六:

【组成】 香菇 30 克,山芝麻根 20 根,牡荆根、地骨皮、射干各 15 克,白酒 500毫升。

【制配】 将香菇、山芝麻根、牡荆根、地骨皮、射干共放入酒中密封浸泡 1 周,每日振荡 1 次。滤去药渣即可服用。每日 1 次,每次 30 毫升,连服 2～4 剂。

【主治】 寻常疣。

方七:

【组成】 醋 200 毫升。

【制配】 先将醋加热浓缩至 100 毫升,待醋液冷却后涂患处,每日 3 次。

【主治】 扁平疣。

方八:

【组成】 了哥王果 50 克,95％乙醇 50 毫升。

【制配】 前 1 味捣碎,加入乙醇,每日振摇 1 次或 2 次,密封浸泡 14 日,去渣留液。外用。每日 1 次,每次先取 0.1％新洁尔灭液消毒,再用消毒三棱针挑破疣体,然后取本酒涂擦 4～5 分钟。

【主治】 寻常疣。

方九:

【组成】 乌梅、藜芦、千金子、急性子各 30 克,75％乙醇 500 毫升。

【制配】 前 4 味粗碎,加入乙醇,每日振摇 1 次或 2 次,密封浸泡 10 日,去渣留液。外用。每日 2～3 次,每次先拔除疣体刺状物,再用消毒棉球蘸药涂于患处。

【主治】 单发或多发的寻常疣。

🔅 冻疮 ▶▶▶

方一:

【组成】 老白姜 100 克,白酒 200 毫升。

【制配】 将老白姜切片浸入酒中,3 日后摇匀,每日涂患处。

【主治】 冻疮。

方二:

【组成】 樟脑 10 克,花椒 50 克,干辣椒 3 克,95％酒精或纯白酒 100 毫升,甘油 30毫升。

【制配】 用酒精或酒浸泡樟脑、花椒、干辣椒后外涂,每日 5～7 次。皮肤已溃损者不宜使用。

【主治】 冻疮。

方三:

【组成】 醋适量。

【制配】 将醋入锅加热后湿敷患处。

【主治】 冻疮初起。

方四：

【组成】 醋适量。

【制配】 将醋入锅煮热，趁温热敷，每日 2 次或 3 次。

【主治】 冻疮。

方五：

【组成】 辣椒 2 个，醋适量。

【制配】 用醋浸泡辣椒 30 分钟，涂患处。

【主治】 冻疮。

方六：

【组成】 花生皮、醋、樟脑、酒精各适量。

【制配】 先将花生皮炒黄，研碎过筛成粉末，每 50 克加 100 毫升醋，调成糊状，放入樟脑粉 1 克，酒精少许调匀，将药厚厚一层敷于患处，再用纱布包好固定，一般轻症 2～3 日可愈。

【主治】 冻疮初期红肿发痒未溃者。

方七：

【组成】 醋适量。

【制配】 将醋入锅烧热待温后洗足，研藕敷之。

【主治】 足上冻疮。

方八：

【组成】 热酒、姜汤各适量。

【制配】 将热酒和姜汤混合后适量灌服。

【主治】 冻"死"、冻僵。

方九：

【组成】 丁香 15 克，黄酒 100 毫升。

【制配】 丁香研末，加入黄酒，隔水文火加热，呈糊状。外用。每日 1 次，每次取药糊敷患处。

【主治】 冻疮。

硬皮病

方一：

【组成】 红花、桂枝各 10 克，50％乙醇 20～30 毫升。

【制配】 前 2 味粗碎，加入乙醇，每日振摇 1～2 次，密封浸泡 7 日，去渣留液。外用。隔日 1 次，每次取 5～10 毫升酒乘热温熨、按摩患处 15～30 分钟，至局部皮肤发红并有灼热感。

【主治】 硬皮病。

方二：

【组成】 黄芪、当归各 15 克，黄鳝 1 条，黄酒适量。

【制配】 前3味粗碎,加入黄酒,文火炖至肉熟。晨起空腹口服。每日1次,每次1剂,食肉饮汤。

【主治】 硬皮病。

方三:

【组成】 制附子60克,羊肉1000克,生姜100克,花椒、黄酒各适量。

【制配】 前3味粗碎,加入清水、黄酒、花椒,文火煮至肉熟。晨起空腹口服。每日1次,每次1剂,食肉饮汤。

【主治】 硬皮病。

方四:

【组成】 党参、黄芪、肉苁蓉各30克,鹿角霜60克,黄酒1升。

【制配】 前4味粗碎,加入黄酒,每日振摇1~2次,密封浸泡10日,去渣留液。睡前口服。每日1次,每次10~20毫升。

【主治】 硬皮病。

皮肤瘙痒

方一:

【组成】 百部草180克,75%乙醇360毫升。

【制配】 前1味粗碎,加入乙醇,每日振摇1~2次,密封浸泡7日,去渣留液。外用。每日3次,每次用消毒棉球蘸本酒擦患处。

【主治】 皮肤瘙痒。

方二:

【组成】 枳实、白酒各适量。

【制配】 前1味研细末。口服。每日2次,每次取药末6~10克,用白酒15~20毫升送服。

【主治】 周身瘙痒不止。

方三:

【组成】 何首乌、丹参各30克,蝉蜕15克,防风10克,黄酒300毫升。

【制配】 前4味入黄酒,文火煎至减半,去渣留液。口服。每日2次,每次1/2剂。

【主治】 皮肤瘙痒(血虚型)。

方四:

【组成】 蝮蛇25克,人参15克,10度高粱酒1升。

【制配】 前2味置容器中,加入高粱酒,每日振摇1次或2次,密封浸泡6个月,去渣留液。口服。每日1次或2次,每次5~6毫升。

【主治】 皮肤瘙痒症。

方五:

【组成】 黄芪、防风、桂枝、天麻、萆薢、白芍、当归、云母、白术、茵芋、木香、淫羊藿、甘草、续断各30克,白酒1升。

【制配】 前14味捣碎,加入白酒,每日振摇1次或2次,密封浸泡5~10日,去渣留液。温饮。不拘时候,每次 10 毫升。

【主治】 皮肤瘙痒。

方六:

【组成】 蝉蜕、白鲜皮、蛇床子、百部各 30 克,白酒 500 毫升。

【制配】 前 4 味捣碎,加入白酒,每日振摇 1 次或 2 次,密封浸泡 5～10 日,去渣留液。外用。不拘时候,每次用消毒棉球蘸本酒擦患处。

【主治】 皮肤瘙痒。

虱

方一:

【组成】 蛇床子、百部各 25 克,50％乙醇 100 毫升。

【制配】 前 2 味粉碎,加入乙醇,密封浸泡 1 日,去渣留液。外用。不拘时候,每次用消毒棉球蘸本酒擦患处。

【主治】 头虱。

方二:

【组成】 百部 150 克,苦参 15 克,硫黄、地肤子各 10 克,白酒 500 毫升。

【制配】 诸药粗碎,加入白酒,每日振摇 1 次或 2 次,密封浸泡 3 日,去渣留液。外用。每日 2～3 次,每次用消毒棉球蘸本酒擦患处。

【主治】 头虱,阴虱。

方三:

【组成】 百部根 100 克,槟榔 10 克,白酒适量。

【制配】 前 2 味粗碎,加入清水文火煎取汁,再加白酒混匀,文火煮沸。外用。每日 1 次,每次用本酒洗头。

【主治】 头虱。

方四:

【组成】 百部 250 克,烟叶 6 克,白果仁 10 克,芦荟 6 克,白酒 500 毫升。

【制配】 前 4 味捣碎,加入白酒,每日振摇 1～2 次,密封浸泡 3 日,去渣留液。外用。每日 2 次,每次先剃阴毛、洗净,再用消毒棉球蘸本酒擦患处。

【主治】 阴虱。

第六篇　五官科疾病良方

　　人类是最好面子的动物,而五官就居于"面子"上,如果面子上出了什么问题,实在是让人不舒服,本章就是为面子上出现的一些状况找到一些解决的办法。

结膜炎

方一:

【组成】 韭菜根、橘叶各适量。

【组成】 木耳 25 克,绿茶叶 10 克,鸡蛋 2 个。

【制配】 将木耳洗净同绿茶叶、鸡蛋入锅加水 2 碗煮成 1 碗,1 次服完,喝汤吃木耳、鸡蛋。

【主治】 红眼病,眼痛灼热、红肿流泪、刺痛畏光。

方二:

【组成】 盐少许,浓茶汁适量。

【制配】 将浓茶汁和盐调匀洗患眼或者用水冲泡盐水 7 分钟,每日饮 4～6 次。

【主治】 结膜炎,眼部充血。

方三:

【组成】 鸡蛋数个,茶叶适量。

【制配】 将茶叶和鸡蛋一同入锅煮,每日 3 次,每次吃 2 个茶蛋,连用 3～5 日。

【主治】 急性结膜炎。

方四:

【组成】 茶叶 25 克。

【制配】 将茶叶入锅煎汁洗眼。

【主治】 溃疡性睑缘炎(烂眼边)。

麦粒肿与夜盲

方一:

【组成】 鲜生地黄 20 克,醋适量。

【制配】 将鲜生地黄洗净捣烂,取汁与等量醋调匀,擦患处,每日 3 次或 4 次。

【主治】 麦粒肿。对于红痛较重,并有明显目全肿者特效。

方二:

【组成】 绿茶 1 克,决明子 10 克(文火炒至鼓起),冰糖 25 克。

【制配】 将绿茶、冰糖和炒好的决明子用沸水冲泡代茶饮,分 3 次饭后服,每日 1 剂。

【主治】 夜盲,青光眼。

白内障及其他眼病

方一:

【组成】 肉苁蓉 125 克,枸杞子、巴戟天、菊花各 65 克,糯米 1250 克,酒曲适量。

【制配】 前 4 味粗碎,加清水文火煎至 3 升,与蒸熟的糯米、酒曲末搅匀,密封,常规酿酒,酒熟后去糟留液。空腹温饮。每日 2 次,每次 10～20 毫升。

【主治】 白内障。

方二:

【组成】 熟地黄、菟丝子各 60 克,枸杞子 30 克,车前子 45 克,白酒 1.5 升。

【制配】 前 4 味粗碎,加入白酒,每日振摇 1～2 次,密封浸泡 14 日,去渣留液。口服。每日 2 次,每次 10～20 毫升。

【主治】 白内障。

方三：

【组成】 当归、川芎、大黄、草决明、龙胆草、薄荷、黄连、黄芩、荆芥、防风、栀子各9克,黄酒800毫升。

【制配】 前11味粗碎,加入黄酒,文火煎至300毫升,去渣留液。口服。每日3次,每次20～30毫升。

【主治】 白内障。

方四：

【组成】 天冬、茯苓、麦冬、菊花、枸杞子、牛膝、肉苁蓉各40克,熟地黄、生地黄、青葙子各35克,菟丝子、草决明各25克,人参、杏仁、五味子、甘草、枳壳、黄连各15克,山药、川芎各20克,蒺藜花24克,石斛50克,防风30克,犀牛角、羚羊角各3克,白酒3升。

【制配】 诸药使碎,加入白酒,每日振摇1～2次,密封浸泡15日,去渣留液。口服。每日2次,每次10～20毫升。

【主治】 白内障。

方五：

【组成】 猪肝1具,鸡蛋2个,豆豉10克,葱白若干。

【制配】 将豆豉煎汁去渣,猪肝去筋膜切碎,葱白去须洗净,葱、肝同入豆豉汁中煮开即可,分2次饮食。

【主治】 视疲劳症,久视近物,眼胀沉重,视物模糊,头晕头痛,远视无力。

方六：

【组成】 绿茶1克,桑叶、菊花各15克,甘草5克。

【制配】 将绿茶、桑叶、菊花、甘草入锅加350毫升水煮沸5分钟,分3次饭后服,每日1剂。

【主治】 慢性青光眼,目硬瞳浊,渐至失明。

方七：

【组成】 五倍子细末30克,醋适量。

【制配】 用醋调五倍子细末为糊。先洗净眼睑,再涂药糊于眼睑边缘2毫米处,每日1次,连涂3～10次,可望矫正。

【主治】 倒睫。

方八：

【组成】 绿茶适量。

【制配】 将绿茶用沸水泡饮,每日2杯。此方可控制病情,但切不可用红茶代替绿茶。

【主治】 白内障。

方九：

【组成】 茶叶30克。

【制配】 用2茶杯沸水泡开茶叶,冷后用湿茶贴敷仰卧的患者眼睑周围,轻轻启

葱姜蒜·酒茶醋速效小偏方

合眼睑数次,会有热泪流出,不久疼痛消失。每隔半小时换茶叶 1 次,7 次或 8 次即愈,或用湿茶叶贴住双眼一夜。

【主治】 电光性眼炎。

耳鸣

方一:

【组成】 木耳 3 克,糯米糖、绿豆各 500 克,白酒 1000 毫升。

【制配】 前 3 味粗碎,加入白酒,每日振摇 1 次或 2 次,密封浸泡 21 日,去渣留液。口服。每日 2 次,每次 15～30 毫升。

【主治】 耳鸣。

方二:

【组成】 铁 1 块,石菖蒲、磁石各 20 克,穿破石 50 克,粳米 200 克,酒曲适量。

【制配】 前 4 味粗碎,加水煎取汁,入米煮熟,密封,常规酿酒,后去糟留液。口服。不拘时候,随量饮用。

【主治】 耳鸣。

方三:

【组成】 桑椹 1000 克,柠檬 5 个,白砂糖 100 克,米酒 1.8 升。

【制配】 前 2 味粗碎,加入米酒,每日振摇 1～2 次,密封浸泡 20 日,加入白糖溶解,去渣留液。口服。每日 2 次,每次 50～60 毫升。

【主治】 耳鸣。

方四:

【组成】 磁石 30 克,熟地黄 9 克,山茱萸、制附子、苍耳子各 6 克,肉桂、羌活、川木通、防风、山药、石菖蒲、远志、蔓荆子、川芎、细辛、茯苓、干姜、菊花各 3 克,米酒 1 升。

【制配】 前 18 味研末,加入米酒,每日振摇 1～2 次,密封浸泡 15 日,去渣留液。口服。每日 2 次,每次 15～30 毫升。

【主治】 耳鸣。

方五:

【组成】 川木通、石菖蒲各 250 克,磁石 15 克,白酒 1.7 升。

【制配】 前 3 味细锉,加入白酒,每日振摇 1～2 次,密封浸泡 3～7 日,去渣留液。饭后口服。每日 2 次,每次 20～30 毫升。

【主治】 耳鸣。

耳聋

方一:

【组成】 天花粉 100 克,白酒 1 升。

【制配】 前 1 味粗碎,加入白酒,文火煮 2～3 沸,去渣留液。口服。不拘时候,随量饮用。

【主治】 耳聋。

方二：

【组成】 麦冬、枸杞子、白术、党参、茯苓各 50 克，陈皮、当归、川芎、生地黄、熟地黄、枣树皮各 30 克，羌活、五味子各 20 克，肉桂 10 克，大枣 500 克，冰糖 1000 克，白酒 5升。

【制配】 前 15 味捣碎，加入白酒密封，文火隔水加热 1.5 小时，待温入冰糖溶解，埋入土中 7 日后取出，去渣留液。口服。每日 3 次，每次 10 毫升。

【主治】 耳聋。

方三：

【组成】 苍耳子、防风、黄芪、茯苓、独活、牛蒡子、生地黄各 30 克，薏苡仁、川木通各 20 克，人参 15 克，肉桂 12 克，白酒 1 升。

【制配】 前 11 味捣碎，加入白酒，每日振摇 1～2 次，密封浸泡 7 日，去渣留液。空腹口服。每日 1 次，每次 10 毫升。

【主治】 耳聋。

方四：

【组成】 磁石 150 克，山茱萸 60 克，熟地黄 90 克，川木通、防风、山药、石菖蒲、远志、制天雄、蔓荆子、菊花、川芎、细辛、肉桂、干姜、茯苓各 30 克，白酒 30 升。

【制配】 前 16 味粗碎，加入白酒，每日振摇 1～2 次，密封浸泡 7 日，去渣留液。口服。不拘时候，随量饮用。

【主治】 耳聋。

鼻疮

方一：

【组成】 大蒜适量。

【制配】 将大蒜去皮切片贴足心，收效即止。

【主治】 鼻疮。

方二：

【组成】 鸡蛋 1 个，米醋适量。

【制配】 将鸡蛋去蛋黄留蛋清在壳内，加米醋适量，置火上微沸取下，反复 3 次，趁热服用。

【主治】 鼻塞。

方三：

【组成】 芫花根 30 克，75％乙醇 100 毫升。

【制配】 前 1 味研末，加入乙醇，每日振摇 1～2 次，密封浸泡 14 日，去渣留液。外用。每日 1 次，每次用消毒棉球蘸本酒塞入鼻腔 1～2 小时。

【主治】 鼻炎。

方四：

【组成】 辛夷、白芷各 9 克，藁本、甘草、当归各 18 克，羊脊髓 250 克，黄酒 3 升。

【制配】 羊脊髓粗碎，加水文火煮沸，与捣碎的前 5 药置容器中，加黄酒，每日振摇 1 次或 2 次,密封浸泡 3～5 日,去渣留液。温饮。每日 2 次,每次 15 毫升。

【主治】 鼻炎。

鼻衄

方一:

【组成】 冷开水 300 毫升,食盐 5 克,醋 100～150 毫升(都是一次量)。

【制配】 用冷开水将食盐充分溶化,先饮盐开水,间隔 2～3 分钟,再饮醋,早晚各 1 次,连服 3 日。

【主治】 鼻衄。胃酸过多、上腹不适、恶心等胃肠有病者忌用。

方二:

【组成】 醋适量。

【制配】 将蘸了醋的棉球塞入出血鼻孔内。

【主治】 鼻衄。

方三:

【组成】 葱汁、酒、醋各适量。

【制配】 将葱汁、酒、醋混合后取少许(2～3 滴)滴鼻。或大葱连根 1 把,洗净捣烂压取汁,棉球蘸葱汁紧塞衄血之鼻孔。

【主治】 鼻衄。

方四:

【组成】 绿茶 1 克,鲜丝瓜 200 克。

【制配】 将丝瓜去皮切片,加水 450 毫升煮沸 3 分钟,加入绿茶,分 3 次服,日服 1 剂。

【主治】 鼻衄。

方五:

【组成】 鲜嫩葱叶 1～2 根。

【制配】 将葱叶剖开,用棉球在葱叶内膜上蘸取葱汁,塞入出血鼻孔。

【主治】 鼻衄。

栀子

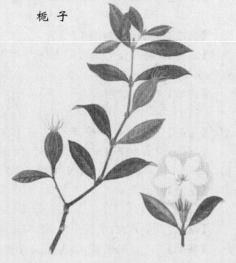

方六:

【组成】 莱菔子 100 克,白酒 150 毫升。

【制配】 前 1 味研末,加入白酒,文火煎 1～2 沸,去渣留液。睡前口服。每日 1 次,每次 10～20 毫升。

【主治】 鼻出血。

方七:

【组成】 栀子 50 克,三七末 3 克,百草霜 15 克,黄酒 300 毫升。

【制配】 前 3 味粗碎,加入黄酒,煎至减半,去渣留液。口服。每日 3 次,每次 1/3 剂。

【主治】 鼻出血。

鼻痈

方一：

【组成】 鸡蛋清 1 份，米醋适量。

【制配】 将鸡蛋清留壳内，加入米醋适量，用铁丝架置火上微沸，取下，再置火上微沸再取下，如此 3 次即成，趁热服下。

【主治】 鼻疮，头痛，咽干咳嗽。

方二：

【组成】 黄连 15 克，枯明矾 22.5 克，茶汁、蜂蜜各适量。

【制配】 将黄连、枯明矾共研为细末，以茶汁或蜂蜜调匀贴患处。

【主治】 鼻痈。

中耳炎

方一：

【组成】 绿茶、菊花、槐花各 3 克。

【制配】 将绿茶、菊花、槐花用沸水冲泡，代茶频饮。

【主治】 慢性中耳炎。

方二：

【组成】 茶叶、石菖蒲各 3 克，牡丹皮、川芎各 5 克。

【制配】 将茶叶、石菖蒲、牡丹皮、川芎用沸水冲泡，代茶频饮。

【主治】 卡他性、真菌性慢性中耳炎。

咽喉肿痛

方一：

【组成】 盐适量。

【制配】 用淡盐开水冲茶，每早 1 杯，连用 15 天。

【主治】 咽喉肿痛。

方二：

【组成】 蒜瓣适量。

【制配】 将蒜瓣削去两头塞鼻孔中，左痛塞右，右痛塞左，咽喉中血出即取出。

【主治】 咽喉肿痛，喉头水肿。

方三：

【组成】 柑皮适量。

【制配】 用柑皮煎水代茶频饮。

【主治】 咽喉肿痛。

方四：

【组成】 盐水、橘皮、糖各适量。

【制配】 饮淡盐水，饮橘皮糖茶。

【主治】 咽喉肿痛,喉干嗓哑。

方五:

【组成】 白萝卜、姜汁各适量。

【制配】 将白萝卜捣烂取汁,用时加些姜汁,频频咽服。

【主治】 咽喉肿痛。

虚火喉痹　▶▶▶

方一:

【组成】 绿茶1克,罗汉果20克。

【制配】 将罗汉果切碎与茶叶同用沸水冲泡大半杯,加盖5分钟后饮,可反复泡饮至味淡。

【主治】 咽喉炎。

方二:

【组成】 茶叶、蜂蜜各适量。

【制配】 用茶叶和蜂蜜泡浓茶,冷后去渣,每隔半小时漱喉1次并咽下,每日数次,当日即可有效,应连用3日。

【主治】 咽喉炎。

方三:

【组成】 茶叶、干菊花各2克。

【制配】 将茶叶和干菊化用沸水冲泡6分钟,每日饭后饮1杯。

【主治】 咽喉炎。

方四:

【组成】 茶适量。

【制配】 用茶叶煎汤漱口。

【主治】 咽喉炎。

嘶哑失音(喉喑)　▶▶▶

方一:

【组成】 米醋250毫升,鸡蛋1个。

【制配】 用醋将鸡蛋煮沸15分钟,去壳再煮15分钟,蛋醋同服,服1～2枚即愈。

【主治】 急性喉炎、声带发炎、剧咳所致喑哑。

方二:

【组成】 鲜萝卜汁、生姜汁各适量。

【制配】 将鲜萝卜汁和生姜汁混合,频饮服。

【主治】 急性失音(暴哑)。

方三:

【组成】 上等绿茶适量。

【制配】 冲泡绿茶,常饮。

【主治】 声音嘶哑。

扁桃腺炎

方一：

【组成】 茶叶、金银花各 6 克。

【制配】 将茶叶、金银花用沸水冲泡，代茶饮。

【主治】 扁桃腺炎，咽喉炎。

方二：

【组成】 生半夏 6 克，鸡蛋内膜 2 个，醋 30 毫升，水 300 毫升，鸡蛋清 1 份。

【制配】 用微火共煮沸生半夏、鸡蛋内膜、醋、水 30 分钟去渣，再加鸡蛋清搅匀，再煮沸，少量常含咽，使药力持久作用于咽部。

【主治】 慢性扁桃腺炎。

方三：

【组成】 绿茶 1 克，薄荷 15 克，甘草 3 克。

【制配】 1 升水煮沸，投入绿茶、薄荷、甘草，5 分钟即可，少量多次温饮。

【主治】 扁桃腺炎。

方四：

【组成】 蛇胆 2 枚，白酒 50 毫升。

【制配】 前 1 味刺破，入酒调匀。口服。不拘时候，随量饮用。

【主治】 扁桃体炎。

方五：

【组成】 橄榄 50 克，青黛 5 克，白酒 1 升。

【制配】 前 2 味粗碎，加入白酒，每日振摇 1～2 次，密封浸泡 15 日，去渣留液。口服。不拘时候，随量饮用。

【主治】 扁桃体炎。

骨鲠咽喉

方一：

【组成】 威灵仙 30 克，醋 250 毫升。

【制配】 先用醋 150 毫升，加水 1 碗煎威灵仙至半碗，去渣后加醋 100 毫升，慢慢吞饮。

【主治】 鱼骨鲠喉。

方二：

【组成】 醋 120 毫升。

【制配】 先将醋缓缓喝下，再大口嚼咽馒头，或单将醋含口中，慢慢咽下，每日数次。

【主治】 鱼骨卡喉，黏性食物噎喉。

牙痛

方一：

【组成】 陈醋 200 毫升，花椒 6 克。

葱姜蒜·酒茶醋速效小偏方

【制配】 将陈醋和花椒入锅水煎,去椒含漱。

【主治】 牙痛。

方二:

【组成】 空心菜根 200 克,醋、水各 250 毫升。

【制配】 将空心菜根洗净同醋、水入锅共煎汤,待凉后含漱多次。

【主治】 龋齿牙疼。

方三:

【组成】 茶叶 3 克,醋适量。

【制配】 先用开水将茶叶冲泡 10 分钟,去茶叶加入醋含漱,每日 2~3 次。

【主治】 牙痛。

方四:

【组成】 绿茶适量。

【制配】 将绿茶用沸水泡饮,每日 2~3 杯,饮后、餐后、睡前茶水漱口。

【主治】 龋齿。

方五:

【组成】 茶叶 3 克,盐 1 克。

【制配】 开水冲泡 7 分钟茶叶和盐,每日饮 4~6 次。

【主治】 牙痛。

方六:

【组成】 韭菜子 15 克,米醋适量。

【制配】 将韭菜子研为细末,加适量米醋,捣烂成糊,敷于患处。

【主治】 龋齿。

方七:

【组成】 花椒细末、面粉、醋各适量。

【制配】 将花椒末、面粉用醋调匀,塞入牙缝或蛀孔中。

【主治】 蛀牙痛。

方八:

【组成】 绿茶适量。

【制配】 频嚼茶叶。

【主治】 牙痛。

方九:

【组成】 苋根 90 克,白酒 500 毫升。

【制配】 将苋根洗净切碎放入容器,倒入白酒密封 10 日,去渣即可。每日服 2 次,每次 10 毫升。

【主治】 牙痛。

牙本质过敏

方一:

【组成】 茶叶适量。

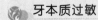

【制配】 让过敏牙咬住茶叶,饭前吐掉,饭后再咬,3～5日为1疗程。

【主治】 牙齿过敏。

方二:

【组成】 红茶30克。

【制配】 将红茶入锅水煎,先含漱后饮下,每日2次。

【主治】 牙本质过敏。

方三:

【组成】 韭菜子15克,米醋适量。

【制配】 将韭菜子研成细末,加入米醋,成糊状。涂于患处。

【主治】 过敏性疼痛。

口腔溃疡及其他口腔疾病

方一:

【组成】 绿茶、菊花、槐花各3克,冰糖9克。

【制配】 将绿茶、菊花、槐花、冰糖入锅水煎服,每日1～2次。

【主治】 口腔溃疡。

方二:

【组成】 隔夜茶适量。

【制配】 用隔夜茶漱口,天天如此,长期坚持。

【主治】 牙齿松动。

方三:

【组成】 醋、百草霜各适量。

【制配】 以醋和百草霜厚敷舌之上下,脱则再敷,片刻即止。

【主治】 舌肿不消。

方四:

【组成】 食醋100毫升。

【制配】 用100毫长凉开水兑入食醋,含漱。每日2次。连用半个月。

【主治】 牙周炎。

第七篇　儿科病良方

小朋友因为身体的免疫力比较差,更易患有上一些疾病,而打针吃西药对小孩子来说实在是一件痛苦的事,而我们古老的医学通过一些日常的饮食材料就可以配制一些可治小儿疾病的良方验方。

小儿胃痛

方一:

【组成】 老柚皮10克,红茶叶6克,生姜2片。

【制配】 将老柚皮、红茶叶、生姜入锅加水煎服。

【主治】 小儿食滞胃痛,胃脘胀满,疼痛拒按,面红耳赤,口气酸臭,恶心呕吐,厌食,大便恶臭,屁臭,腹泻等。

方二:

【组成】 生姜 10 克,醋 30 毫升,红糖适量。

【制配】 将生姜切片用醋腌 24 小时,用时取 3 片,加红糖以沸水浸泡,温浸片刻,代茶频饮。

【主治】 小儿胃痛,纳呆,反胃呕吐。

🌸 小儿腹痛

方一:

【组成】 生姜、陈细茶各 10 克。

【制配】 将生姜、陈细茶共捣烂,水煎浓汁温服。

【主治】 小儿腹部受寒后脐腹绞痛,呕吐。

方二:

【组成】 茶叶 3 克,陈醋 2 毫升。

【制配】 先用开水泡茶叶 5 分钟,取茶汁加陈醋调匀,每日饮用 3 次。

【主治】 小儿蛔虫性腹痛。

方三:

【组成】 姜粉、葱须各 5 克,麦麸子 100 克,白酒 50 毫升。

【制配】 先炒麦麸子、姜粉、葱须,再加入白酒拌匀,炒至烫手,倒入 6 厘米见方布袋中扎口,药袋厚 0.5~1 厘米,置脐周保持一定温度,或用热毛巾包一热水瓶放在药袋上熨 20~30 分钟。

【主治】 婴幼儿腹痛。

🌸 小儿水肿

方一:

【组成】 醋 30~50 毫升,花椒 10 粒。

【制配】 将醋和花椒入锅共煮沸放凉后服。

【主治】 小儿蛔虫性腹痛。

🌸 小儿癫痫

方一:

【组成】 绿茶 1 克,钩藤 10 克,蜂蜜 15 克。

【制配】 钩藤加水 500 毫升,煮沸 3 分钟去渣,加入绿茶与蜂蜜即可,分 3 次温服,幼儿分 5~8 次,4 小时 1 次。

【主治】 小儿癫痫。

方二:

【组成】 经霜老茶叶 15 克。

【制配】 开水冲泡老茶叶,渴则饮之,常服。

【主治】 癫痫。

方三：

【组成】 经霜老茶叶 30 克,明矾 15 克。

【制配】 将茶叶、明矾共研成细末,水泛为丸,朱砂为衣,每次 9 克,每日服 3 次。

【主治】 癫痫。

方四：

【组成】 白酒 60 克,鸡蛋 2 个。

【制配】 将鸡蛋置瓷盘内,加白酒 60 毫升燃烧,不停翻动,酒尽即成。

【主治】 癫痫。

方五：

【组成】 绿茶 3 克,甘草 10 克。

【制配】 用绿茶和甘草配煎成茶水,每日饮 1 剂。

【主治】 癫痫。

小儿流涎

方一：

【组成】 吴茱萸 2 份,制南星 1 份,醋适量。

【制配】 将吴茱萸、制南星共研细末,贮瓶中勿泄气,睡前取上药末 15 克用陈醋调成糊,敷贴两足心,外用纱布包扎,每次贴 12 小时。

【主治】 小儿流涎。

方二：

【组成】 肉桂末 10 克,醋适量。

【制配】 将醋和肉桂末调成糊,做成饼状,在小儿睡觉前,将药饼贴在两足心处,并用胶布固定,次晨取下,连敷 3～5 日。

【主治】 小儿流涎。

小儿湿疹、水痘

方一：

【组成】 绿茶 0.5 克,白梅花 3 克,蜂蜜 25 克,大枣 30 克。

【制配】 大枣剖开加水 350 毫升,煮沸 3 分钟,加入绿茶、白梅花、蜂蜜即可,分 3 次温服,每日 1 次。

【主治】 小儿痘。

方二：

【组成】 茶叶末适量。

【制配】 用茶叶末煎水趁热洗后,再用茶叶末直接敷患处。

【主治】 婴儿湿疹(奶癣)。

方三：

【组成】 泡过又晒干的茶叶、五倍子、鸡蛋清各等份。

【制配】 将干茶叶和五倍子共研细末,用鸡蛋清调匀,外敷患处。

【主治】 小儿痘疹。

小儿口疮 ▶▶▶

方一：

【组成】 茶叶5克。

【制配】 以200毫升沸开水冲泡茶叶,加盖待温后,含漱口腔,每日10余次,治愈为止。

【主治】 小儿口疮、鹅口疮。

方二：

【组成】 吴茱萸1.6～4.7克,米醋适量。

【制配】 将吴茱萸研末,用米醋调匀,每晚包敷患儿涌泉穴处,连敷3次可望痊愈。

【主治】 鹅口疮。

方三：

【组成】 白矾、鸡蛋、醋各适量。

【制配】 将白矾、鸡蛋、醋调匀敷足心。

【主治】 小儿舌疮。

方四：

【组成】 天南星末、醋各适量。

【制配】 用醋调天南星贴脚心。

【主治】 小儿口疮。

小儿疝气 ▶▶▶

方一：

【组成】 醋500毫升,麦麸500克,葱白5根。

【制配】 将醋、麦麸、葱白共入锅内置炭火上加热,搅成糊状,趁热用布包,熨小腹20～30分钟。布包必须反复加热,使热度不减。操作完毕,令患儿卧床盖被休息,出汗见效。

【主治】 小儿疝气。

方二：

【组成】 黑胡椒7粒,醋适量。

【制配】 将黑胡椒捣成末,用醋调成糊状,摊布上,贴会阴部,胶布固定,隔日换药,连用2～3次。

【主治】 小儿疝气。

方三：

【组成】 醋适量。

【制配】 将醋少许涂患处,用温水洗去,然后再涂再洗,如此2～3次。

【主治】 小儿疝气。

小儿佝偻病 ▶▶▶

方一：

【组成】 葱、姜各20克,鹿茸100克,附片30克,猪蹄2只,盐适量。

【制配】 将鹿茸切薄片,猪蹄洗净,与附片同入锅,微火煮数沸,加葱、姜、盐调味食用。

【主治】 小儿佝偻病。

方二:

【组成】 醋 10 克,田螺 100 克,酱油适量。

【制配】 将田螺漂洗干净,放于沸水中煮沸,挑取螺肉蘸调料吃,可以常煮食。

【主治】 因钙代谢失调而引起的小儿佝偻病。

方三:

【组成】 猪骨头适量,食醋少许。

【制配】 将猪骨头洗净砸碎,加食醋少许,加水,以没过骨头为度。另加葱、姜、盐熬汤至浓汁即成。每次喝汤 1 碗,每日 2～3 次。

【主治】 小儿佝偻病。

麻疹

方一:

【组成】 葱白、香菜各 30 克,酒糟 120 克,醋适量。

【制配】 将葱白、香菜洗净同捣烂,加酒糟蒸热,用纱布包好,从头面到手脚都熏擦,冷则再蒸再熏擦,然后盖被发微汗。与此同时,家中烧开水,内加醋,使蒸汽湿润空气和皮肤。

【主治】 麻疹。

方二:

【组成】 糯米酒。

【制配】 将糯米酒隔水加温。趁热饮用,用后盖被发汗。

【主治】 小儿麻疹初起。

小儿发热

方一:

【组成】 吴茱萸 15 克,桂枝 10 克,葱白 14 个,白酒适量。

【制配】 前 2 味研为末,葱白捣烂,两者混匀,加入白酒,制成酒饼 2 个。外用。每日 1 次,每次取酒饼敷患儿两足心 6 小时,外用纱布包扎,无反应则隔 4 小时再敷。

【主治】 小儿发热。

方二:

【组成】 大枣 250 克,羊脂 25 克,糯米甜酒 1.5 升。

【制配】 大枣粗碎,加羊脂、甜酒及清水,文火煮沸,候冷,每日振摇 1～2 次,密封浸泡 3 日,去渣留液。口服。每日 2 次,每次 15 毫升。

【主治】 小儿发热。

方三:

【组成】 栀子、桃仁、杏仁各 3 克,鸡蛋 1 个,白酒适量,面粉少许。

【制配】 前 3 味捣碎,加鸡蛋清、面粉、白酒调匀成糊。外用。每日 1 次,每次取药饼敷患儿手、足心,加白酒保持敷药湿润,敷至热退为止。

【主治】 小儿发热。

🏵 小儿感冒 ▶▶▶

方一:

【组成】 生绿豆(捣碎)50 粒,青茶 3 克,冰糖 15 克。

【制配】 将绿豆洗净,用木器捣碎带皮与青茶叶、冰糖同入一大茶杯,冲沸水加盖焖 20 分钟即可。随时徐徐饮服。

【主治】 流行性感冒,对咽喉肿痛、热咳者效果更佳。

方二:

【组成】 紫苏叶、葱白、生姜、黑豆、茶叶各等量。

【制配】 用紫苏叶、葱白、生姜、黑豆、茶叶煎汤。熏头面及腋窝部,每次 3 分钟,能使全身微汗更好。

【主治】 着凉感冒。

方三:

【组成】 食醋适量。

【制配】 关闭门窗,将食醋用 1～2 倍清水稀释,放在火炉上熏蒸。

【主治】 感冒。

方四:

【组成】 白酒、温水各等份。

【制配】 将白酒、温水调匀。或纱布蘸酒擦额头、手心、足心、腋窝处。

【主治】 退热。

方五:

【组成】 贯众 6 克,青茶 4 克。

【制配】 将上面两种食材碾成末,沸水冲泡,然后焖 10 分钟,每日一剂。

【主治】 小儿流行感冒。

方六:

【组成】 吴茱萸、白矾各 15 克,白酒适量。

【制配】 前 2 味研为末,加入白酒,调成酒饼 2 个。外用。每日 1 次,每次取酒饼敷患儿两手心、足心。

【主治】 小儿感冒。

方七:

【组成】 香薷、紫苏叶各 12 克,萆草 60 克,夏枯草、菊花、金银花各 30 克,柴胡 10,薄荷 3 克,白酒适量。

【制配】 前 8 味捣烂或绞汁,加入白酒搅匀。外用。每日 1～2 次,每次取酒敷患儿大椎穴和手心、足心等处。

【主治】 小儿风热感冒。

方八:

【组成】 鲜葱实、生姜各 30 克,食用盐 5 克,白酒 30～50 毫升。

【制配】 前2味粗碎,加入盐、白酒搅匀,入布包。外用。每日1次,每次取药包涂擦前胸、后背、手心、脚心、腋窝及肘窝等至局部发红。

【主治】 小儿感冒,尤其是风寒感冒及感冒初起。

小儿支气管哮喘

方一:

【组成】 米醋50毫升,生明矾30克,面粉适量。

【制配】 将生明矾研为末,用米醋、面粉调和,敷两足心涌泉穴,布包1宿

【主治】 小儿痰嗽喘息。

方二:

【组成】 生姜5克,连须葱白2根,白米50克,醋适量。

【制配】 将生姜捣烂,葱白切碎,白米淘净一起入锅添水。煮粥,熟时加醋,趁热服用。

【主治】 风寒闭肺型肺炎喘嗽。

方三:

【组成】 吴茱萸10克,食醋适量。

【制配】 将吴茱萸研为细末,用醋调和敷涌泉穴48小时。

【主治】 小儿支气管哮喘。

方四:

【组成】 黄芩、黄连、大黄各10克,白酒适量。

【制配】 前3味研为末,加入热酒,调成糊膏状。外用。每日1次,每次取酒敷于前胸剑突部,约2小时去药。

【主治】 小儿肺炎。

小儿咳嗽

方一:

【组成】 细辛6克,雄黄10克,栀子、没药各12克,醋适量。

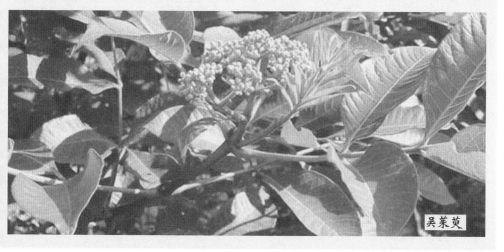

吴茱萸

【制配】 将栀子、细辛、雄黄、没药同研为细末。调醋敷胸、背部。

【主治】 小儿咳嗽。

方二：

【组成】 米醋 50 毫升,生白矾 30 克,面粉适量。

【制配】 将生白矾研为末,同米醋、面粉调和。敷两足心(涌泉穴),布包 1 宿。

【主治】 小儿痰嗽喘息。

方三：

【组成】 生明矾 30 克,醋适量。

【制配】 将生明矾研为末,调醋成糊。贴足心。盖纱布,以胶布固定。

【主治】 小儿咳嗽。

小儿腮腺炎

方一：

【组成】 仙人掌 30 克,白酒适量。

【制配】 将仙人掌去刺,剖开加白酒捣泥。敷患处。

【主治】 腮腺炎。

方二：

【组成】 青茶叶 9 克,大青叶、蒲公英、地丁草各 30 克。

【制配】 将大青叶、青茶叶、蒲公英、地丁草入锅加水煎汤,每日 1 剂,随时当茶饮。

【主治】 流行性腮腺炎,红肿热痛,发热等。

方三：

【组成】 生大黄 3～4 克,醋适量。

【制配】 将大黄研为细末,加醋调成糊状。外敷腮部,每日 1～2 次。

【主治】 腮腺炎。

方四：

【组成】 大黄 40 克,地龙 10 克,食醋 600 毫升。

【制配】 将大黄、地龙放在砂锅(或瓷锅)内,加水约 400 毫升,热至 50 度左右倒出,然后再加食醋约 400 毫升(总量为 1000 毫升),放置密封容器内 72 小时后,用纱布滤去药渣(要尽量挤压干净大黄和地龙内的药液),取汁装瓶密封备用。用时以毛笔或棉签蘸取药液直接涂搽患部,每日 3～6 次,一般连续 2～5 日即可痊愈。如发热明显,可涂搽双侧腮腺部位,涂药面积要超出肿大腮腺范围。

【主治】 腮腺炎。

方五：

【组成】 大蒜头 10 克,米醋 10 毫升。

【制配】 将蒜去皮捣烂,同米醋调和。将蒜醋泥敷患处,用干净纱布包扎固定,每 2 日换药 1 次。

【主治】 流行性腮腺炎。

葱姜蒜·酒茶醋速效小偏方

方六：

【组成】 生天南星末,食醋,各适量。

【制配】 将天南星末浸泡在食醋中 5 天,即可服用,每天 3~4 次涂于患处。

【主治】 流行性腮腺炎。

方七：

【组成】 青黛、食醋各适量。

【制配】 将青黛、食醋调匀。每隔两天涂患处 1 次,1 周为一疗程。

【主治】 腮腺炎。

方八：

【组成】 生绿豆粉、食醋各适量。

【制配】 将生绿豆粉用食醋调匀,用法与上青黛方同。

【主治】 腮腺炎。

百日咳

方一：

【组成】 紫皮大蒜 3 瓣,醋 10 毫升或酒 2 杯,白糖适量。

【制配】 把大蒜切片,用白开水 1 杯(200 毫升)泡 15 分钟,去蒜加糖、醋,频频饮之,1 日服完。

【主治】 百日咳。

方二：

【组成】 龙胆草、钩藤、白醋各 50 克,白蜜 500 克。

【制配】 将龙胆草加水 250 毫升煮沸后,以文火煎 15 分钟,加入钩藤同煎 5 分钟,去渣,再加白蜜与药液共煎至药液浓缩,最后加白醋拌匀即成。每天服 4~6 次,每次 10~20 毫升。温服,7 日为 1 疗程。

【主治】 百日咳。

方三：

【组成】 猪小肠一节,葱头 50 克,洗米水 500 毫升,黄酒适量。

【制配】 将肠和葱头炒香,倒入洗米水,煮时加适量黄酒。熟后喝汤。不限次数。

【主治】 久不愈百日咳。

方四：

【组成】 土牛膝根 50 克,鹅不食草 50 克,马兰 50 克,酒酿汁 300 毫升。

【制配】 将上面三种材料加酒酿共煮成汁,加糖适量即可。每日 1 剂,分 3 次服完。

【主治】 百日咳。

小儿腹泻

方一：

【组成】 绿茶 3 克,白糖 20 克,食盐 1~2 克,生姜 1 片。

【制配】 将绿茶、白糖、食盐、生姜入锅加水共煎 200 毫升,当做饮料服。

【主治】 小儿风寒腹泻。

方二：

【组成】 绿茶 200 毫升,食醋 20 毫升。

【制配】 将绿茶和醋混合每次饮服 20 毫升,每日 3 次。

【主治】 小儿腹泻。

方三：

【组成】 绿茶、干姜丝各 3 克,滚开水 150 毫升。

【制配】 用 150 毫升的滚开水冲泡绿茶和干姜丝,然后加盖温浸 10 分钟,代茶随意饮服,可再用滚开水冲 1 次续饮。

【主治】 小儿腹泻。

方四：

【组成】 葱白 6 根,酒糟 1 小杯,食盐少许。

【制配】 将葱白、酒糟、食盐混合炒热,用白布外包敷脐部,温度要适宜,防止烫伤,冷则再炒再敷,连敷数次。

【主治】 小儿腹泻,尤宜新生儿腹泻。

方五：

【组成】 五倍子、白胡椒、肉桂、吴茱萸、白术、干姜各 6 克,醋适量。

【制配】 将上述材料共研为细末,醋调如饼状,装入纱布袋内。外敷神阙穴(脐部),每晚敷 6～10 小时,3 日为 1 疗程。不愈者,再行第 2 疗程。

【主治】 小儿腹泻。

方六：

【组成】 绿茶、干姜丝各 3 克。

【制配】 将绿茶、干姜丝放在瓷杯中,以 150 毫升滚水冲泡,加盖温浸 10 分钟。代茶随意饮服,服完可再冲 1 次,继续饮用。

【主治】 小儿腹泻。

方七：

【组成】 云南绿茶 1 克。

【制配】 将绿茶研为极细粉。每天用 1 克,分 3 次温开水或乳汁调服。连服 1～4 日为 1 疗程。

【主治】 单纯性婴幼儿腹泻。

方八：

【组成】 炒车前子、炒米仁各 9 克,红茶 0.5～1 克,葡萄或白糖适量。

【制配】 一法:将炒车前子、炒米仁、红茶共研为细末,以白开水调服。二法:将炒车前子、炒米仁加一汤碗水,煎至半碗汁,去渣滤汁,加入少许葡萄糖或白糖作调味即可。

【主治】 小儿腹泻、水泻。

方九：

【组成】 生姜、陈茶叶各 10 克。

【制配】 生姜捣烂,同陈茶叶水煎。饮服。

【主治】 婴儿腹泻。

小儿疳积

方一:

【组成】 生根仁 30 粒,杏仁 9 克,白胡椒 6 克,鸡蛋清 1 份,葱头 7 个,面粉 1 匙,丁香 30 粒。

【制配】 将以上药物研为细末,用高粱酒、蛋清调匀,以茶叶为托。贴敷两足心。

【主治】 小儿疳积。

方二:

【组成】 红糖少许,生姜、醋各适量。

【制配】 将生姜洗净切片,用醋浸 1 昼夜(醋刚好浸过姜片即可)。然后取生姜 3 片,加入红糖,以沸水冲泡。温热时,当茶饮。

【主治】 小儿消化不良及厌食症。

方三:

【组成】 槟榔 12 克,枳实、莱服子各 10 克,醋适量。

【制配】 将槟榔、枳实、莱服子共研为细末。调醋敷患处。

【主治】 小儿疳积食滞引起的腹痛。

方四:

【组成】 蟾蜍 1 只,鸡肝 1 具,朱砂 0.1 克,鲜荷叶 1 张,白糖、醋各少量。

【制配】 将蟾蜍去内脏、剥皮,再将鸡肝划开后放入朱砂,一同放入蟾蜍腹内,用荷叶包好,将其焙干至焦香,立即将糖醋喷在表面,使其酥脆。分 3 次吃完。一般服 6～14 日。

【主治】 小儿疳积。

方五:

【组成】 米醋 30 毫升,猪胆 1 个。

【制配】 将醋和猪胆入锅同煎熬成稀膏状。每次服 10 毫升,1 日 2 次。

【主治】 小儿食滞引起的胃痛。

方六:

【组成】 白矾 6 克,面粉、醋各适量。

【制配】 将白矾研为末,加面粉及醋调成糊状。敷涌泉穴。

【主治】 小儿疳积。

小儿呕吐

方一:

【组成】 生姜、醋、红糖各适量。

【制配】 将生姜洗净切片,用醋浸腌 24 小时,同时取 3 片姜,加适量红糖以沸水冲泡片刻,代茶饮。

【主治】 小儿呕吐。

方二：

【组成】 干姜、生姜各 15 克，白酒 50 毫升。

【制配】 前 2 味捣碎，加入白酒，每日振摇 1～2 次，密封浸泡 7 日，去渣留液。外用。不拘时候，每次取此酒外敷肚脐、中脘穴。

【主治】 小儿呕吐。

方三：

【组成】 陈食醋、面粉各 30 克，生姜 10 克，白酒 20 毫升。

【制配】 生姜捣烂，加入醋、面粉、白酒，拌匀为糊。外用。每日 1 次，每次取药糊外敷足心。

【主治】 小儿呕吐。

小儿遗尿症

方一：

【组成】 茶叶 8 克，鸡蛋 2 个，盐 3 克。

【制配】 将茶叶、鸡蛋放锅中煮 8 分钟，击破蛋壳，加盐 3 克，再煮 10～15 分钟，取蛋去皮蘸酱油吃。

【主治】 小儿遗尿。

方二：

【组成】 猪脬 200 克，大蒜 10 克，米酒 1 匙，食盐少许，花生油适量。

【制配】 将猪脬洗净切成小块，大蒜去皮，明火用花生油炒熟，加入米酒 1 匙，食盐少许，每日 1 次服食。

【主治】 小儿遗尿（老年夜尿频多亦可选用）。

方三：

【组成】 老姜 1 块，白酒 100 毫升。

【制配】 老姜捣烂后放于白酒中浸泡 3 天，每晚用此酒沿肚脐下正中线擦拭，至皮肤发红为止，连用 5～7 日。

【主治】 小儿遗尿。

方四：

【组成】 益智仁 9 克，醋适量。

【制配】 醋炒益智仁 9 克研为细末，分 3 次开水冲服，连服 6～7 日。

【主治】 小儿肝经郁热遗尿、尿少、色黄、味腥，性躁、唇红、苔黄、脉数有力。

方五：

【组成】 茶叶 5 克，红枣 10 枚，白糖 10 克。

【制配】 先将红枣洗净煮烂，放入白糖、茶叶搅匀即成，每日服 2～3 次。

【主治】 小儿遗尿。

方六：

【组成】 冬春麻雀约 5 只，白酒 20 毫升，糯米 100 克，葱白 3 段。

【制配】 麻雀去毛脏洗净炒熟，放白酒 20 毫升稍煮，加适量水、糯米煮粥，粥成加葱白 3 段，再煮一二沸即可，每日食 2 次。

【主治】 小儿肾气虚遗尿（亦治成人阳痿）。

方七：

【组成】 老姜 1 块，白酒 60 毫升。

【制配】 把老姜泡入酒中即成。睡前以指蘸酒依次揉"冲门""三阴交""关元"等穴，每次揉 3 分钟。或睡前用姜酒擦肚以下正中线皮肤，以稍红为度，连用 5～7 日。

【主治】 小儿遗尿症。

方八：

【组成】 小茴香 7 克，公丁香 3.5 克，巴戟天、胡芦巴各 10 克，醋适量。

【制配】 将上述材料共研成细末，以醋调之。于睡前敷于脐上，用绷带裹之（松紧要合适），次晨取下，连用 3 天。如若无效，1 周后再以上法连续用药 3 日。

【主治】 小儿遗尿。

方九：

【组成】 鸡肠 1 具，黄酒适量。

【制配】 前 1 味粗碎，加入黄酒，文火煮沸，去渣留液。睡前口服。每日 1 次，每次 1 剂。

【主治】 小儿遗尿。

婴幼儿惊厥

方一：

【组成】 代赭石 12 克，醋适量。

【制配】 将代赭石研为末调醋，敷涌泉穴。

【主治】 小儿惊风。

方二：

【组成】 绿茶 1 克，鲜木芙蓉花 10 克，蜂蜜 25 克，水 400 毫升。

【制配】 将木芙蓉花入锅煮沸 5 分钟，加茶、蜜，分 3 次温服。

【主治】 小儿惊风。

方三：

【组成】 细叶柳枝尖（约 2 寸长，去粗皮）7～11 根，连须葱白 15 茎，米酒糟 50 克，生姜 3 克。

【制配】 将柳枝尖、连须葱白、米酒糟、生姜捣至极烂，用砂锅炒热，分成 2 份布包，1 份贴脐上，1 份贴头顶，敷 20～30 分钟，再炒热再敷，至病愈止。

【主治】 小儿急惊风。

方四：

【组成】 牛黄、钟乳（研）各 2.4 克，麻黄（去节）、秦艽、人参各 2.4 克，桂心 2.1 克，龙角、白术、甘草、当归、细辛各 1.5 克，杏仁 1.2 克，蛣蟥（炙）9 枚，蜀椒适量。

【制配】 将上述材料切碎，入绢袋中，酒浸之。每日服 3 次。

【主治】 小儿惊厥。

方五：

【组成】 苦菜 10 克，葱须 2 根。

【制配】 将苦菜、葱须入锅水煎。每日服 2 次。

【主治】 小儿惊厥。

方六：

【组成】 木防己 3.5 克，铅丹、防风、桂心、龙齿各 2.4 克，丹砂、甘草（炙）各 1.8 克，独活 0.6 克，细辛、当归、干姜各 1.5 克，莽草 0.3 克，清酒适量。

【制配】 将上述材料一同切碎，入绢袋中，酒浸 5 宿。每日服 3 次。

【主治】 小儿风痫发动，手足麻木。

方七：

【组成】 紫石英 2.4 克，铁精、茯神、独活各 1.5 克，远志（去心）、桂心各 1.8 克，蜂房（炙）、牛黄各 0.6 克，干姜、甘草（炙）、人参各 1 克，清酒适量。

【制配】 将上述材料切碎入绢袋中，用清酒浸 5 宿。初服，每日服 2 次。

【主治】 小儿风痫发作，言语谬错。

方八：

【组成】 独活、甘草、木防己各 1.2 克，干姜、细辛各 1.5 克，鸱头 1 枚，桂心 60 克，铁精 30 克，人参 10 克，清酒适量。

【制配】 将上述材料切碎入绢袋中，酒浸 5 夜。初服，每日服 2 次。

【主治】 小儿风痫。

方九：

【组成】 生姜 50 克，大蒜头 10 克，50 度白酒 200 毫升。

【制配】 将生姜、大蒜头捣烂放入碗内。用白酒浸 15 分钟后涂搽患儿全身。如配合耳尖、十宣穴放血效果更佳。

【主治】 退热镇惊。

小儿鹅口疮

方一：

【组成】 吴茱萸 15 克，天南星 5 克，胡黄连、大黄各 10 克。

【制配】 将上述材料共研为细末，与醋调成糊状。敷足心涌泉穴 24 小时。

【主治】 小儿鹅口疮。

方二：

【组成】 附子、吴茱萸各 10 克，米醋适量。

【制配】 将附子、吴茱萸共研为细末，用米醋调成稠糊，做成饼状。敷贴两足心涌泉穴，每日换药 1 次，连用 3～5 日。

【主治】 小儿鹅口疮。

虫症

方一：

【组成】 食醋适量。

【制配】 醋加温开水,比例为 1：2,每晚睡前擦肛门周围,连用数日,并烫洗衣被。

【主治】 小儿蛲虫病。

方二：

【组成】 米醋适量。

【制配】 每小时口服 1 次米醋,连服 3～5 次。或顿服 30～50 毫升米醋,大儿童可多服,以不痛为止。

【主治】 小儿蛔虫性剧烈腹痛。

方三：

【组成】 大蒜、白酒各适量。

【制配】 将大蒜捣汁取 15 克和白酒适量调匀。口服。

【主治】 蛔虫病。

方四：

【组成】 生姜 100 克,米醋 250 毫升。

【制配】 将生姜洗净,切成细丝,浸泡在米醋中,密闭贮存备用。每次空腹食用 10 毫升。

【主治】 蛔虫性腹痛。

方五：

【组成】 食醋 100 克,白芜荑 55 克,狼牙草 37 克,白蔹 18 克。

【制配】 将白芜荑、狼牙草、白蔹研为细末。每次服 2 克,以食醋 100 毫升空腹送下。

【主治】 小儿白虫病。

方六：

【组成】 茶叶 3 克,陈醋 5 毫升。

【制配】 开水泡茶 5 分钟,去渣,加入醋即成。每天热饮 3 次。

【主治】 小儿蛔虫性腹痛。

方七：

【组成】 百部 30 克,55％乙醇 150 毫升。

【制配】 百部粗碎,加入乙醇,每日振摇 1～2 次,密封浸泡 3 日,去渣留液。外用。每日 1 次,临睡用温开水洗净患儿肛门,用药棉蘸本酒涂擦肛门及其周围。

【主治】 蛲虫。

方八：

【组成】 青梅 30 克,黄酒 100 毫升。

【制配】 前 1 味粗碎,加入黄酒,隔水文火蒸炖 20 分钟,去渣留液。温饮。每日 2 次,每次 10～20 毫升。

【主治】 小儿虫症。

小儿暑疖

方一：

【组成】 干蒲公英、白酒各适量。

【制配】 蒲公英研为末,用白酒调成糊状。外用。每日1次,每次取药1剂敷于局部。对已溃破处敷四周,中间留以小洞,以利引流。

【主治】 小儿暑疖。

方二:

【组成】 苦参、生大黄、丝瓜叶各20克,白芷15克,黄连、黄芩、冰片各10克,75%乙醇300毫升。

【制配】 前7味捣碎,加入乙醇,密封浸泡2～3日,去渣留液,如冰片溶解。外用。每日3～4次,每次用消毒棉球蘸本酒涂擦患处2～3分钟。

【主治】 小儿暑疖。

第八篇 妇科病良方

妇产科是临床医学四大主要学科之一,主要研究女性生殖器官疾病的病因、病理、诊断及防治,妊娠、分娩的生理和病理变化,高危妊娠及难产的预防和诊治。而祖国医学就要通过简单的食材药材化解一些疑难杂症。

乳腺炎

方一:

【组成】 大蒜泥、元明粉、醋、水各适量。

【制配】 用醋、水将蒜泥、元明粉调成糊状敷患处,每日换2～3次。

【主治】 乳腺炎。

方二:

【组成】 大蒜2头,葱白1根,黄酒120毫升。

【制配】 将葱白、大蒜捣烂取汁,用煮开的黄酒调匀,分2次服,若服后出汗,则以1次为宜。

【主治】 乳腺炎,症见乳房红肿热痛。

方三:

【组成】 生虾仁、醋各适量。

【制配】 将生虾仁捣烂同醋炖熟,拌匀外敷。

【主治】 乳腺炎。

方四:

【组成】 蒲公英(取连根蒂叶)60克,烈酒25毫升,连须葱白汤500毫升。

【制配】 将蒲公英捣烂用酒同煎数沸,渣敷肿处,酒热服,盖睡一时许,再用连须葱白汤催之,得微汗而愈。

【主治】 乳痈。

方五:

【组成】 酒200毫升,生姜1块,马鞭草适量。

【制配】 将马鞭草与生姜捣汁,酒调服,沉渣敷患处。

【主治】 乳痈。

方六：

【组成】　干丝瓜络 20 克，白酒 20 毫升。

【制配】　将丝瓜络放在碗中，点着成炭粉，加入白酒搅匀即可。顿服。

【主治】　急性乳腺炎。

方七：

【组成】　生对虾数个，醋适量。

【制配】　将对虾焙干为细末，与醋同蒸熟，或将生对虾捣烂和醋炖熟，拌匀。敷于患处。

【主治】　乳腺炎。

方八：

【组成】　大九股牛 15 克，白酒 500 毫升。

【制配】　将前 1 味粗碎置容器中，加白酒密封浸泡，每日振摇 1～2 次，30 日去渣留液。口服。每日 2 次，每次 10～15 毫升。

【主治】　急性乳腺炎。

方九：

【组成】　川谏子(连皮和仁)、红砂糖、黄酒各适量。

【制配】　川谏子捣碎、晒干、炒微黄，研末。口服。每日 1～2 次，每次取 10 克药末，加白砂糖 60 克，用 100 毫升黄酒冲服。

【主治】　急性乳腺炎。

急性乳腺炎

方一：

【组成】　葱白 500 克。

【制配】　将葱白洗净捣烂取汁。用烈酒分 2 次冲服。

【主治】　乳痈初起。

方二：

【组成】　漏芦、木通、川贝母各 10 克，甘草 6 克，水、酒各 250 毫升。

【制配】　将漏芦、木通、川贝母、甘草加水、酒各 250 毫升，煎至 200 毫升，去渣，分成两份，温服。每日晚饭后热服 1 份。

【主治】　急性乳腺炎。

方三：

【组成】　五倍子 30 克，醋适量。

【制配】　将五倍于研末加醋调成糊状；取药糊敷患处，外用纱布固定，每日 1 换。

【主治】　急性乳腺炎。

方四：

【组成】　鲜蒲公英 1 把，酒 150 毫升。

【制配】　将蒲公英捣烂加入酒中，去渣。随量温饮，不拘时候。渣贴患处。

【主治】　急性乳腺炎。

方五：

【组成】 元明粉适量,醋、水各等份。

【制配】 将元明粉用醋、水调成糊状备用。敷患处,每日换 2～3 次。

【主治】 急性乳腺炎。

方六：

【组成】 鲜金叶菜、醋各适量。

【制配】 将金叶菜捣烂,调醋。敷患处,每日 2 次。

【主治】 急性乳腺炎。

方七：

【组成】 白僵蚕 30 克,陈醋适量。

【制配】 将白僵蚕研成末,用陈醋调匀备用。敷患处,保持湿润。随干随敷。

【主治】 急性乳腺炎。

方八：

【组成】 活蚯蚓数条,陈醋适量。

【制配】 将活蚯蚓去泥,捣烂,用陈醋调成膏。敷患部,每天换药 3 次。

【主治】 急性乳腺炎。

方九：

【组成】 荞麦面、醋各适量。

【制配】 荞麦面炒黄,用醋调成糊状。敷患处,早晚各 1 次。

【主治】 急性乳腺炎。

胎死不下

方一：

【组成】 黑豆或赤小豆 300 克,醋适量。

【制配】 醋煮黑豆或赤小豆成浓汁,顿服。

【主治】 胎死不下。

方二：

【组成】 大豆、醋各适量。

【制配】 大豆煮醋服 3000 毫升。

【主治】 胎死不下。

方三：

【组成】 鸡蛋黄 1 个,姜汁少许,黄酒、醋各适量。

【制配】 将黄酒、醋入姜汁少许煎沸,冲服鸡蛋黄 1 个,趁热服,须臾下,否则再服 1～2 次。

【主治】 胎死不下。

方四：

【组成】 猪板油 37 毫升,白蜜 70 毫升,米醋 200 毫升。

【制配】 将猪板油、白蜜、米醋入锅同煎沸,趁热分 3 次服。若未下,再依法制服。

【主治】 胎死腹中,气血凝滞不下。

🌸 产后痉症 ▶▶▶

方一:

【组成】 黑木耳 30 克,醋 50 毫升。

【制配】 将黑木耳用醋浸 2 小时后,分 2 次食用。

【主治】 产后虚弱,手足麻痹、抽筋。

方二:

【组成】 灶心土 45 克,干姜 30 克,温酒适量。

【制配】 将灶心土、干姜共研细末,每次服 6 克,温酒送服,每日 2 次。

【主治】 产后痉症,口噤不语、腰背痉痛。

方三:

【组成】 新鲜鸡蛋 1 个,黄酒适量。

【制配】 用湿纸包裹鸡蛋,煨成干黄,去纸,将蛋连壳研成细末,顿服,每日 1 次,空腹黄酒送下,以愈为度。

【主治】 产后鸡爪风。

方四:

【组成】 当归、黄芪各 30 克,僵蚕、葛根、防风各 50 克,黄酒 500 毫升。

【制配】 前 5 味捣碎,加入黄酒,文火煎至减半,去渣留液。温饮。每日 3 次,每次 1/3 剂。

【主治】 产后风痉。

方五:

【组成】 白术 45 克,黑大豆 10 克,独活 30 克,黄酒 300 毫升。

【制配】 前 3 味捣碎,加黄酒,文火煎至减半,去渣留液。温饮。每日 4 次,每次 1/4 剂。得汗即愈。

【主治】 产后痉症。

方六:

【组成】 当归、荆芥穗各 30 克,白酒 300 毫升。

【制配】 前 2 味粗碎,加入白酒,文火煎至 200 毫升,去渣留液。温饮。不拘时候,随量饮用。

【主治】 产后痉症。

方七:

【组成】 桑寄生 200 克,黑大豆 250 克,黄酒 1.5 升。

【制配】 前 1 味使碎,与炒香的黑大豆混匀,加黄酒,每日振摇 1～2 次,密封浸泡 5 日,去渣留液。温饮。每日 2 次,每次 10～20 毫升。

【主治】 产后痉症。

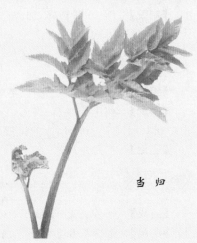

当归

产后身痛

方一：

【组成】 独活 40 克，白鲜皮 15 克，羌活 30 克，人参 20 克，黄酒适量。

【制配】 前 4 味捣末。每次取药末 10 克，加清水 70 份、黄酒 30 份，煎至 70 份，去渣留液。温饮。不拘时候，随量饮用。

【主治】 产后身痛。

方二：

【组成】 黑大豆、僵蚕各 250 克，白酒 1 升。

【制配】 黑大豆炒焦，以酒淋之，去渣留液，再入僵蚕，密封浸泡 5 日，去渣留液。口服。每日 3 次，每次 30～40 毫升。

【主治】 产后痛风诸病。

方三：

【组成】 石斛 60 克，制附子、牛膝、茵芋、肉桂、羌活、川芎、当归、熟地黄各 30 克，白酒 1 升。

【制配】 前 9 味捣碎，加入白酒，每日振摇 1～2 次，密封浸泡 5～7 日，去渣留液。温饮。不拘时候，每次 10 毫升。

【主治】 产后身痛。

方四：

【组成】 独活 500 克，肉桂 90 克，秦艽 150 克，白酒 1.5 升。

【制配】 前 3 味捣碎，加入白酒，每日振摇 1～2 次，密封浸泡 3～7 日，去渣留液。口服。每日 2～3 次，初服 50 毫升，有效且酒量允许者渐加至 100 毫升。

【主治】 产后身痛。

方五：

【组成】 黄芪、白术、花椒、牛膝、葛根、防风、炙甘草各 60 克，山茱萸、秦艽、生地黄、制乌头、制附子、当归、人参各 30 克，独活 10 克，肉桂 3 克，白酒 1.5 升。

【制配】 前 16 味粗碎，加入白酒，每日振摇 1～2 次，密封浸泡 5 日，去渣留液。温饮，不拘时候，每次 10 毫升。

【主治】 产后身痛。

方六：

【组成】 黑大豆 250 克，大枣 30 克，黄酒 600 毫升。

【制配】 前 1 味炒熟、捣末，与晾干的大枣同置容器中，加入黄酒，每日振摇 1～2 次，密封浸泡 7～10 日，去渣留液。口服。每日 2 次，每次 20～30 毫升。

【主治】 产后身痛。

产后癃闭

方一：

【组成】 绿茶 2 克，车前子 30 克。

【制配】 将绿茶和车前子入锅加水煎服。

【主治】 产后癃闭。

方二：

【组成】 连根须葱白 500 克,酒适量。

【制配】 将葱切细捣绒,加酒炒热,分作 2 包,从上至下轮流热熨脐腹。

【主治】 产后癃闭。

方三：

【组成】 鲜牛膝叶 1 把,白酒适量。

【制配】 将前 1 味粗碎,置容器中,加入白酒,文火煮沸,去渣留液。可随量饮用,不拘时候。

【主治】 小便不利。

方四：

【组成】 商陆 24 克,黄酒 250 毫升。

【制配】 将前 1 味切碎置容器中,加入黄酒,每日振摇 1～2 次,密封浸泡 3 日,去渣留液。口服。每日 3 次,每次 20～40 毫升。

【主治】 水肿涨满,大便秘结,小便不利。

方五：

【组成】 菟丝子、肉苁蓉、秦艽、车前草各 50 克,白茅根 10 克,红花 15 克,白酒 500 毫升。

【制配】 将前 6 味切碎置容器中,加入白酒,每日振摇 1～2 次,密封浸泡 5～7 日,去渣留液。口服。每日 3 次,每次 15～30 毫升。

【主治】 胞痹,小腹胀满,小便艰涩不利。

方六：

【组成】 鲜酢浆草、鲜车前草各 20 克,白砂糖 20～30 克,黄酒适量。

【制配】 将前 2 味粗碎置容器中,加入淘米水榨出绿水,与等量黄酒搅匀,加白砂糖溶解。口服。每日 1 次,每次 1 剂。

【主治】 小便不利,通利小便。

胎衣不下

方一：

【组成】 鸡蛋 1 个,黄酒适量。

【制配】 将鸡蛋和黄酒混合调匀顿服。

【主治】 胞衣不下。

方二：

【组成】 甜醋 100 毫升,燕麦(全草)90～120 克。

【制配】 将燕麦煎汤去渣,入醋再煎沸后温服。

【主治】 寒凝血淤,胞衣不下。

方三：

【组成】 甜醋 100 毫升,燕麦(全草)90～100 克。

【制配】 将燕麦煎汤后去渣,入甜醋再煎温服。

【主治】 寒凝血淤,产后胎衣不下。

方四:

【组成】 鹌鹑蛋 2 个,米醋 100 毫升,人参 6 克。

【制配】 先将人参水煎取汁,然后把人参汤与醋一起煮,冲开水搅匀鹌鹑蛋,同煮后服食。

【主治】 气虚血滞,产后胎衣不下。

方五:

【组成】 干姜、艾叶各 9 克,醋 100 毫升,红糖适量。

【制配】 将干姜、艾叶入锅煎汤去渣,然后放入醋、红糖再煎煮片刻,温服。

【主治】 产后胞衣不下,出血不止,头痛、肢体酸痛、苔薄白、脉浮紧或寒凝血瘀之胞衣不下。

方六:

【组成】 蟹爪 100 克,米醋、黄酒各适量。

【制配】 将蟹爪洗净同米醋、黄酒入锅加适量水共煎服。

【主治】 气虚血滞,产后胎衣不下者。亦治难产。

产后出血

▶▶▶

方一:

【组成】 绿茶 2 克,益母草 200 克,红糖 25 克,甘草 3 克,水 600 毫升。

【制配】 将绿茶、益母草、红糖、甘草入锅加水煮沸 5 分钟,分 3 次温服,每日 1 剂。

【主治】 产后出血、恶露不尽。

方二:

【组成】 鸡蛋黄 5 个,黄酒 50 毫升,盐水适量。

【制配】 将鸡蛋黄、黄酒入锅加盐水少许调匀,蒸 30 分钟,每日服 1~2 次。

【主治】 产后出血、恶露不尽。

方三:

【组成】 鸡蛋 3 个,醋 1 杯,酒 1 杯,大枣 20 克。

【制配】 将鸡蛋去壳与醋、酒、大枣调匀入锅加水煎服,每日 1 剂,连服数日。

【主治】 恶露不尽。

方四:

【组成】 红糖 100 克,茶叶 3 克,黄酒适量。

【制配】 将茶叶、红糖煎汤去渣,用黄酒冲服,每日 1~2 次,连服 3~5 日。

【主治】 恶露不尽。

方五:

【组成】 醋 500 毫升,木瓜 500 克,生姜 30 克。

【制配】 将醋、木瓜、生姜放入瓦罐内煲熟后,分次服。

【主治】 产后宫缩无力、恶露不尽或乳汁不下。

方六：

【组成】 黑鸡鸡蛋 3 个,醋、黄酒各 100 毫升。

【制配】 先将鸡蛋打碎,与醋、黄酒同搅匀,再煮成 100 毫升。分 2 次服,每日 1 剂,连服 5～7 剂。

【主治】 产后下血不止。

方七：

【组成】 菖蒲 20 克,地榆 50 克,当归 40 克,黄酒 500 毫升。

【制配】 将菖蒲、地榆、当归同捣为细末,与黄酒 500 毫升同煎,取 200 毫升去渣。食前分 3 次饮。

【主治】 产后血崩。

方八：

【组成】 锦纹大黄 50 克,酽醋 500 毫升。

【制配】 将锦纹大黄、酽醋同煎膏,制丸如梧桐子大。患者用适量醋,化 5～7 丸服之。

【主治】 产后恶血冲心,胎衣不下,腹中血块。

方九：

【组成】 醋 50 毫升,鸡蛋黄 3 个。

【制配】 将鸡蛋黄与醋调匀,1 次服完。

【主治】 产后出痢。难产。

产后缺乳

方一：

【组成】 葱白 2 根,猪蹄 1 只,豆腐 60 克,黄酒 30 毫升,食盐适量。

【制配】 将猪蹄洗净切成小块,与葱白、豆腐同放入砂锅内加水适量,用文火煮半个小时,再倒入黄酒,加入少量食盐,即可食用。

【主治】 肝郁气滞型产后缺乳。

方二：

【组成】 木瓜 500 克,生姜 30 克,米醋 50 毫升。

【制配】 将木瓜、生姜、米醋用瓦煲煲好后,分次吃,以利于吸收。

【主治】 产后缺乳。

方三：

【组成】 甜醋 600 毫升,生姜 300 克,猪蹄 2 只。

【制配】 将生姜洗净去皮切片;猪蹄切块,加甜醋同煮熟。分数日食完。

【主治】 乳汁不下,煮好若放置 1～2 周再食,其效果更佳。

方四：

【组成】 白酒 250 克,川椒 50 克。

【制配】 将川椒研末,与白酒同入酒壶内,文火煎沸。将酒壶嘴对准患部乳头和周围肿块部位,用壶中热气熏蒸患部。

【主治】 乳腺不通,乳汁不下。

方五:

【组成】 通草 30 克,钟乳石 60 克,米酒 400 毫升。

【制配】 将通草切碎,钟乳石研碎,用米酒浸上药于瓶中,近火煨 3 宿后开取。频频饮之。

【主治】 乳汁不下。

方六:

【组成】 鸡蛋 2 个,甜酒酿 200 克,熟猪油 20 克,白糖 10 克。

【制配】 以猪油煎鸡蛋至半热,倒入甜酒酿,煮至蛋熟,加白糖。每日 2 次,空腹服。连用 1 周。

【主治】 缺乳。

方七:

【组成】 瓜蒌 1 个,烈酒 5 杯。

【制配】 选瓜蒌 1 个,煮熟捣烂,用烈酒 5 杯,煎剩 2 杯,去渣。不限时,每次温服 1 杯。

【主治】 乳汁不下。

方八:

【组成】 鲤鱼头 5 个,黄酒 500 毫升。

【制配】 将鱼头在瓦上烧灰,细研为末,以酒同煎数沸后,去渣服用。

【主治】 乳汁不下。

方九:

【组成】 醋 100 克,肥猪肉 500 克,生姜 100 克,番木瓜 2 个,糖适量。

【制配】 将番木瓜去皮核,切成块,用醋、猪肉、姜加火煮熟。以糖调服。

【主治】 产后缺乳。

产后卒中

方一:

【组成】 连根葱 6 根,黑豆 1 茶杯,黄酒、水各适量。

【制配】 先将黑豆焙到有烟时,再入葱和黄酒 1 盅,水 1 碗半,煎成 1 小杯,顿服。

【主治】 产后卒中。

方二:

【组成】 老姜 1.5 千克,红枣 250 克,烧酒 500 毫升,韭菜根适量。

【制配】 将姜、红枣、韭菜根切碎,入锅内炒至青烟起为度,再入烧酒加盖片刻取起,以去火气。睡时敷患处,一夜后去之。

【主治】 产后风,手足痉挛。

方三:

【组成】 生姜、生地黄各 30 克,酒适量。

【制配】 将生姜、生地黄炒焦为末,加酒服。每次服 6 克,每日 2 次。

【主治】 产后风,腹痛。

方四:

【组成】 韭菜头 24 克,生姜 12 克,酒适量。

【制配】 将韭菜头、生姜捣绞取汁,以酒冲服。

【主治】 产后抽搐,手足痉挛,不省人事。

方五:

【组成】 独活(去芦头)60 克,大豆 500 克,当归 10 克,酒 1000 毫升。

【制配】 先将独活、当归切碎,用酒浸泡 1 宿后,再将大豆炒之,令青烟出,投酒中封闭,候冷去渣。每次温饮 1 杯。每日 3 次。

【主治】 产后血虚,卒中口噤。

方六:

【组成】 黑豆 250 克,桑寄生 200 克,酒 1500 毫升。

【制配】 将桑寄生碎细,用酒浸于净器中,再将黑豆炒香,投入酒中,5 日后,去渣备用。每次温饮 1 小杯,不限时饮用。

【主治】 产后卒中,腰背疼痛,口噤。

方七:

【组成】 独活 500 克,桂心 90 克,秦艽 150 克,酒 4000 毫升。

【制配】 将独活、桂心、秦艽切碎,渍 3 日。饮 100 毫升,稍加至 200 毫升,不能多饮,随性服。

【主治】 产后卒中。

方八:

【组成】 防风、独活各 500 克,女萎、桂心各 60 克,菌芋 30 克,石斛 150 克,酒 5000 毫升。

【制配】 将上述材料切碎,以酒渍 3 宿。初服 20 毫升,稍加至 60 毫升左右,每日 3 次。

【主治】 产后卒中。

产后晕厥

方一:

【组成】 葱白 3 根,白芥子 15 克,蜂蜜 10 克。

【制配】 将葱白、白芥子、蜂蜜共捣烂敷脐中。

【主治】 产后晕厥。

方二:

【组成】 葱白、蜂蜜各适量。

【制配】 将葱白洗净,与蜂蜜一同捣烂敷于患者脐部。

【主治】 产后晕厥。

方三:

【组成】 红蓝花 4 克,酒 200 毫升。

【制配】 将红蓝花入锅以 200 毫升酒煎至 100 毫升,顿服 50 毫升,未止再服。

【主治】 产后血晕,腹中血气刺痛。

方四:

【组成】 生地黄汁 200 毫升,生姜汁 20 毫升,清酒 400 毫升。

【制配】 先煎地黄汁三五沸,再入生姜汁、清酒煎一两沸。每次温服 1 小盏,每日 3 次。

【主治】 产后血晕。

方五:

【组成】 醋适量。

【制配】 将醋煮沸,倒入茶缸内,置产妇鼻下,使吸入醋气,苏醒后应急用药物止血。

【主治】 产后血晕。

方六:

【组成】 醋适量,秤锤 1 个。

【制配】 将秤锤烧红,用醋淬之,用热气熏产妇鼻孔,可望苏醒。

【主治】 产后血晕。

方七:

【组成】 醋 90 毫升,净白石 1 块。

【制配】 将醋盛碗内,净白石烧红后,投入碗内,以热气熏产妇鼻孔 2 分钟。

【主治】 产后血晕。

方八:

【组成】 韭菜 100 克,醋适量。

【制配】 将韭菜切碎放壶内,醋加热倒入壶中,盖严壶口,将壶嘴对准产妇鼻孔熏之。

【主治】 产后血晕。

方九:

【组成】 食醋 500 毫升,木炭 250 克。

【制配】 将食醋放入大口容器内,再把木炭烧红(亦可铁器烧红代替),投入醋中,置产妇鼻下,闻其气即醒。

【主治】 孕妇血晕。

产后便秘

方一:

【组成】 茶叶 3 克,蜂蜜 100 毫升。

【制配】 将茶叶、蜂蜜用开水冲泡 5 分钟,即可。

【主治】 润肠通便,益肺止咳。

方二:

【组成】 葱涎、腊茶末、茶叶水各适量。

【制配】 取葱涎,调腊茶末,做成细小丸粒,用茶叶水送服百丸。

【主治】 产后便秘。

方三:

【组成】 吴茱萸根1段,麻子仁50克,陈皮70克,酒1000毫升。

【制配】 将吴茱萸根切碎。捣陈皮、麻子仁为泥,拌入吴茱萸根,用酒浸1宿后,慢火微煎,去渣,贮瓶中,分作5份。空腹温服。

【主治】 产后便秘及呕吐涎沫,头额冷痛、蛲虫搔痒。

方四:

【组成】 鲜生地黄汁、鲜莱菔汁各100克,冰糖适量。

【制配】 将生地黄汁、莱菔汁和匀,调入冰糖令溶化即得。代茶徐饮之。

【主治】 产后大便数日不解,或解时困难。

方五:

【组成】 茶末3克,葱白5克。

【制配】 将以上两味食材用沸水冲泡,代茶饮,每日2剂。

【主治】 产后便秘。

方六:

【组成】 桃仁60克,米酒100毫升。

【制配】 将桃仁捣烂,再用米酒浸泡10日即可。每日服2次,每次30毫升。

【主治】 产后便秘。

方七:

【组成】 火麻仁、郁李仁各250克,米酒1升。

【制配】 前2味捣碎,加入米酒,每日振摇1～2次,密封浸泡7日,去渣留液。温饮。每日2次,每次20～30毫升。

【主治】 产后便秘。

方八:

【组成】 当归、白芍、肉苁蓉、松子仁各9克,熟地黄、黑芝麻各15克,川芎3克,黄酒150毫升。

【制配】 前7味捣碎,加黄酒及300毫升清水,文火煎至150毫升,去渣留液。口服。每日3次,每次40～50毫升。

【主治】 产后便秘。

产后腹痛

方一:

【组成】 绿茶2克,山楂片25克。

【制配】 将绿茶、山楂片入锅加水400毫升,煮沸5分钟,分3次温服,可加开水续泡,每日1剂。

【主治】 产后腹痛。

方二:

【组成】 益母草6克,红糖15克,茶叶3克。

【制配】 将益母草、红糖、茶叶用开水泡15分钟,代茶饮。

【主治】 血虚型产后腹痛。

方三:

【组成】 鲤鱼鳞200克,葱、姜各20克,黄酒适量。

【制配】 将鱼鳞洗净,加葱、姜、水适量,文火熬成胶冻状。每次60克,黄酒冲化,温服,每日2次。

【主治】 产后腹痛。

方四:

【组成】 螃蟹数只,生姜、米酒、熟植物油、米醋、盐、味精各适量。

【制配】 将螃蟹洗净,盛碗内,加入生姜,隔水蒸,将熟时加入米酒1～2汤匙,再蒸片刻。饮汤,食蟹肉(可蘸熟植物油、米醋、盐、味精等调味品)。

【主治】 产后瘀血腹痛。

方五:

【组成】 大蒜200克,米醋500毫升,白糖适量。

【制配】 将大蒜去皮剥成瓣状,洗净沥干,装入加有白糖的米醋中,浸泡1个月后即可服食。每次数粒,佐餐食用,宜经常食用。

【主治】 产后腹痛。

方六:

【组成】 吴茱萸12克,栀子10克,桃仁、沉香各3克,食醋适量。

【制配】 将上面的前4种材料研为细末,加食醋调匀。敷于腹部,让产妇静卧,不要按揉。

【主治】 产后腹痛。

方七:

【组成】 红糖15克,胡椒1.5克,红茶3克。

【制配】 将胡椒研为末,再将红糖炒焦,与红茶一同用沸水冲泡,代茶温饮,每日1～2剂。

【主治】 产后腹痛。

方八:

【组成】 吴茱萸、生地黄各100克,当归、肉桂、川芎、续断、干姜、麦冬各40克,白芍60克,甘草、白芷各30克,黄芪40克,大枣20个,黄酒2升。

【制配】 前13味捣末,加黄酒密封,每日振摇1～2次,浸泡1日,再加清水1升,文火煮取1.5升,去渣留液。空腹温饮。每日3次,每次15～20毫升。

【主治】 产后虚损,小腹疼痛。

方九:

【组成】 当归、红花、鬼箭羽各30克,白酒500毫升。

【制配】 前3味粗碎,加白酒,煎至300毫升,去渣留液。温饮。不拘时候,随量饮用。

【主治】 产后腹痛。

产后虚弱

方一：

【组成】 五加皮、枸杞子各 200 克，生地黄、丹参各 60 克，杜仲 500 克，干姜 90 克，天冬 120 克，蛇床子 100 克，钟乳石 250 克，白酒 4.5 升。

【制配】 前 9 味捣碎，加入白酒，每日振摇 1～2 次，密封浸泡 5～7 日，去渣留液。口服。每日 2 次，每次 40～50 毫升，有效且酒量大者可渐加至 100 毫升。

【主治】 产后虚弱。

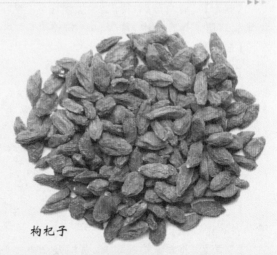

枸杞子

方二：

【组成】 当归、续断、肉桂、川芎、干姜各 40 克，白芍 50 克，吴茱萸、生地黄各 100 克，甘草、白芷各 30 克，大枣 20 克，白酒 2 升。

【制配】 前 11 味粗碎，加入白酒，每日振摇 1～2 次，密封浸泡 1 日，去渣留液。再添加清水 1 升，文火煮取 1500 毫升。温饮。每日 3 次，每次 20～30 毫升。

【主治】 产后虚弱。

方三：

【组成】 杜仲 60 克，肉桂、丹参、当归、川芎、桑寄生、牛膝、制附子、熟地黄各 30 克，花椒 15 克，白酒 1.5 升。

【制配】 前 10 味捣碎，加入白酒，每日振摇 1～2 次，密封浸泡 7 日，去渣留液。空腹温饮。每日 2～3 次，每次 10～15 毫升。

【主治】 产后虚弱。

方四：

【组成】 灵芝、黄精、何首乌各 100 克，龙眼肉、枸杞子、党参、黄芪、当归、熟地黄各 50 克，山药、茯苓、陈皮、大枣各 25 克，白酒 7 升，冰糖 700 克。

【制配】 前 13 味研粉，用白酒渗滤出溶液，加冰糖溶解，再加白酒至 7 升，去渣留液。口服，每日 2 次，每次 15～25 毫升。

【主治】 产后虚弱。

方五：

【组成】 金银花藤 60 克，生甘草 30 克，白酒 250 毫升。

【制配】 前 2 味切碎，加清水 500 毫升，文火煎至减半，入白酒煎数十沸，去渣留液。口服。每日 2～3 次，每次 1 剂。

【主治】 产后虚弱。

葱姜蒜·酒茶醋速效小偏方

方六：

【组成】 糯米 4000 克,冰糖 500 克,米酒 2 升,糯米甜酒酒曲适量。

【制配】 糯米蒸熟、待温,匀撒酒曲粉,密封,常规酿酒,后去糟留液,加冰糖、米酒溶解。口服。每日 1 次,每次 50～60 毫升。

【主治】 产后虚弱。

产后胁痛

方一：

【组成】 川芎、当归、青皮、枳壳、香附、红花、桃仁各 6 克,黄酒 80 毫升。

【制配】 前 7 味粗碎,加入黄酒、清水各 80 毫升,文火煮至 40 毫升,去渣留液。温饮。每日 1 次,每次 1 剂。

【主治】 产后胁痛,胀满。

方二：

【组成】 柴胡 3 克,白术 15 克,制香附 12 克,牡丹皮 10 克,茯苓 9 克,木香、青皮、党参各 6 克,黄酒 150 毫升。

【制配】 前 8 味捣碎,加入黄酒及 200 毫升清水,文化煎至 150 毫升,去渣留液。温饮。每日 3 次,每次 1/3 剂。

【主治】 肝郁脾虚型产后胁痛。

产后恶露不尽

方一：

【组成】 油菜子 60 克,肉桂 60 克,面粉、黄酒、食醋各适量。

【制配】 将油菜子和肉桂一起焙干,研为细末,加入食醋和面粉搅成糊制作成丸,如桂圆肉大。日服 2 次,每次 1 丸,黄酒送服。

【主治】 产后恶露不尽。

方二：

【组成】 红枣 20 克,酒 100 毫升,乌鸡蛋 3 个,食醋 100 毫升。

【制配】 先将乌鸡蛋打破去壳,加入食醋调匀,再加入红枣,至 100 克即成。日服 1 剂,分两次服完,5～7 日为一疗程。

【主治】 产后恶露不止。

难产及其他妇科杂病

方一：

【组成】 龟甲 18 克,川芎、当归、血余炭各 9 克,米酒 200 毫升。

【制配】 前 4 味研为末,加米酒混匀。口服。每日 1 次,每次 1 剂。

【主治】 难产。

方二：

【组成】 鸡蛋黄 1 枚,黄酒 10～20 毫升,食醋 30～50 毫升。

【制配】 3 味混匀。口服。每日 1 次,每次 1 剂。

【主治】 难产。

方三：

【组成】 蟹爪100克，黄酒、米醋各适量。

【制配】 将3味加适量水煎煮，去渣留液。口服。每日1次，每次1剂。

【主治】 难产。

方四：

【组成】 干姜、牡蛎各31克，热酒适量。

【制配】 将干姜、牡蛎共研细末，用适量热酒调如糊状，擦两手上，揉两乳。

【主治】 阴冷，自觉前阴寒冷，腹内亦冷，四肢不温，腰膝酸软，舌质淡，苔薄白，脉沉迟。

方五：

【组成】 醋制莪术、醋制三棱各15克。

【制配】 将醋制莪术、醋制三棱加温开水调匀，于早饭前和晚饭后各服100毫升。

【主治】 子宫颈癌。

盆腔炎

方一：

【组成】 大蓟、黄柏各15克，艾叶9克，白鸡冠花籽、木耳各6克，黄酒适量。

【制配】 前5味粗碎，加入黄酒及清水，文火煎至减半，去渣留液。温饮。每日2次，每次1/2剂。

【主治】 盆腔炎。

方二：

【组成】 干姜800克，白芍400克，黄酒适量。

【制配】 前2味研为末。温饮。每日2次，每次用黄酒冲服6克药末。

【主治】 盆腔炎。

方三：

【组成】 夏枯草、白及、川贝母各20克，穿山甲、丹参各15克，南瓜藤50克，黄酒适量。

【制配】 前6味研为末。温饮。每日3次，每次用黄酒冲服药末10克。

【主治】 盆腔炎。

方四：

【组成】 韭菜60克，淡菜30克，黄酒适量。

【制配】 前2味粗碎，加入黄酒及清水，文火煎至减半，去渣留液。温饮。不拘时候，每日1剂。

【主治】 盆腔炎。

方五：

【组成】 槐米、牡蛎各60克，黄酒适量。

【制配】 前2味焙干、研为末。温饮。每日2次，每次用黄酒冲服6克药末。

葱姜蒜·酒茶醋速效小偏方

【主治】　盆腔炎。

子宫肌瘤 ▶▶▶

方一：

【组成】　鸡血藤 50 克，山楂 20 克，黄酒 20 毫升，红砂糖 30 克。

【制配】　前 2 味粗碎，文火煎取药汁。入黄酒、红砂糖混匀。口服。每日 2 次，每次 1/2 剂。

【主治】　血虚血瘀型子宫肌瘤。

方二：

【组成】　当归、血竭各 90 克，肉桂、白芍、延胡索各 45 克，蒲黄 60 克，白酒 1 升。

【制配】　前 6 味粗碎，加入白酒，文火煮沸，密封浸泡 5～7 日，去渣留液。温饮。每日 2 次，每次 10～15 毫升。

【主治】　血瘀型子宫肌瘤。

子宫内膜异位症 ▶▶▶

方一：

【组成】　山楂 30 克，红花 15 克，白酒 250 毫升。

【制配】　前 2 味粗碎，加入白酒，每日振摇 1～2 次，密封浸泡 7 日，去渣留液。口服。每日 2 次，每次 15～30 毫升。

【主治】　子宫内膜异位。

方二：

【组成】　当归 30 克，肉桂 6 克，糯米甜酒 500 毫升。

【制配】　前 2 味粗碎，加入甜酒，每日振摇 1～2 次，密封浸泡 7 日，去渣留液。口服。每日 1～3 次，每次 15～30 毫升。

【主治】　子宫内膜异位。

方三：

【组成】　制乳香、制没药、五灵脂各 30 克，延胡索 50 克，黄酒适量。

【制配】　前 4 味粗碎，研末。口服。每日 2 次，每次用黄酒冲服 3～6 克药末。

【主治】　子宫内膜异位。

方四：

【组成】　莪术、三棱各 12 克，蒲黄、五灵脂各 10 克，香附 15 克，黄酒 200 毫升。

【制配】　前 5 味粗碎，加入黄酒及等量水，文火煎至减半，去渣留液。温饮。每日 2 次，每次 15～30 毫升。

【主治】　子宫内膜异位。

外阴瘙痒 ▶▶▶

方一：

【组成】　枸杞子、覆盆子、金樱子各 30 克，五味子 20 克，低度白酒 500 毫升。

【制配】　前 4 味研碎，加入白酒，每日振摇 1～2 次，密封浸泡 10 日，去渣留液。睡前口服。每日 1 次,每次 15～20 毫升。

【主治】 外阴瘙痒。

方二:

【组成】 南木香 30 克,白酒 500 毫升。

【制配】 前 1 味切碎,加入白酒,每日振摇 1～2 次,密封浸泡 7 日。口服。每日 2～3 次,每次 15～30 毫升。

【主治】 外阴瘙痒。

月经不调 ▶▶▶

方一:

【组成】 茶叶、红糖各适量。

【制配】 将茶叶先煎浓汁 1 碗,放入红糖化饮。

【主治】 月经先期,提前 7 日以上甚或十几日。

方二:

【组成】 酒适量。

【制配】 每日饮酒,少量温服。

【主治】 月经先后不定期,经血不调。

方三:

【组成】 香附 250 克,醋、烧酒各适量。

【制配】 将香附研为细末,用适量醋调为丸,每次服 9 克,空腹时服用,烧酒送下。

【主治】 月经周期不定,经量失常。

方四:

【组成】 豆腐 250 克,醋 150 毫升。

【制配】 将豆腐和醋入锅同煎,每顿饭前服用。忌食辛辣刺激食物。

【主治】 经血过多,阴道大量流血或淋漓不断,血色深红,口干喜饮,烦躁不安。

方五:

【组成】 绿茶 1 克,泽兰 10 克。

【制配】 将绿茶、泽兰用开水冲泡,每日 3 次饮用。

【主治】 肝郁月经不调。

方六:

【组成】 黄芥 100 克,米醋、酒各适量。

【制配】 黄芥用米醋浸泡后,研细末为黄豆大小丸,用酒吞服。

【主治】 更年期月经不调。

方七:

【组成】 毛鸡蛋(未孵化出的鸡胚胎)2 个,姜 25 克,黄酒 200 毫升,白糖 50 克。

【制配】 将毛鸡蛋去壳,把酒和姜入锅与毛鸡蛋共煮熟,以白糖调服。

【主治】 妇女月经不准,经期错后,色淡,量少。

方八:

【组成】 莲花(阴干)6 克,绿茶 3 克。

【制配】 将莲花、绿茶共研为细末。白开水冲泡,每日 1 次。

【主治】 月经过多,瘀血腹痛。

方九:

【组成】 茶叶 5 克,莲子 30 克,冰糖 20 克。

【制配】 将茶叶用开水冲泡后取汁,另将莲子用温水浸泡数小时后,加冰糖炖烂,倒入茶汁拌匀,即可食用。

【主治】 月经过多或崩漏不止、带下等。

痛经

方一:

【组成】 粗盐或粗砂 250 克,陈醋 50 毫升。

【制配】 将盐砂爆炒,陈醋慢慢洒入,边洒边炒,洒完后再炒片刻,趁热装布袋,熨下腰和腰骶部。

【主治】 经期小腹痛及腰痛。

方二:

【组成】 去壳青壳鸭蛋 3 个,黄酒 250 毫升,生姜 25 克,白糖适量。

【制配】 将鸭蛋、黄酒、生姜入锅共煮熟,以白糖调服。

【主治】 来经时小腹或胃部疼痛,不思饮食。

方三:

【组成】 鲜姜 15 克,红糖 30 克。

【制配】 水煎服,或泡水服,每日 3 次。

【主治】 痛经。

方四:

【组成】 香附 100 克,醋适量。

【制配】 将香附煮后焙干、研为末,每次服 10 克,每日 3 次,经前服。

【主治】 痛经。

方五:

【组成】 绿茶 1 克,干益母草 20 克。

【制配】 用刚沸开水冲泡绿茶和干益母草大半碗加盖,5 分钟可饮,可再泡再饮,味淡为止。

【主治】 原发性痛经、功能性子宫出血并患高血压。

方六:

【组成】 小茴香 9 克,生姜 4 片。

【制配】 将小茴香、生姜水煎 2 次分服,每日 1 剂,连服 3～4 日。

【主治】 痛经。

方七:

【组成】 苦参 30 克,醋适量。

【制配】 将苦参研为末,用醋调匀吞服。

【主治】 痛经。

方八：

【组成】 芝麻 2 克,盐 1 克,粗茶叶 3 克。

【制配】 将芝麻与盐放在一起研磨碎。茶叶用沸水冲泡,加入碎芝麻盐。经前 2～3 天始喝,每天喝 5～6 次。

【主治】 痛经。

方九：

【组成】 生晒参、白芍各 30 克,参须 20 克,白酒 1 升。

【制配】 前 3 味粗碎,加白酒密封,每日振摇 1～2 次,浸泡 14 日。口服。每日 3 次,每次 10～15 毫升。

【主治】 气血亏虚型痛经。

闭经 ▶▶▶

方一：

【组成】 蚕砂 500 克,糯米酒适量。

【制配】 将蚕砂烤干研细末,每次 9 克,每日服 3 次,以糯米酒冲服。

【主治】 闭经。

方二：

【组成】 生盐 250 克,白酒适量。

【制配】 将生盐炒热加白酒调匀再炒片刻,布包热熨肚脐小腹 20～30 分钟,每日 3 次,连行数日。

【主治】 气血瘀滞型闭经。

方三：

【组成】 鸡蛋 2 个,益母草 30 克,红糖适量。

【制配】 将鸡蛋和益母草入锅加水同煮,蛋熟去壳,加红糖适量,再煮片刻,吃蛋喝汤。

【主治】 血瘀闭经。

方四：

【组成】 绿茶 1～1.5 克,红花 1 克,紫砂糖 25 克,醋适量。

【制配】 红花上喷洒醋后,文火炒干,与茶糖共加水 600 毫升,浸泡 10 分钟,分 4 次饮,4 小时饮 1 次,每日 1 剂。

【主治】 闭经。

方五：

【组成】 水、酒各 1 碗,木耳、苏木各 50 克。

【制配】 将木耳洗净同苏木入锅加水、酒各一碗煮成一碗服。

【主治】 月经突然停止,过一两个月有腰痛、腹胀。

方六：

【组成】 常春果、枸杞子各 200 克,烈酒 1500 毫升。

【制配】 将常春果、枸杞子捣烂,盛于瓶中用酒浸泡 7 日后即可饮用。每次空腹饮 1～2 杯,每日 3 次。

【主治】 闭经。

方七:

【组成】 牛膝 30 克,党参、当归、香附各 15 克,红花、肉桂各 9 克,白酒 250 毫升。

【制配】 将上述材料切碎,浸入酒中密封 7 天即成。早晚各 1 次,早服 5～10 毫升;晚服 10～20 毫升,服至月经来潮为止。

【主治】 闭经。

方八:

【组成】 大黄 9 克,三七 3 克,黄酒适量。

【制配】 将前 2 味粗碎,研末。温饮。每日 2 次,每次用黄酒冲服 1/2 剂。

【主治】 闭经。

方九:

【组成】 川芎 15 克,鸡蛋 2 枚,黄酒适量。

【制配】 将川芎粗碎,与鸡蛋放入容器,文火煮至蛋熟,去壳取蛋,再入黄酒煮 5 分钟。口服。每日 2 次,每次 1/2 剂。

【主治】 闭经。

川 芎

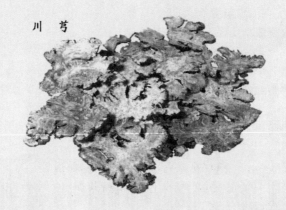

图书在版编目（CIP）数据

葱姜蒜·酒茶醋速效小偏方 / 柳书琴主编. —上海：上海科学技术文献出版社，2016

（中华传统医学养生丛书）

ISBN 978-7-5439-7090-8

Ⅰ.①葱…　Ⅱ.①柳…　Ⅲ.①食物疗法—验方

Ⅳ.①R247.1

中国版本图书馆 CIP 数据核字（2016）第 152254 号

责任编辑：张　树　王倍倍

葱姜蒜·酒茶醋速效小偏方

CONGJIANGSUAN JIUCHACU SUXIAOXIAOPIANFANG

柳书琴　主编

----

*

上海科学技术文献出版社出版发行

（上海市长乐路 746 号　邮政编码 200040）

全 国 新 华 书 店 经 销

四川省南方印务有限公司印刷

*

开本 700×1000　　1/16　　印张 20　　字数 390 000

2016 年 9 月第 1 版　　　2016 年 9 月第 1 次印刷

ISBN 978-7-5439-7090-8

定价：78.00 元

http://www.sstlp.com